"経口摂取の可能性"を探る

摂食・嚥下ケア実践ガイド

編集
寺見雅子
新横浜リハビリテーション病院
看護師長/摂食・嚥下障害看護認定看護師

摂食・嚥下リハビリテーションの重要性

「リハビリテーション看護適応外」の患者は存在しない

　リハビリテーションには，狭義のリハビリテーション（機能訓練）と広義のリハビリテーション（社会復帰，人間性の回帰）があります．看護の精神は，広義のリハビリテーションを基盤とし，身体的，心理的，社会的側面などから，患者のもつ可能性を探り，人間らしい，よりよい生活に導くためのサポートを行います．リハビリテーション看護の最終目標は，生活の質を改善することです．

　対象となる患者やその家族にとっての生活や幸せについて語り合い，考えるプロセスを経て，目標に向かうわけです．幸せを求める権利のあるかぎり「リハビリテーション看護適応外」の患者など，存在しないということを心にとどめておきましょう．

患者の幸せとは何かを考えてみましょう

　さて，摂食・嚥下リハビリテーションにおける最終目標は，食べることに関する生活の質の改善です．もしかしたら，それはたったひと口のゼリーだけかもしれません．

　ただ，そのひと口が患者やその家族にとって「うれしい」ものであるならば，挑戦する価値はあります．逆にそのひと口が患者にとって「拷問でしかない」状況であれば，もう一度，その患者の幸せとは何かを考えてみる必要があるでしょう．そうすれば，看護師として自分がやるべきことが自然と見えてくるはずです．

できることから始めてみましょう！

　嚥下と呼吸は密接な関係にあります．嚥下におけるエラーは，気道防御の失敗を意味します．肺炎はついにわが国の死因の第3位になりました．すべてが誤嚥性肺炎ではないにしても，見過ごすことのできない状況となっています．

　平成26年度の診療報酬改定では，胃瘻造設術の評価が見直され，胃瘻造設時の適切な嚥下機能評価に対する加算が新設されました．また，高い割合で経口摂取に回復させている場合の摂食機能療法に対しては，経口摂取回復促進加算が追加されました．一方，これまで評価が不明確だった胃瘻の抜去に対して，胃瘻抜去術が新設されました．

　これらは，「経口摂取への回帰」を誘導するものと考えられます．今回の診療報酬改定により，「食べられるのに食べさせてもらえない患者」や「食べさせてもらえない間に廃用症候群となり，食べられなくなっていく患者」が減少していくことを願ってやみません．

　患者の最も身近に存在する看護師が摂食・嚥下リハビリテーションにかかわる意義は，24時間365日，絶え間なく続けられるケアにあります．全身状態の調整とリスク管理，廃用症候群の予防を中心とした急性期リハビリテーション，機能の回復過程をともに歩みながら，栄養摂取方法を選択していく回復期リハビリテーション，その人らしい食生活をサポートする維持期リハビリテーション，いずれの時期，領域においてもかかわりのチャンスはあるはずです．

　これを機会に，みなさんの病棟でもできることから始めてみてはいかがですか？

2014年8月

編者　寺見雅子

"経口摂取の可能性"を探る
摂食・嚥下ケア実践ガイド

〈編集〉
寺見 雅子
新横浜リハビリテーション病院 看護師長
摂食・嚥下障害看護認定看護師

CONTENTS

Part 1
摂食・嚥下障害看護の取り組みと基本的な知識／寺見雅子

摂食・嚥下障害看護の基礎知識
- 8 ……… 「食べられる身体づくり」を援助する
- 11 ……… 食べるために必要な機能とその援助

経鼻栄養チューブ挿入時のケア
- 19 ……… 経鼻栄養チューブ挿入前に必要な基礎知識
- 24 ……… 経鼻栄養チューブの挿入方法

経鼻栄養チューブからの離脱，経口摂取への移行期のケア
- 28 ……… フィジカルアセスメント；可能性を探る看護
- 45 ……… 嚥下の評価

Part 2
摂食機能療法の実際／寺見雅子

- 64 ……… 摂食機能療法とは
- 77 ……… 摂食機能療法の手順とケアおよび訓練の考え方

Part 3
摂食・嚥下リハビリテーション疑問解決Q&A

92 ……… **食事・服薬Q&A**／永濱郁代・北川晶子・小澤公人
むせる＝嚥下障害と考えてよい？　経鼻栄養チューブの挿入確認方法は？
経口摂取開始のタイミングは？　経鼻栄養チューブの抜去の目安は？
食事介助を中止すべきときは？　高齢者が誤嚥しやすい理由は？
高齢者の脱水予防法は？　水を飲むとむせる原因は？
食事がのどに詰まったときの緊急の対処方法は？
食事の形態や食品の選択ポイントは？　嚥下障害患者に有効なとろみの程度は？
むせる患者の内服介助の注意点は？　嚥下障害に影響する薬は？

134 ……… **リハビリ・訓練Q&A**／檀上明美
日常生活のなかでリハビリになることは？
他動運動と自動運動は対象が決まっているの？
失語症患者の嚥下リハビリの方法は？　認知症患者の嚥下リハビリのポイントは？
誤嚥性肺炎を繰り返す患者のリハビリは？

148 ……… **吸引Q&A**／岩腰紀子
咽頭残留物を効率よく除去する方法は？　誤嚥性肺炎が疑われる徴候は？

158 ……… **体位調整Q&A**／高松知なつ
誤嚥予防のための体位は？　睡眠時に誤嚥が起こりやすいのはなぜ？
唾液でむせが起こる患者に適切な体位は？
経管栄養注入後すぐに臥床してはいけない？

172 ……… **口腔ケアQ&A**／高橋 淑
口を開けてもらえないときの対処法は？　誤嚥性肺炎予防のポイントは？
口腔内の汚染がはげしい患者の口腔ケアは？
人工呼吸器装着患者の場合のポイントは？

183 ……… **退院指導Q&A**／岩腰紀子
自宅でできる摂食・嚥下リハビリテーションは？
嚥下障害患者への退院指導のポイントは？

Part 4
摂食・嚥下外来と地域連携

200 ……… 摂食・嚥下外来と地域連携の実際／寺見雅子

Appendix

215 ……… 摂食・嚥下リハビリテーション商品カタログ／寺見雅子

259 ……… さくいん

編集・執筆者

●編集

寺見 雅子
新横浜リハビリテーション病院 看護師長
摂食・嚥下障害看護認定看護師

●執筆者（執筆順）

寺見 雅子
（前掲）

永濱 郁代
神戸大学医学部附属病院 副看護師長・外来看護相談室
摂食・嚥下障害看護認定看護師

北川 晶子
鈴鹿中央総合病院 消化器内科
摂食・嚥下障害看護認定看護師

小澤 公人
小田原市立病院 看護部
摂食・嚥下障害看護認定看護師

檀上 明美
大阪医科大学附属病院 看護部主任
摂食・嚥下障害看護認定看護師

岩腰 紀子
高山赤十字病院 回復期リハビリテーション病棟係長
摂食・嚥下障害看護認定看護師

高松 知なつ
東京労災病院 神経内科・循環器内科病棟
摂食・嚥下障害看護認定看護師

高橋 淑
新百合ヶ丘総合病院 ICU主任
摂食・嚥下障害看護認定看護師

編集担当：黒田周作，鈴木優子
企画・編集協力：重森献，友永由紀(vincent)，藤原ゆみ
カバー・表紙・本文デザイン：関谷衣里子(vincent)
DTP：vincent
本文イラスト：かつまたひろこ，日本グラフィックス

Part 1

摂食・嚥下障害看護の取り組みと基本的な知識

摂食・嚥下障害看護の基礎知識
経鼻栄養チューブ挿入時のケア
経鼻栄養チューブからの離脱,経口摂取への移行期のケア

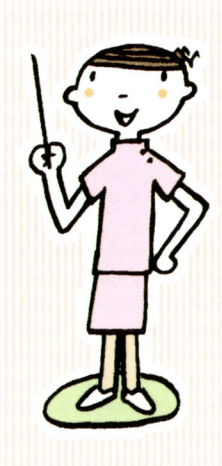

摂食・嚥下障害看護の基礎知識①

「食べられる身体づくり」を援助する

食べることのさまざまな側面

　1日3回，当たり前に行っている「食べる」という行為は，実はいろいろな側面をもっています．

　1つ目の側面は，生体の機能を維持することです．栄養を取り入れ，身体の組織を合成し，生命を維持します．2つ目は活動するためのエネルギー源を得ることです．

　そして3つ目は，「楽しみ」や「喜び」や「生きがい」など人を幸せにしてくれるものでもあります．

　さて，疾病や老化などの原因により，飲み込むことが難しくなった状態を嚥下障害といい，主な症状としては，「食べるときにむせる」「口の中に食べ物が残る」「食べるのに時間がかかる」「肺炎を繰り返す」などがあります．

> 嚥下障害とは，疾病や老化などにより，飲み込むことが難しくなった状態です．

図　摂食・嚥下の5期モデル

【先行期】
食物の形や量，質などを確認し，食べ方を判断したり，食物を口まで運ぶ段階

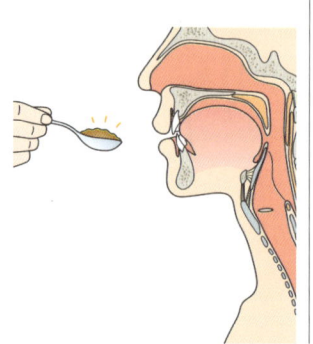

【準備期】
口腔内へ取り込んだ食物を咀嚼し，唾液と混ぜ，飲み込みやすい食塊にする段階

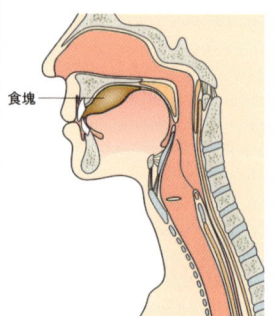

食塊

【口腔期】
口腔から咽頭へ食塊を送る段階

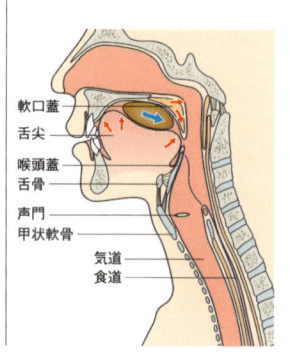

軟口蓋
舌尖
喉頭蓋
舌骨
声門
甲状軟骨
気道
食道

本稿では，こうした摂食・嚥下障害患者の看護をできるだけわかりやすく解説します．

摂食・嚥下障害患者の看護

食べるために必要な機能というと，口腔と咽頭に着目しがちですが，それだけではありません．以下のものがすべて整っている必要があります．これらを統制する脳と，これらを発動する心（欲求）の存在も重要です．

この「食べられる身体づくり」は，摂食・嚥下リハビリテーションの基盤であり，看護の真髄です．

> 摂食・嚥下リハビリテーションの基盤は，「食べられる身体づくり」にあります．

〈食べるために必要な機能〉
❶安全な食べ物を見分ける（視覚，嗅覚，認知機能）
❷体幹と頭を支える（姿勢調整）
❸食べ物を適量ずつ口に運ぶ（目と手と口の協調運動）
❹口を使う（口腔機能，咀嚼機能，味覚）
❺飲み込む（嚥下と呼吸の協調運動）
❻肺を守る（気道防御・呼吸機能）
❼食べた物を消化し吸収する（消化・吸収機能）
❽不要なものを排泄する（排泄機能）

【咽頭期】
連続した反射運動により，咽頭から食道へ食塊を送り込む段階

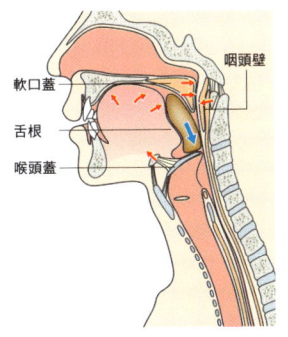

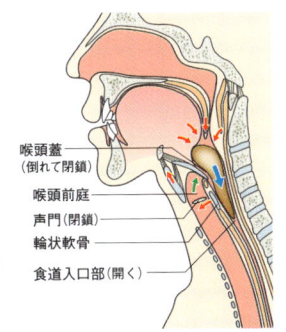

軟口蓋
舌根
喉頭蓋

喉頭蓋（倒れて閉鎖）
喉頭前庭
声門（閉鎖）
輪状軟骨
食道入口部（開く）
咽頭壁

【食道期】
食道から胃へと食塊を送り込む蠕動運動の段階

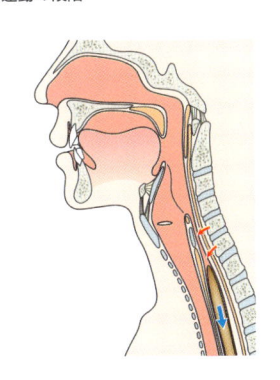

摂食・嚥下の5期モデルから理解する「摂食」と「嚥下」の違い

先行期では食物の認知が行われ，準備期では捕食（食べ物を口の中に取り込むこと），咀嚼，食塊形成が行われます．口腔期では舌による送り込み，咽頭期では嚥下反射，食道期では蠕動運動が起こります．これが摂食・嚥下の5期モデルです(図).

口腔期以降を「嚥下」といい，先行期から食道期までを「摂食・嚥下」といいます．なぜ，単に「摂食」といわないかというと，精神科領域で神経性食思不振症や過食症に対して「摂食障害」という言葉が古くから使用されており，これと区別するためといわれています．

看護独自の全人的視点を

最後に，リハビリテーション看護の視点についてすこしだけふれておきたいと思います．

看護は，リハビリテーションに独自の全人的な視点をもたらしています．ほかの専門分野のメンバーは，1人の人間を特定の側面から取り扱いますが，看護は全体をとらえます．この全人的な視点とアプローチこそが看護の役割であり，看護の醍醐味であると思います．

> 全人的視点とアプローチこそが看護の役割です．

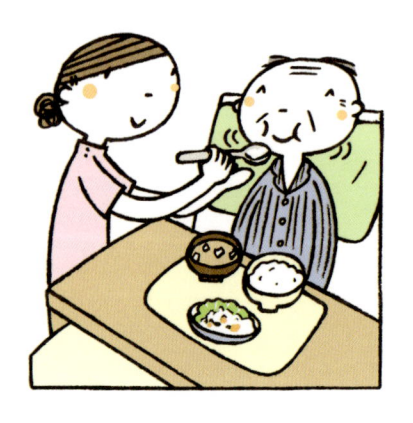

（寺見雅子）

摂食・嚥下障害看護の基礎知識②

食べるために必要な機能とその援助

　ここからは"食べるために必要な機能"について，さらに踏み込んでいきましょう．

安全な食べ物を見分ける（視覚，嗅覚，認知機能）

　目の前に豪華な懐石料理が並びました．色鮮やかな色彩とよい香りでとてもおいしそうです．このとき，あなたの脳のなかでは，瞬時に以下のような判断がくだされます．

　視覚と嗅覚から得た情報を過去の記憶と照合し「懐石料理だ」→これは食べ物である．「おいしそうだ」→この色と香りは新鮮な食材を使っている．ところが，そのなかの1つが異臭を放っていたらどうでしょう？　あなたはきっとその食べ物の臭いを嗅ぎ直し，「これは，怪しい．食べないでおこう」という判断をくだすかもしれません．

〈認知機能に障害がある場合のケア〉

　認知機能に障害がある場合は，これらの判断ができません．腐っている食べ物であろうと，テーブルの上に置いてあるティッシュペーパーであろうと，口に入れてしまいます．このような場合には，「患者の手の届くところには食べてはいけないものを置かない」「最初から安全な食べ物だけを提供する」という環境調整と手の届く位置での見守りが必要です．

　また，安全な一口量の判断が困難な場合には，「適正な一口大にカットした食べ物を提供する」「スプーンのサイズを小さくする」などの対応が必要です．安全な摂食スピードの判断が困難な場合には，「窒息しやすいパンや米飯，餅などの食材を避ける」という配慮をしておきたいものです．

〈視覚・嗅覚機能に障害がある場合のケア〉

　一方，視覚が障害されている場合には，お膳の上の状況を時計の

> 認知機能に障害がある場合は，環境調整と手の届く位置での見守りが大切です．

文字盤に見立てて,「1時の方向にお茶,3時の方向にご飯,10時の方向にハンバーグがあります」というようにインフォメーションしながら,手を添えて食器に触れていきます.視覚での不利を聴覚と触覚と記憶力で補うことにより,自己摂取を促す方法です.

嗅覚が障害されている場合は,とくに誘導しなくても,視覚と味覚と舌の触覚により,食べ物の安全性は確認されるようです.

これらは,5期モデルでは先行期にあたります.

> 視覚機能に障害がある場合は,聴覚と触覚と記憶力で補い,自己摂取を促します.

体幹と頭を支える(姿勢調整)

図1の模擬患者を見てください.片麻痺の患者が,車椅子で食事をしているときによく見かける光景です.腰の位置が前にずれて,麻痺側の下肢が外旋し,体幹が麻痺側に傾いています.

〈片麻痺のある患者のケア〉

このような片麻痺による姿勢の不利は,ちょっとした配慮により軽減できます.まず,骨盤をしっかりと安定させます.可能なら手すりつきの椅子に移乗させますが,困難な場合は車椅子上で調整を行います.バスタオルやクッションを用いて,骨盤が安定し体幹を支えられるように補います.

> 片麻痺のある患者の場合は,まず体幹と下半身を整えます(姿勢調整).

図1 体幹と頭を支える(姿勢調整)

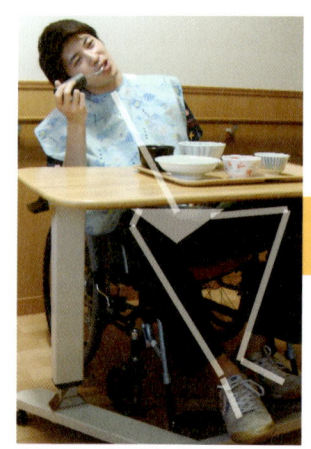

右片麻痺による姿勢の不利.ちょっとした配慮により軽減できる

体幹が安定し頭部を支えている

骨盤と肩のラインが平行に保てている

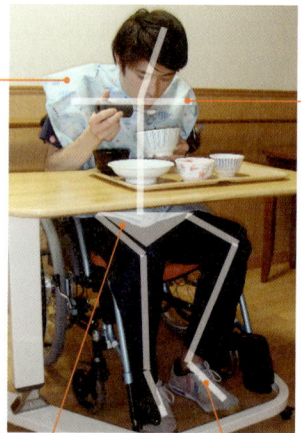

骨盤が安定し体幹を支えている

足底が床に着きしっかりと骨盤を支えている

次に，足台をはずし，足底を床に接地させて骨盤を支えます．ポイントは下半身から上半身に向かって調整していくことです．上半身だけ調整したのでは，何度でもくずれてしまいます．

　体幹が安定すると，重い頭部も支えやすくなります．骨盤と肩のラインも平行に保てるようになり，上肢を使うための環境が整います．姿勢調整に関しては，リハビリスタッフの協力を得るのもよいでしょう．

食べ物を適量ずつ口に運ぶ（目と手と口の協調運動）

　再び模擬患者に登場してもらいましょう（**図2**）．この患者も右片麻痺の設定です．注意が左上方にそれて，目と手と口がバラバラの状況です．

〈片麻痺のある患者のケア〉

　調整後では，体幹と頸部が前傾して右手の動きにくさを代償し，左手も協力してすくいやすい位置に茶碗を持ってきています．動きの悪い右手が食べ物を運搬する距離は短くなっています．

　自助具も使用し，捕食の不利が軽減できています．注意は食事に向いており，ひと口で食べられる量を調節してスプーンにとり，

図2　食物を口に運ぶ（目と手と口の協調運動）

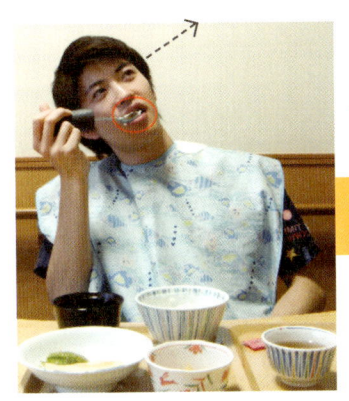

右片麻痺による捕食の不利．
目と手と口がバラバラ

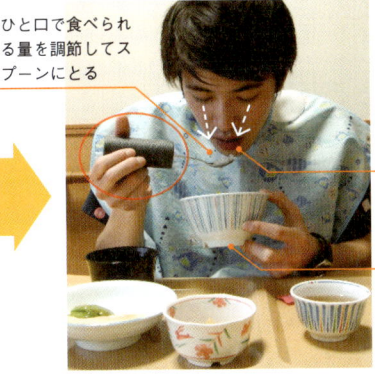

体幹と頸部が前傾して代償し，左手も協力．
自助具も使用し，捕食の不利が軽減できる

ひと口で食べられる量を調節してスプーンにとる

食物が近づいてくると，口を開ける

すくいやすい位置に茶碗を持つ

食べ物が近づいてくると口を開ける体勢が整いました．

　食べ物を口に運ぶには，目と手と口の協調運動が必要です．この協調運動は，経口摂取を始める前から練習することができます．ティッシュペーパーで口元を拭く，歯磨きでのブラッシングを自分で行う，リップクリームを塗る，電動シェーバーで髭を剃るなどです．

　協調運動の可否を問う前に関節拘縮や筋力低下などの廃用性変化を起こさないように，急性期であっても日常生活のなかでできることは意外とあるものです．

> 食べ物を口に運ぶための目と手と口の協調運動は，経口摂取を始める前から練習することができます．

口を使う（口腔機能，咀嚼機能，味覚）

　"食べられる口"をつくるには，食べられる口の条件を知ることが重要です．

①**保清**：口腔内が清潔であることです．唾液誤嚥による肺炎のリスク管理の意味も含めて，口腔ケアは初めの第一歩といえるでしょう．

②**保湿**：口腔内が湿っていることです．口腔内が渇いていると食塊形成しにくく食物移送も困難になるため，飲み込みにくく，むせやすくなります．また，味覚は化学物質が水に溶けた状態で感知されるため，味わう喜びのためにも口腔内の保湿は重要です．

③**口唇閉鎖**：口唇がきちんと閉まることです．口唇閉鎖が不完全だと，捕食が困難になります．また，咽頭圧がかかりにくくなるため，飲み込みにくくなります．

④**顎の開閉**：顎を開け閉めできることで，噛むときに必要な要素の1つです．

⑤**頰の筋肉**：頰の筋肉に厚みがあり，柔らかいこと，廃用予防が重要です．咀嚼時には，舌と頰の協調運動により，食塊は歯列上に乗せられます．このとき，頰は食塊を口腔前庭に落とさないための壁の役割を果たします．

⑥**舌のボリューム**：舌にボリュームがあり，よく動くこと，これも廃用予防が重要です．舌は噛むときには口の中で食べ物を保持・撹拌し，飲み込むときには喉の奥に食べ物を移動させるという重要な役割を果たします．

> "食べられる口"の条件を1つ1つクリアしていくことが必要です．

飲み込む（嚥下と呼吸の協調運動）

　図3は頭を縦に割った口腔から咽頭にかけての解剖の模式図，図4は内視鏡で喉頭周辺をみた画像です．この狭くて複雑な場所に残ったり（咽頭残留），つまったり（窒息）することなく，中央にぽっかりと開いている穴（気管）に落下（誤嚥）したりせずに，食道のほうに食べ物を送っていかなければなりません．

　そのためのしくみが嚥下のプロセスで，3つの輸送システムと，3つの気道防御システムから成り立っています．

　まず，舌尖とよばれる舌の先端が前歯の裏側に固定されます．そして，口腔内で処理された食べ物は食塊として舌により能動的に咽頭方向へ送られます．舌による輸送システムです．このとき，奥舌と口蓋が密着し，口腔と咽頭を遮断します．これを舌口蓋閉鎖といい，逆流防止弁のような役割を果たします．

　次に，軟口蓋が挙上して食塊が間違って鼻腔側に行ってしまうことを防ぎます．これは，鼻咽腔閉鎖といって気道防御システムの1つです．そして，咽頭に到達した食塊は咽頭壁の蠕動様（収縮）運動により食道方向へ送られます．咽頭収縮筋による輸送システムです．

　そして，通常は閉まっている食道の入り口が，食べ物が送り込まれたときにタイミングよく開いて閉じます．食道入口部の弛緩，これが3つ目の輸送システムです．開くタイミングが遅かったり早すぎたりすると，誤嚥を起こしやすくなります．また，開きっぱなしでは，胃液が逆流して肺炎を起こしやすくなります．

　このとき，次なる気道防御システムがはたらきます．今度は肺という重要臓器を守るため，二重の防御システムがはたらきます．喉頭蓋が閉まって気管と肺を守る「喉頭閉鎖」と，声門が閉まって気管と肺を守る「声門閉鎖」です．

　このようなシステムのおかげで，食べ物の道と空気の道の交差点である中咽頭を食塊は安全に通過することができるのです．これらは反射により0.6〜0.8秒という驚異的な速さで行われています．

　この移送システムと気道防御システムのどこかに問題が発生したときに，嚥下障害が起こります．どこに問題が起こったかによって対処方法は異なってくるので，適切な嚥下機能評価を行うことが重要です．

> 嚥下障害は，輸送システムと気道防御システムのどこかに問題が発生したときに起こります．

> 喉頭閉塞では，厳密には喉頭が前上方に挙上することにより喉頭蓋が倒れて閉まり，声帯と仮声帯が閉まります．

図3 咽頭期の嚥下運動

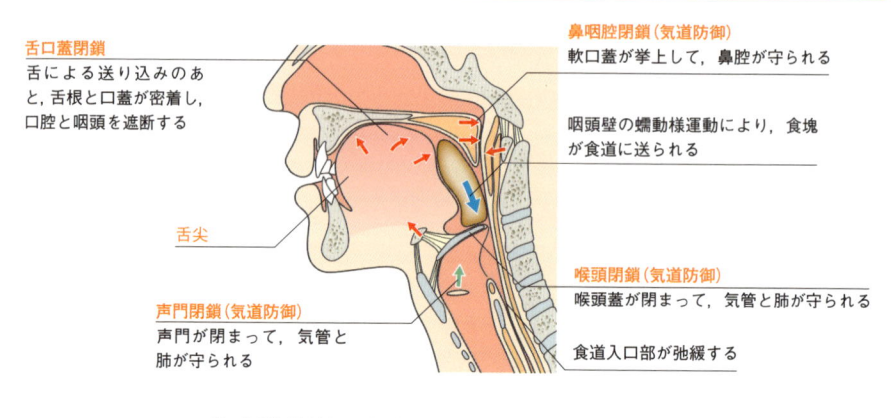

舌口蓋閉鎖
舌による送り込みのあと、舌根と口蓋が密着し、口腔と咽頭を遮断する

鼻咽腔閉鎖（気道防御）
軟口蓋が挙上して、鼻腔が守られる

咽頭壁の蠕動様運動により、食塊が食道に送られる

舌尖

喉頭閉鎖（気道防御）
喉頭蓋が閉まって、気管と肺が守られる

声門閉鎖（気道防御）
声門が閉まって、気管と肺が守られる

食道入口部が弛緩する

② 食道括約筋の弛緩と食道の閉塞

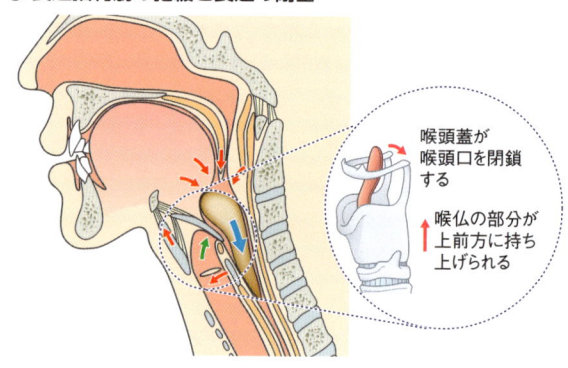

喉頭蓋が喉頭口を閉鎖する

喉仏の部分が上前方に持ち上げられる

図4 内視鏡で見る喉頭周辺

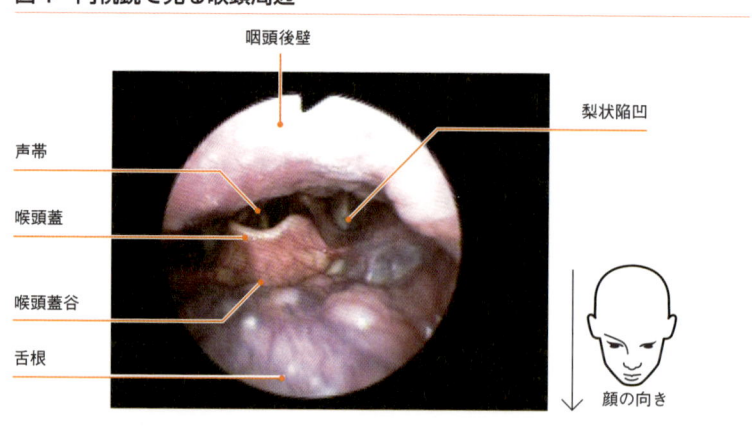

咽頭後壁

梨状陥凹

声帯

喉頭蓋

喉頭蓋谷

舌根

顔の向き

呼吸をするため気道は開き、括約筋により食道は閉まっている

肺を守る（気道防御，呼吸機能）

　食べ物を飲み込むときには，空気の道と食べ物の道の交差点を安全に通過することが重要です．ところが，人間はエラーを起こす動物です．通常は，エラーからリカバリーするための能力をもっています．たとえば食事中のゴホゴホというむせ（咳嗽反射）の正体は，間違って気道に入りかかった食べ物を出すための大切な反応です．

　咳嗽反射では，深い吸気に続く爆発的な呼気で声門閉鎖下に胸腔内圧を増大させ，その後，声門が開いて爆発的な空気の流出によって異物を気管外に排除します．

　通常，呼吸をするために気道は開き，括約筋により食道は閉じています．しかし，飲み込んでいるあいだは喉頭が閉鎖し呼吸が停止します．これを「嚥下時無呼吸」といいます．覚醒時，嚥下の80％は呼気相で起こり，嚥下後の呼吸再開は呼気から起こるといわれていますが，呼吸状態が不安定な場合では，嚥下後の呼吸再開が吸気から起こることがあり，咽頭残留があった場合に，吸い込んで誤嚥するリスクが高くなります．

　したがって，一回換気量を上げるような呼吸訓練が必要となります．呼吸機能訓練ツールには，スーフルやトリフローといったものもありますが，昔懐かしい巻き笛や風車などを使う場合もあります．口すぼめ呼吸（ブローイング）は，肺機能強化，口唇閉鎖機能強化，鼻咽腔閉鎖機能強化のために，覚えておきたい技術の1つです．

> 食べ物から肺を守るためには，呼吸訓練が必要です．

食べた物を消化し吸収する（消化・吸収機能）

　咽頭を通過した食べ物は，次の段階で消化管に入ります．このとき，消化・吸収機能が低下していると，嘔吐や下痢に至ることがあります．嘔吐したあとは吸気になりやすく，嘔吐物を吸い込んで誤嚥し，誤嚥性肺炎になる確率が高いため，注意が必要です．

　摂食・嚥下障害患者は経口摂取が困難なために簡単に低栄養に陥ります．低栄養になると嚥下関連筋群が減少し嚥下機能が低下します．呼吸筋の減少により呼吸機能低下や，咳嗽力低下も起こり，肺炎に至りやすくなってしまいます．

> 摂食・嚥下障害患者は，低栄養になりやすいため注意が必要です．

また，低栄養が進むと，免疫機能の障害が起こります．このため，肺炎や尿路感染などの感染症を起こしやすくなるという悪循環に至ります．

不要なものを排泄する（排泄機能）

　最後の段階は排泄です．一方通行の消化管で出口がつまってしまうと胃に入った食べ物がその先に行けず，食欲が低下します．ひどくなると嘔吐してしまうことがあります．この悪循環を断ち切るため，排便コントロールが必要です．

（寺見雅子）

> 排便コントロールも，食べるために必要な援助の1つです．

経鼻栄養チューブ挿入時のケア①

経鼻栄養チューブ挿入前に必要な基礎知識

経鼻栄養チューブと排液用チューブの違いと適応

　経鼻胃管（NGチューブ）の役割は2つあります．「入れる役割」と「出す役割」です．

　「入れる役割」を果たすのが経鼻栄養チューブで，「出す役割」を果たすのが排液用チューブです．経鼻栄養チューブと排液用チューブはそれぞれの役割を果たすのに必要な形状と特徴をもって作製されているため，間違えることなく選択することが重要です．

〈経鼻栄養チューブの適応〉

　「入れる役割」をもつ経鼻栄養チューブの適応は，胃から先の消化・吸収・排泄機能は活用できるが，口から胃までの食物移送が困難な患者です．意識障害，嚥下障害，鎮静中の患者などがこれにあたります．

　しかし，なかには口から胃までの食物移送ができるにもかかわらず，あえて経鼻栄養チューブが選択されることがあります．成分栄養剤を必要とする場合，その味の悪さから経口摂取よりも経鼻栄養を選ぶ患者がいるからです．

〈排液用チューブの適応〉

　一方，「出す役割」をもつ排液用チューブの適応は，胃から先の消化・吸収・排泄機能になんらかの問題をかかえていて，消化液を排出する必要のある患者です．これには，①腸管の通過障害により消化液を排出しなければならない場合，②出血や炎症などの病変により一時的な腸管の安静が必要な場合，③手術後の創傷治癒のために一時的な腸管の安静が必要な場合，などがあります．

　この場合，口から胃までの食物移送の能力は，嚥下機能が低下するような他の病変が合併するか，加齢性の変化がないかぎり，障害されてはいません．

> 経鼻栄養チューブの適応は，口から胃までの食物移送が困難な患者です．

> 排液用チューブの適応は，消化液を排出する必要のある患者です．

経鼻栄養チューブと排液用チューブを間違えて選択すると，重大な事故に発展します．

〈不具合や事故の原因〉

　排液用チューブの挿入方法と観察を，安易に経鼻栄養チューブに転用してしまうと，いろいろな不具合が生じ，そのなかのいくつかは重大な事故に発展してしまいます．同じところに留置されているために，一見，似ているように思えますが，排液用チューブと栄養チューブではまったく違うという認識が必要です．

経鼻栄養チューブ誤挿入のハイリスク群

　経鼻栄養チューブ誤挿入のハイリスク群とは，言い換えれば，誤挿入に至る条件を満たしている患者群ということです．誤挿入に至る条件とは，「食道に入りにくい」と「間違って気管に誤挿入しても出すしくみがはたらかない」の2つです．

　これを専門的な言葉で表現すると，「食道に入りにくい」とは，「嚥下反射が起こりにくいか，起こっても弱く食道入口部が開きにくい」ということです．「間違って気管に誤挿入しても出すしくみがはたらかない」とは，「咳嗽反射が起こらない，または起こっても弱く十分に出しきれない」ということです．

　ここで注目しておきたい点は，適正な嚥下機能評価が行われ，経鼻栄養チューブの適応となると判断される患者のほとんどが，

図1　挿入が困難な経鼻栄養チューブ

18Frの太いチューブ

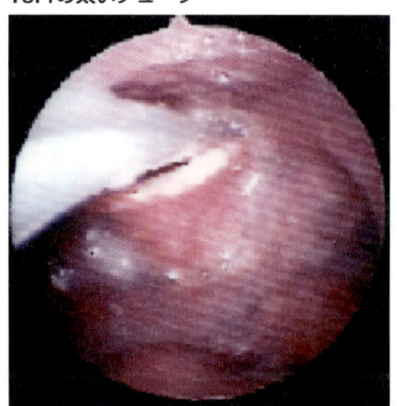

チューブが太すぎて喉頭閉鎖が阻害されている

写真提供：西山耕一郎氏（東海大学耳鼻咽喉科非常勤教授）

16Frのとぐろを巻いたチューブ

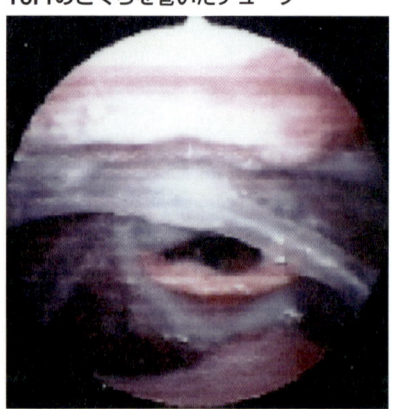

チューブのこしが弱くとぐろを巻いてしまい，喉頭閉鎖が阻害されている

写真提供：西山耕一郎氏（東海大学耳鼻咽喉科非常勤教授）

経鼻栄養チューブ誤挿入のハイリスク群と予測される点です.

「食道に入りにくい」理由を詳細にみていくと，①咽頭知覚の低下により，嚥下反射が起こりにくい，②咽頭および喉頭の運動機能の低下により嚥下反射が起こりにくい，③重度の意識障害により嚥下反射自体が消失している，④意識や認知の問題により随意的な嚥下ができない，⑤食道入口部周辺に悪性腫瘍などの器質的な病変があり狭窄している，⑥食道入口部の筋肉（輪状咽頭筋）が弛緩しない，などがあげられます.

一方,「間違って気管に誤挿入しても出すしくみがはたらかない」理由を詳細にみていくと，①喉頭や気管の知覚の低下により咳嗽反射が起こりにくい，②声帯や横隔膜，呼吸関連筋などの筋力低下や運動機能の低下により十分な喀出力が得られない，③重度の意識障害により反射自体が消失している，などがあげられます.

こうしたハイリスク群では，チューブの特性の理解と，医師や看護師の観察力が重要になってきます．そこで，代表的な経鼻栄養チューブの特性を別掲します.

> 経鼻栄養チューブの適応となる患者のほとんどが，誤挿入に至る条件を満たしている患者群です.

経鼻栄養チューブ挿入の難しさ

経鼻栄養チューブの挿入は，なぜ難しいのでしょう？

咽頭で交差したチューブ

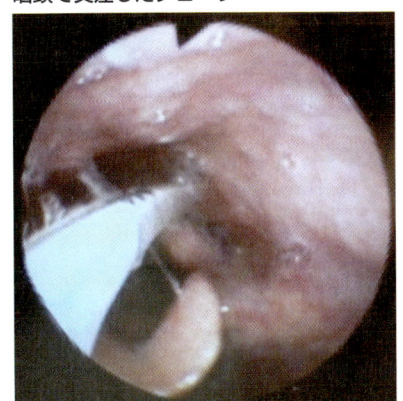

チューブが咽頭で交差して，喉頭閉鎖を阻害している

写真提供：久代裕史氏（新横浜リハビリテーション病院院長）

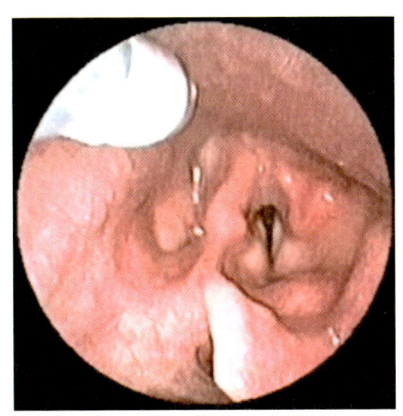

図2 経鼻栄養チューブの挿入

咽頭後壁に沿って最大の難所である中咽頭を通過

写真提供：西山耕一郎氏（東海大学耳鼻咽喉科非常勤教授）

> 経鼻栄養チューブ誤挿入のハイリスク群では，チューブの特性を理解することと観察力が重要となります．

内視鏡で見た喉頭周辺の様子（p.16の**図4**）を見てください．チューブを挿入したいのは食道なのに食道の入口は閉まっている，気道に誤挿入したくないのに気道の入口は開いている，ことが確認できます．しかも，それらが見えない状況で，触れて確認することもできず，チューブを介した感触だけで挿入する……．だから，経鼻栄養チューブの挿入は難しいのです（**図1，図2**）．

内視鏡下や透視下で視覚的に確認しながら挿入できればより安全ですが，経鼻栄養チューブを必要とするすべての患者に行うには，患者状態の面からも，マンパワーの面からも，現時点においては非現実的といわざるをえません．

経鼻栄養チューブの特性と選択

経鼻栄養チューブにはどのような特性が必要なのでしょうか？

> 経鼻栄養チューブを使用する場合は，嚥下機能評価が不可欠となります．

経鼻栄養チューブはあくまでも一時的な栄養ルートです．将来，経口摂取に移行できるか，PEGなどの永久的な処置が必要になるのかを判断するための嚥下機能評価は不可欠です．このため，排液用チューブとは異なり，嚥下機能に配慮した特性であることが必要です．

具体的には，①外径が細いもの（鼻咽腔閉鎖と喉頭閉鎖を阻害しにくい），②ある程度のこしがあるもの（嚥下障害があってもチューブを挿入しやすい），③先端が丸いもの（粘膜を傷つけにくい），④放射線不透過ラインが入っているもの，を選択します．

嚥下機能に配慮した挿入位置

挿入位置も，嚥下機能に配慮する必要があります．チューブが咽頭で交差し，喉頭蓋の動きを邪魔して喉頭閉鎖を阻害しないように，同側の外鼻孔から同側の梨状陥凹に挿入したいものです．

> 経鼻栄養チューブは，可能であれば左外鼻孔から挿入します．

解剖学的な位置関係では，食道は気管のごくわずかに左に位置しています．このため，ほかに何も理由がなければ，左外鼻孔からの挿入を選択したほうが，よい位置に経鼻栄養チューブを挿入しやすくなります．

しかし，鼻中隔彎曲症のため挿入困難な場合は，鼻の内腔の広いほうの鼻腔を選択します．また，一側の食道入口部が開きにくいタイプの嚥下障害がある場合は，詳細の評価や検討が必要です．

経鼻栄養チューブ挿入前の患者アセスメント

経鼻栄養チューブ挿入前に，患者アセスメントを行います．
①全身状態
②栄養状態
③意識障害の有無と程度
④嚥下機能と呼吸機能
⑤鎮静薬使用の有無
⑥抗凝血薬や抗血小板薬の服用の有無
などです．

（寺見雅子）

コラム　経鼻栄養チューブの特性

日本コヴィディエン栄養チューブ

材質は，DEHP可塑剤を含まない特殊なポリ塩化ビニル製やポリウレタン製で，留置中に硬くなりにくく患者にやさしいチューブです．留置位置の確認を考慮し，スタイレットは抜かなくても気泡音や胃内吸引が可能なインフュージョンスタイレットが採用されています．また，X線不透過のセンチネルラインや全面造影のチューブが採用されているため，留置位置確認も容易です．サイズも幅広く，患者や挿入者に合わせて選択できます．

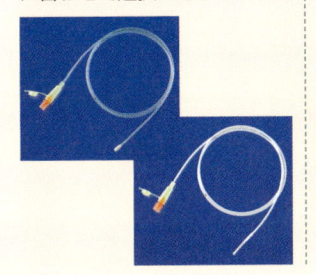

ジェイ・エム・エス栄養カテーテル

材質は，ポリウレタン製とポリ塩化ビニル製（DEHP可塑剤を含まない）の2種類から選択できます．また，すべて挿入および留置位置の確認が可能なX線不透過の造影ライン入りで，誤接続防止タイプとなっています．小児用（3〜8Fr）は深度目盛りが先端5cmから5cm刻み（目盛り数字）や先端10cmから1cm刻みなど幅広く規格がそろっています．また，一般用（8〜16Fr）も先端15cmから5cm刻み（目盛り数字）となっており，留置位置確認が容易です．

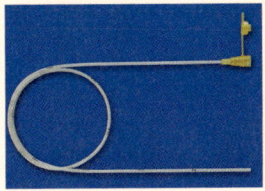

トップ 栄養カテーテル

挿入位置が確認できる不透過ライン入りです．チューブには5cm刻みの数字目盛（3〜6Frは目盛）が入り，挿入長を確認できます．太さ（3〜16Fr）によりチューブ長（35〜120cm）を変更し，患者の体格に合わせた規格を選択できます．8〜16Frはチューブ長が80cmと120cmの2タイプから選択でき，80cmタイプはチューブをすっきりとまとめられます．カテーテル開孔部（先端・側孔）は滑らかに加工してあり，粘膜への刺激が軽減されます．

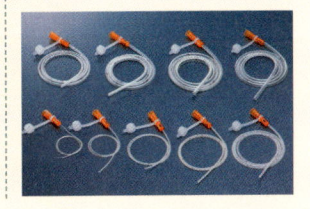

経鼻栄養チューブ挿入時のケア②

経鼻栄養チューブの挿入方法

挿入の準備

❶必要物品

　経鼻栄養チューブ挿入準備として，以下の必要物品（**図1**）を用意します．
　①経鼻栄養チューブ，②潤滑剤，③ガーゼ，④固定用テープと仮止め用テープ，⑤カテーテルチップシリンジ，⑥聴診器，⑦ペンライト，⑧舌圧子，⑨pH試験紙，⑩アルコール綿，⑪ビニール手袋，⑫膿盆，⑬CO_2検出器，⑭バイトブロックなど

図1　必要物品

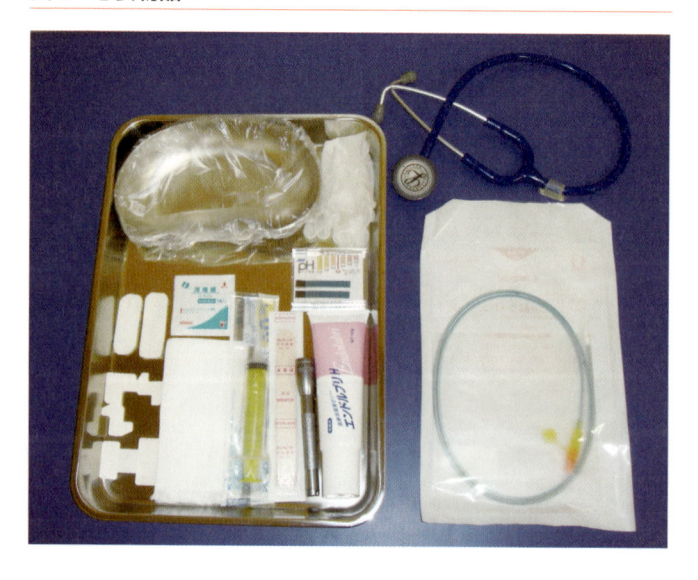

❷患者の準備

必要物品の準備ができたら，患者の準備を行います．ここでは，左外鼻孔からの挿入を例にとり，説明します．
①口腔ケア・咽頭ケアを行う．
②仰臥位にする．
③チューブを挿入する看護師は頸部を回旋する方向に立つ．
④可能ならヘッドアップ30°にする．
⑤右頸部回旋を介助する．

挿入の実際

それでは，経鼻栄養チューブの具体的な挿入方法を紹介します．
①必要物品を手の届く場所にセッティングし，ビニール手袋を装着する．
②経鼻栄養チューブを患者の身体に沿わせて，外鼻孔より外耳孔を経て喉頭隆起に戻り，心窩部までの長さを目安にして，挿入する長さを決定する．
③頸部回旋をして，顔の向きを挿入しようとする鼻孔側と反対側に向ける．
④チューブの先端から5cm程度まで潤滑剤を塗る．
⑤鼻の彎曲に沿ってチューブを挿入する．
⑥上咽頭の後壁にチューブの先端が当たって挿入が困難な場合は，一時的に頸部を後屈し，上咽頭を通過させる．
⑦頸部前屈位をとり，可能なら嚥下を促す．
⑧患者の体格にもよるが，20cm程度挿入したら，「口の中でとぐろを巻いていないか」「咽頭で交差していないか」「気管に入っていないか」を確認する(**図2**)．
⑨このとき，視線は胸郭と腹部の動きや顔色を見て呼吸状態を確認する．⑧の確認項目がすべてOKなら，さらに嚥下を促し，必要な長さを挿入する．
⑩チューブが胃内に入っていることを確認する．

留置位置の確認方法

留置位置の確認方法は以下のとおりです．複数の方法で確認を

図2 経鼻栄養チューブ挿入時の確認事項

若い患者では，喉頭蓋の位置が高く，サイドに寄せることが困難な場合あり

可能なら中央部を避けてチューブを留意する

● 左外鼻孔から挿入した場合
● 右外鼻孔から挿入した場合

経鼻栄養チューブ

■ 空気
■ 食べ物

鼻腔
口腔
喉頭蓋
気管
食道
肺　胃　肺

上咽頭：空気の道
中咽頭：空気と食べ物の道
下咽頭：食べ物の道

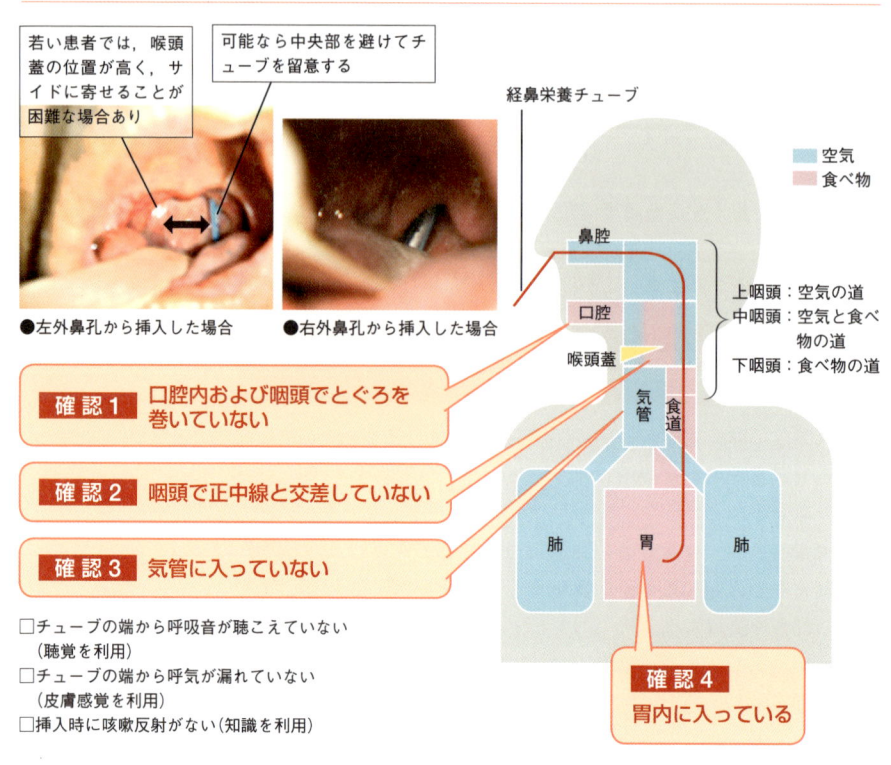

確認1 口腔内および咽頭でとぐろを巻いていない

確認2 咽頭で正中線と交差していない

確認3 気管に入っていない

☐ チューブの端から呼吸音が聴こえていない（聴覚を利用）
☐ チューブの端から呼気が漏れていない（皮膚感覚を利用）
☐ 挿入時に咳嗽反射がない（知識を利用）

確認4 胃内に入っている

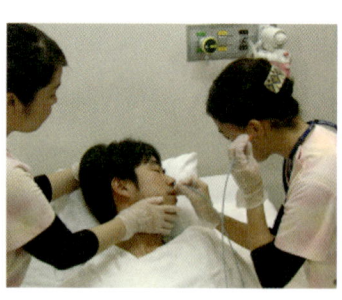

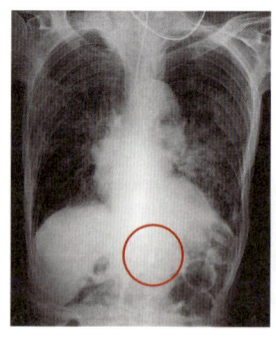

X線写真とpH測定による確認
☐ チューブが食道内で屈曲していない
☐ チューブの先端が横隔膜を越えている

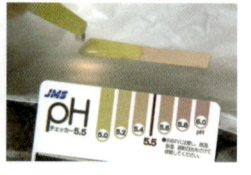

繰り返すことが重要です.

❶ 吸引液の観察法

①経鼻栄養チューブからカテーテルチップで消化液を吸引する.
②吸引された消化液を観察する.
③気管分泌液との識別が重要である.
- 唾液と胃液：透明
- 胆汁：黄色⇒胃で酸化されると緑色に変化
- 血液：鮮血で赤色⇒時間が経過すると茶色に変化
- 気管や気管支分泌物：粘液

❷ 吸引液のpH測定法（図2）

pH測定紙により，吸引液が強酸性（pH≦5.5）であることを確認する.

❸ X線写真撮影法（図2）

経鼻栄養チューブの留置位置をX線写真撮影で確認する．現時点では，最も確実にチューブの走行と先端の留置位置を確認することができる．X線透過性チューブでは確認できない.

❹ 気泡音の聴診法

①聴診器を心窩部に当て，カテーテルチップで約20mLの空気を経鼻栄養チューブより素早く注入する.
②注入したタイミングに一致した「ゴボゴボッ」という気泡音を確認する.
③「コロコロ」という腸蠕動音との識別が重要である.

❺ CO_2検出法

経鼻栄養チューブを約25～30cm挿入した段階でCO_2検出器によりチューブの先端のCO_2を検出する．CO_2が検出された場合は，気管内誤挿入の可能性があるためチューブを抜去し，もう一度最初からチューブを挿入する．肺の機械的損傷を避けることができるが，最終的なチューブの留置位置は確認できない.

（寺見雅子）

経鼻栄養チューブの留置位置は，複数の方法で確認を繰り返します.

経鼻栄養チューブの挿入方法は，医療安全全国共同行動の企画，神奈川県看護協会の協力のもとで作成された教育用DVD「経鼻栄養チューブの挿入と管理」において，実際の挿入場面と留置位置確認場面を動画で見ることができます.

http://kyodokodo.jp

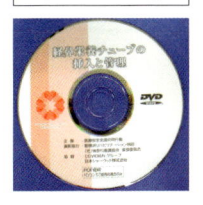

経鼻栄養チューブからの離脱，経口摂取への移行期のケア①

フィジカルアセスメント
可能性を探る看護

胃まで送るシステムがはたらかないタイプの嚥下障害

経鼻栄養チューブが必要となることが予測される疾患の代表的なものに，脳血管疾患があります．なぜ，脳血管疾患患者に経鼻栄養チューブが必要になるかというと，脳血管疾患では，意識障害や嚥下障害が起こりやすいからです．

そのため，経鼻栄養チューブの適応となる「胃から先の消化・吸収・排泄機能は正常であるが，口から胃までの食物移送が困難な患者」が多く存在します．この場合の嚥下障害は，食べ物の道は正常（組織や器官の構造は正常）だが，胃まで送るシステム（機能）がうまくはたらかないタイプの嚥下障害です．

一方，中咽頭がんや舌がん，食道がん，頸椎の変形など，食べ物の道の形状や構造，機能の変化のために，食物移送が困難になるタイプでは，対応方法は異なります．

本稿では，組織や器官の構造は正常だが，機能障害のために経鼻栄養チューブの適応となった患者の，経鼻栄養チューブからの離脱と経口摂取に向けてのケアに着目します．

> 脳血管疾患では，胃まで食物を送る機能がはたらかないタイプの嚥下障害が起こりやすいため，経鼻栄養チューブが適応となります．

看護のめざすところ

機能障害のために経鼻栄養チューブの適応となる患者群は，さらに2つに分けられます．①適切なケアを行っていれば，時間の経過とともに機能障害が改善すると見込まれる患者群と，②適切なケアを行っていても時間の経過とともに機能障害が悪化していくと見込まれる患者群です．

②の患者群（たとえばALSなどの神経難病）では，疾患の特性から看護の方向性を変えていく必要があります．

機能回復による幸せをめざすのではなく，障害とともに生活し，

> **ALS**
> amyotrophic lateral sclerosis
> 筋萎縮性側索硬化症

そのなかで自分らしさや生きている意味を見出していくようなかかわりをする必要があります．"社会復帰"や"人間性の回帰"といった広義のリハビリテーションを基盤に看護を展開するのです．栄養経路としては，PEGの選択も検討することになるかもしれません．

　①の適切なケアを行っていれば，時間の経過とともに機能障害の改善が見込まれる可能性が高いのは，脳血管疾患の患者です．とくに初回の発作，右脳か左脳のどちらか片方にのみ病変がある場合は，改善する可能性が高くなります．もちろん例外はありますが，まずは大雑把に仕分け，経鼻栄養チューブの離脱，経口摂取をめざして可能性を探りにいきます．

> 筋萎縮性側索硬化症などの神経難病では，"社会復帰"や"人間性の回帰"を念頭にいかに生きていくか，そこにどういう意味を見出していくかといったかかわりが必要です．

> 脳血管疾患患者の場合は，全身状態の管理を行いつつ，経鼻栄養チューブの離脱，経口摂取の可能性を探ります．

"可能性を探りにいく"とは？

　ここでいう"可能性を探りにいく"とは，「安全に口から食べることを阻害する因子は，どこに，どのくらい存在するのか」「それは取り除くことが可能なのか」をアセスメントし，できるところから取り組み，再評価を繰り返して，可能性のレベルを上げていくことです．

　同時にリスクを判断し，常にリスクに備えます．起こりうる最悪の事態を予測し，それに対処する準備を整えてから，新たな可能性に挑む姿勢が重要です．このために必要となってくるのが，フィジカルアセスメントの能力です．

> できるところから取り組み，再評価を繰り返して可能性のレベルを上げていきましょう．

脳神経系のフィジカルアセスメント

意識レベルと高次脳機能

　意識の中枢は脳幹網様体にあり，臨床では「意識レベル」で表現されます．これは，主に「意識の量」を表現したもので，代表的なスケールに，グラスゴー・コーマ・スケール（GCS），3-3-9度方式（JCS）があります．

　一方，「意識の質」は意識レベルの低下が軽い患者において確認さ

GCS
Glasgow Coma Scale
グラスゴー・コーマ・スケール

JCS
Japan Coma Scale
3-3-9度方式

れます．判断力が低下したり，計算間違いが多くなったり，物事が思い出せなかったり，今日の日付や自分がいる場所，家族の顔や名前がわからなくなったりする障害で，高次脳機能障害といいます．

高次脳機能障害は意識レベルが極度に低下した状況下では気づきにくく，意識レベルの改善に伴って発見され，JCS 1桁レベルで臨床的に問題視されはじめます．

意識が摂食・嚥下障害にどのように関連してくるかというと，JCS 2桁では嚥下反射は確認されるものの，自動運動が低下するのに対して，JCS 3桁では嚥下反射や咳嗽反射が消失する場合もあり，唾液誤嚥による誤嚥性肺炎の予防策を考えるうえで，重要な情報となります．

> 重度の意識障害患者では，唾液誤嚥による肺炎のリスクに備える必要があります．

また，昼と夜の嚥下反射の反応潜時を比較した研究から，嚥下反射の反応は夜間睡眠時に低下することがあきらかになっており，夜間の嚥下機能の低下に伴う嚥下性肺炎のリスクに備える必要があります．

そのほか，高次脳機能障害は，先行期において安全な食べ物以外のものを口に運んだり，安全な一口量とペース配分を判断できなくなるために，食べ物にがっつくことで窒息や誤嚥のリスクが増加するといった問題につながります．

> 高次脳機能障害患者では，窒息や誤嚥のリスクに備える必要があります．

12脳神経

I 嗅神経

嗅神経は，空気に溶けた化学物質を感知して中枢方向に伝達する神経です．特殊内臓知覚の1つである嗅覚からの情報により，過去のおいしかった料理の記憶が想起されます．香りが食欲に影響することはご存じのとおりかと思います．また，香りは食物の鮮度を判断する材料ともなります．

嗅神経を診るためには，コーヒー，石けん，香水などの刺激の弱い香料を用います．アンモニアや酢酸など刺激の強いものは，三叉神経を刺激するので避けます．嗅神経の試験法では，目を閉じて，片方の鼻を押さえ，石けんを近づけてどんな臭いがするかを尋ねます．

> 嗅神経のフィジカルアセスメントでは，刺激の弱い香料を用いて行います．

● 12脳神経

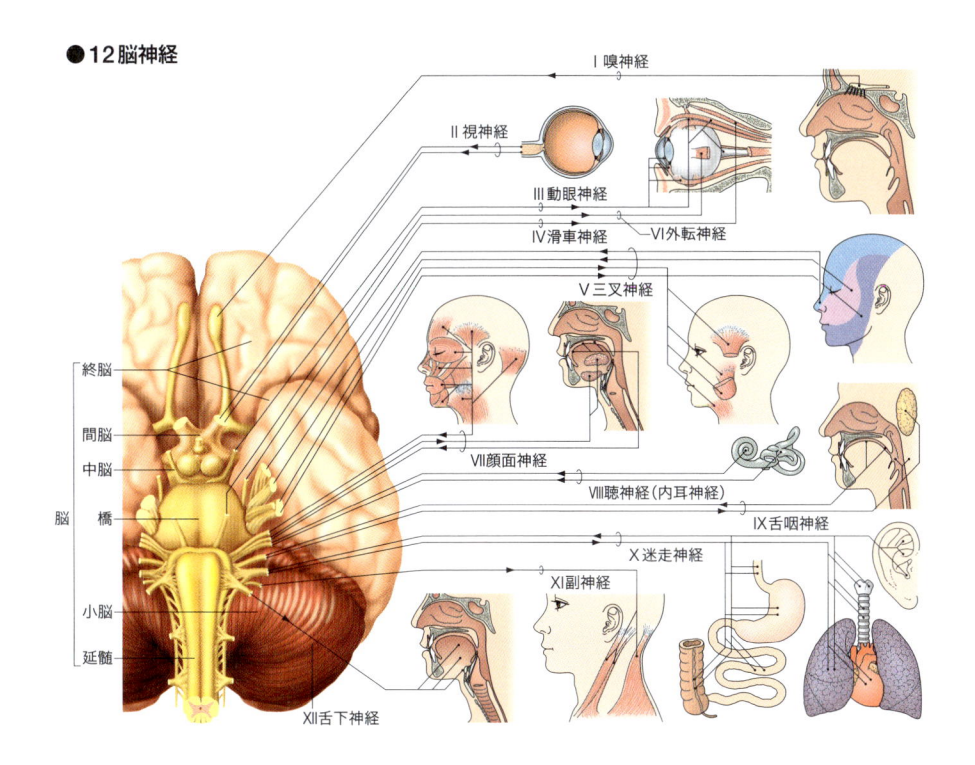

Ⅰ 嗅神経
Ⅱ 視神経
Ⅲ 動眼神経
Ⅳ 滑車神経
Ⅵ 外転神経
Ⅴ 三叉神経
Ⅶ 顔面神経
Ⅷ 聴神経（内耳神経）
Ⅸ 舌咽神経
Ⅹ 迷走神経
Ⅺ 副神経
Ⅻ 舌下神経

脳
- 終脳
- 間脳
- 中脳
- 橋
- 小脳
- 延髄

Ⅱ 視神経

　視神経は，特殊体性知覚の1つである視覚を伝達します．視神経では，視力と視野を観察します．

　指数弁40cm程度の視力が観察できれば，坐位で食事を自力摂取するために必要な視力があることが確認できます．ベッドサイドで簡単に視力を確認するには，名刺や名札，あり合わせの雑誌などを30～40cmの距離で患者に読んでもらいます．視力が著しく悪い場合には，眼前の指を数えることができるかどうかを確認します．右眼から30cmの位置で数えることができれば，「右視力＝指数弁30cm」と記録します．

　ベッドサイドで視野を確認するには，対座試験で検査します．しかし，半盲が確認されても，半側空間無視や注意障害が合併していなければ，摂食動作にはそれほど支障をきたさない印象を受けます．

　意識障害や認知症，乳児などで指示ができない場合，視神経の機能を診るためには対光反射を確認します．対光反射の求心路は

> 視神経のフィジカルアセスメントでは，視力と視野を観察します．検査の指示が入らない場合は，対光反射を確認します．

図1　Ⅴ 三叉神経

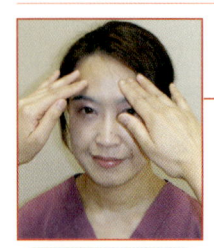

第1枝：眼神経

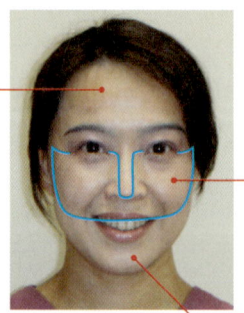

顔面と口腔内の知覚をチェック

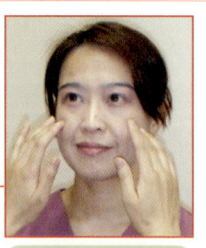

第2枝：上顎神経

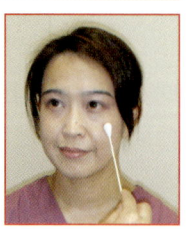

綿棒やティッシュペーパーを使うこともある

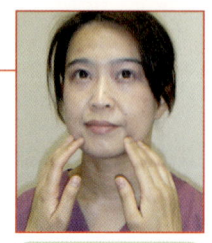

第3枝：下顎神経

視神経で遠心路は動眼神経です．

Ⅲ 動眼神経／Ⅳ 滑車神経／Ⅵ 外転神経

　これらの3つの脳神経は，外眼筋および内眼筋の機能を司ります．ここでは，眼球運動と眼振にのみ触れます．

　眼球運動が多少制限されても，摂食動作にそれほど支障はきたさないようです．

　眼球に偏位がある場合は，自ら片眼を閉じて，複視を抑える患者の姿を見かけます．眼振の場合は，疲労が強くなり，摂食動作にも支障をきたすようです．栄養の確保のためには，適当なところで介助に切り替える必要があります．

Ⅴ 三叉神経（図1）

　三叉神経は，顔面の皮膚および粘膜の知覚を司ります．口腔，鼻腔，耳介，眼球も含まれます．この知覚部分は一側性の支配ですが，咀嚼筋は両側性支配となっています．すなわち，右脳か左脳のどちらか一方の病変では咀嚼の障害は起こりませんが，顔面および口腔内の知覚の障害は起こります．

> 三叉神経のフィジカルアセスメントでは，顔面と口腔内の知覚をチェックします．重度の意識障害の場合は，角膜反射を確認します．

図2　Ⅶ 顔面神経

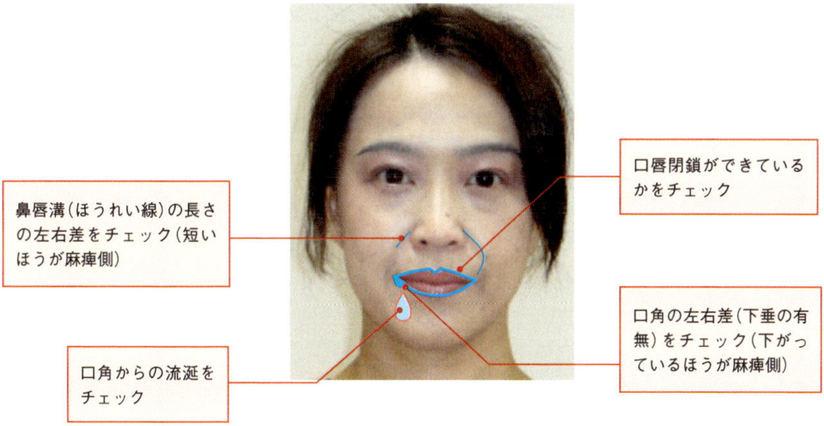

- 鼻唇溝（ほうれい線）の長さの左右差をチェック（短いほうが麻痺側）
- 口唇閉鎖ができているかをチェック
- 口角からの流涎をチェック
- 口角の左右差（下垂の有無）をチェック（下がっているほうが麻痺側）

　臨床症状としては，顔面の知覚低下のために，食べ物が口唇や頬についていても気がつきにくかったり，口腔前庭や頬に食物残渣が確認されたりします．実際に触れてみて，知覚の左右差を確認しますが，自分では自覚していない患者も多くみかけます．

　三叉神経の触覚と温度，痛覚などにより，口腔内に取り込まれた食べ物の物性は判断され，咀嚼が必要な場合はすみやかに歯列の上に運ばれます．三叉神経は，優秀なセンサーの機能を果たしているのです．

　意識障害が重度の場合は，角膜反射で三叉神経が機能しているかを確認します．ティッシュペーパーのこよりや細い綿棒で茶色の角膜部分に触れると，両眼を迅速に閉じるのが正常な反応です．

　角膜反射の求心路は三叉神経で，遠心路は顔面神経です．

顔面神経のフィジカルアセスメントでは，口角からの流涎，口角の左右差，口唇閉鎖，鼻唇溝の左右差をチェックします．

Ⅶ 顔面神経（図2）

　顔面神経は，顔面の表情を動かす運動機能と，唾液や涙の分泌機能，特殊内臓知覚である味覚を伝達する機能を司ります．顔面神経の上部核は顔面の上半分の運動を担当し，下部核は顔面の下半分の運動を担当しています．上部核は両側性支配ですが，下部核は一側性支配です．

　すなわち，右脳か左脳のどちらか一方の病変では，目を開けたり閉じたりする動きの障害は起こりませんが，口の動きは障害されやすくなります．

臨床症状としては，スプーンから食べ物を口に取り込む（捕食）時や咀嚼時に，食べこぼしが多くなったり，麻痺側の口角から水が漏れたりします．含嗽時に水が漏れることもあります．安静時は口を閉じること（口唇閉鎖）ができていても，食べ物や含嗽の水で圧がかかると漏れが生じるという患者も見かけます．口腔前庭に溜まった食べ物を口唇の巧みな動きで取り除くことが苦手で，食物残渣が溜まりやすくなります．「うー」「いー」と発音してもらい，口唇の突出と口角引きの左右差を見て顔面神経麻痺の確認ができます．ほうれい線（鼻唇溝）の長さの左右差でも確認できます．

飲み込むとき（嚥下時）に口唇閉鎖が不完全だと，口からのどへと向かう嚥下圧が口から逃げてしまい，飲み込むことが難しくなります．口を開けた状態での唾液嚥下が難しいのはこのためです．捕食が困難な場合は，口唇閉鎖を指でアシストしますが，多くは，エプロンの着用などの環境設定で対応します．

顔面神経麻痺に関しては患者も自覚している場合が多く，食べこぼしに対して「困っている」との訴えが聞かれます．意識レベルがよく，高次脳機能障害がない場合では，食事時に口元が見える位置に鏡をセッティングすることで，食べこぼしが激減する場合があります．試してみたいケアですが，注意障害がある場合では，鏡の設置はむしろ逆効果となることもあるため，注意が必要です．

舌の味覚の前2/3は顔面神経が担当し，後ろ1/3は舌咽神経が担当しています．これらの味覚情報は延髄の孤束核という中継地点に伝達されます．孤束核は嚥下反射の知覚情報が入力される場所でもあることが興味深いところです．

臨床では，味のはっきりしたものを提供したほうが嚥下反射が起こりやすい患者に遭遇することがあります．「好きな食べ物だとうまく飲み込める」と話す患者を見かけることもあります．味覚は，嚥下反射に少なからず影響を及ぼしているようです．

また，顔面神経は舌下腺と顎下腺からの唾液分泌も支配しています．この唾液の処理（唾液嚥下）が日常的にできているかどうかの観察は，食べられる可能性を探るうえでは最も重要な情報となります．

Ⅷ 聴神経

聴神経は，特殊体性知覚の聴覚と平衡感覚や位置感覚を司ります．食べる機能にどのようにかかわるかというと，めまいや眼振（眼

図3　Ⅸ 舌咽神経，Ⅹ 迷走神経

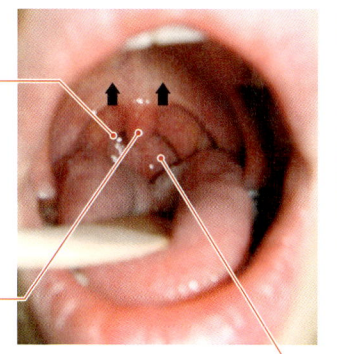

「あー」と発声を促し，咽頭後壁が左右どちらかに引っ張られていないか，軟口蓋の挙上に左右差がないかをチェック

「あー」と発声を促し，口蓋垂の偏位をチェック

咽頭後壁を左右別々にこすって「オエッ」となるかをチェック

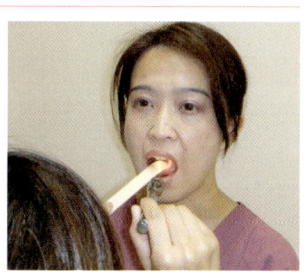

球の不随意運動)により，疲労しやすくなったり，吐き気が生じて食欲が低下したりします．めまいは患者の訴えにより確認し，眼振は患者の正面から観察することで確認します．

　聴覚は両側性支配を受けているため，完全な聴覚障害は起こりにくく，重度の意識障害患者の知覚刺激の方法として重宝されます．

> 聴神経のフィジカルアセスメントでは，めまいの訴え，眼振の観察によって確認します．

Ⅸ 舌咽神経（図3）

　舌咽神経は，舌と咽頭の知覚と運動，および耳下腺の分泌機能を司ります．また，舌の後ろ1/3の味覚を担当しています．舌の前2/3の味覚を担当する顔面神経と同様に，両側支配を受けています．このため，完全な味覚障害は起こりにくく，重度の意識障害患者の知覚刺激の方法として利用できます．

　舌咽神経は嚥下に関係する茎突咽頭筋を支配していますが，この筋も両側性支配を受けています．

　舌咽神経麻痺が単独で現れることはまれですが，その障害をみるための検査としては，咽頭反射があります．舌圧子や綿棒などで咽頭後壁を左右別々にこすって「オエッ」となるのを確認するものです．咽頭知覚が低下している患者は「なんか触っているのはわかるけど……」と言いながら，平気な顔をしています．本来，咽頭は敏感な場所で，食塊の移動情報をキャッチするセンサーである部分が鈍いということですから，安全な嚥下にとっては大変な問題です．咽頭反射の求心路は舌咽神経で，遠心路は迷走神経です．

> 舌咽神経のフィジカルアセスメントでは，咽頭反射を確認します．

X 迷走神経（図3）

　迷走神経は，人間が生きていくうえで最も重要な役割をもつ神経です．嚥下反射の際に使用される咽頭と軟口蓋の筋肉を支配しています．舌咽神経との絶妙な連携により，多くの筋肉をタイミングよく連動して動かし，「ごっくん」という嚥下が可能になります．

　さらに，迷走神経の枝の1つである反回神経は声帯を支配し，発声にかかわると同時に嚥下の際に声門閉鎖による気道防御を行います．声門閉鎖不全があると，喉頭に流入したものが，そのまま気管に侵入して誤嚥を生じます．喉頭や声帯の知覚も迷走神経の枝である上喉頭神経が支配しています．うっかり誤嚥しそうになっても，咳嗽反射によってエラーからリカバリするシステムが嚥下反射を支配する神経と同じ神経によって支配されていることは興味深いところです．つまり，声帯を閉じて肺からの呼気を使用する"発声"は嚥下と密接な関係があるわけです．

　きわめつけは，気管支平滑筋の収縮や粘膜からの分泌も迷走神経が支配しているということです．咳嗽反射により阻止できなかった少量の誤嚥物は異物として粘液に取り囲まれ，痰となって気管支の線毛運動により運ばれ，最後は咳嗽によって喀出されます．臨床において痰の量と性状を観察することは，呼吸機能の観察であるとともに，嚥下機能のエラーの観察にもなっているのです．「呼吸と嚥下は表裏一体」であり，それらを迷走神経が一括管理しているという合理的かつ効率的なしくみとなっています．

　もう1つ，迷走神経は消化管の蠕動を亢進し，消化液の分泌を促すという役割ももっています．迷走神経も疑核より中枢側で両側性支配を受けています．すなわち，右脳か左脳のどちらか一方の病変（核上性障害）では，症状は現れません．

　さて，迷走神経の機能を診るためには軟口蓋の動きを観察します．正常では口蓋垂を中心に両側に左右対称に口蓋弓があり，「あー」と発声させると挙上します．この動きが左右対称でない場合は，核性，または核下性に何かがあると考えられます．カーテン徴候は，咽頭後壁が健側に引かれることをいいます．「開鼻声になっていないか」「液体を飲むと鼻に回らないか」「声帯麻痺による気息性嗄声はないか」「液体を飲んだときにむせないか」と合わせて観察する必要があります．

　臨床で観察していると，水平仰臥位では「あー」という声が出せ

> 迷走神経のフィジカルアセスメントでは，軟口蓋の動きを観察します．

図4 XII 舌下神経

- 舌のボリュームをチェック
- 左右への運動 上下への運動 挺舌（舌出し）とプルバック（引き）の運動をチェック
- 舌圧子に対して抵抗する力をチェック

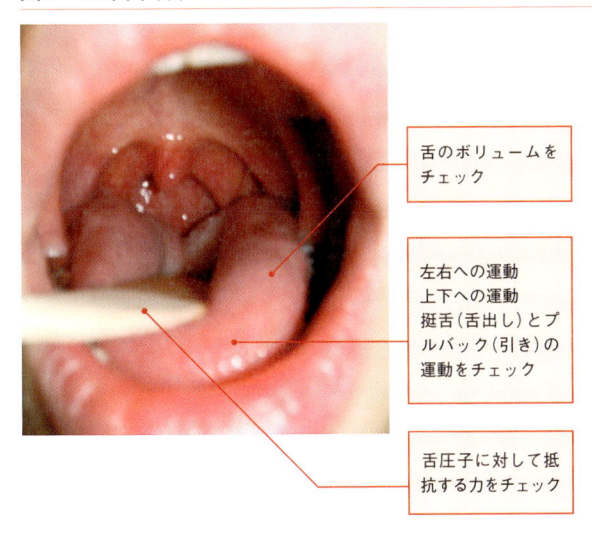

ないが坐位になると声が出せる，という患者にも遭遇します．こうした患者では，水平仰臥位になると軟口蓋と口蓋垂は脱力状態で咽頭後壁にくっついてしまっています．夜間，睡眠時に口呼吸になっている可能性があり，口腔内乾燥があるかどうかもあわせて確認しておきたいものです．

XI 副神経

副神経は，胸鎖乳突筋と僧帽筋を支配しています．障害されると，首や肩の動き，腕の挙上に障害が起こります．頸部の動きが障害されると，代償的な嚥下方法が使いにくくなるというデメリットがあります．

XII 舌下神経（図4）

舌下神経は純粋な運動神経で，舌の運動や一部の喉頭挙上を司っています．核上性障害で一側性の障害の場合，舌を突き出したときに病巣と反対側に偏位します．仮性球麻痺などの両側性の障害では，会話や嚥下が著しく障害されます．核性・核下性障害では，麻痺は病巣側に生じます．麻痺側の舌筋の萎縮が観察され，舌の送り込み障害や構音障害が出現します．一側性障害の場合，舌を

舌下神経のフィジカルアセスメントでは，舌のボリュームや左右上下運動，舌圧子に対する抵抗力などをチェックします．

突き出すと病巣側に偏位します．

　このほか，舌の機能をみるためには，不随意運動の有無や左右への運動，上下への運動を確認します．意外と重要なのが舌のボリュームです．舌は筋肉の塊で，咀嚼時の撹拌や嚥下時の食塊移送など重要な役割を果たします．

　絶食期間が長期化すると，廃用性変化による舌の筋力低下や筋量の減少が起こります．これが経口摂取再開時に口腔内残留や咽頭残留につながり，誤嚥しやすい状況をわざわざつくることになります．また，唾液嚥下にとっても不利となります．早期からの基礎訓練により，嚥下にとって不利な状況は1つでも減らしておくことが重要です．

ベッドサイドで簡単にできるフィジカルアセスメント

　脳神経系のフィジカルアセスメントは，患者の重要な情報を与えてくれます．場合によっては，隠れ脳梗塞を発見してしまうかもしれません．患者の状況によっては，すべての試験ができるとはかぎりませんが，やり方さえ知っていれば，ベッドサイドで簡単にできることが魅力です．

　可能性を探るための情報収集が，これまでとは変わってくること請け合いです．食べることに関連する「咀嚼」と「味覚」と「嚥下反射」は両側性支配であるということを覚えておくと，一見，重症にみえる患者にも可能性を探る価値があることが理解できると思います．

呼吸器系のフィジカルアセスメント

嚥下には食塊移送機能と気道防御機能の側面がある

　通常，私たちは食べ物を口から胃へ運ぶ視点で嚥下をとらえます．このときの嚥下機能とは，「食塊移送機能」です．しかし，呼吸器側から嚥下をみた場合は，「気道防御機能」となります．

　そのため，嚥下におけるエラーは「気道防御の失敗」であり，身

図5 外鼻孔から肺の解剖模式図

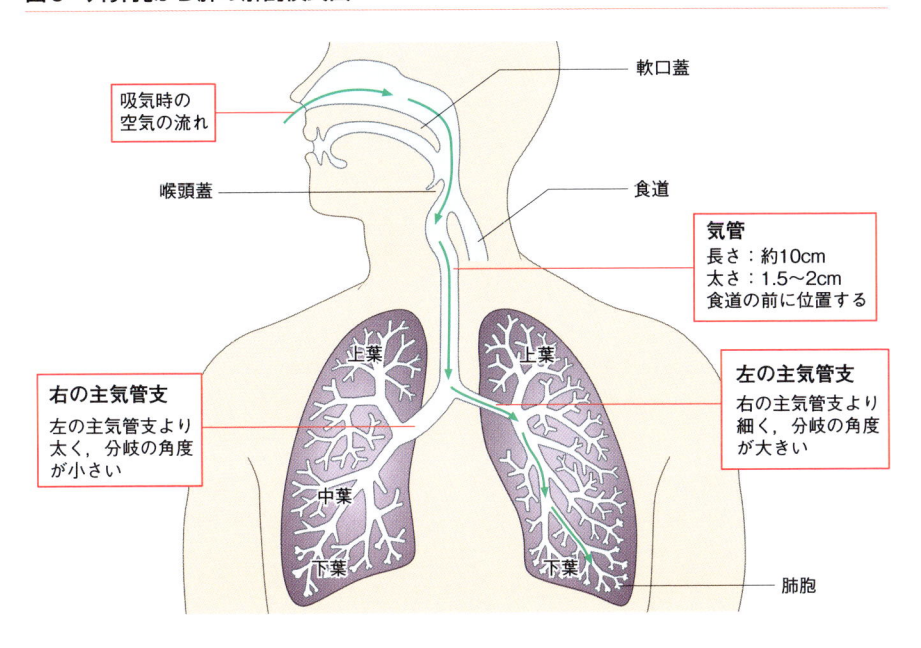

- 吸気時の空気の流れ
- 軟口蓋
- 喉頭蓋
- 食道
- 気管
  長さ：約10cm
  太さ：1.5〜2cm
  食道の前に位置する
- 右の主気管支
  左の主気管支より太く，分岐の角度が小さい
- 左の主気管支
  右の主気管支より細く，分岐の角度が大きい
- 上葉／中葉／下葉
- 肺胞

体に重大なダメージを与えるものとなります．とはいえ，人間はエラーを起こす生き物ですから，エラーからリカバリするしくみももっています．このリカバリシステムが，二重三重に準備されているのです．

呼吸器系の解剖

図5は，外鼻孔から肺にかけての解剖の模式図です．外鼻孔より取り込まれた空気は，上気道（鼻腔，咽頭，喉頭）を経て，下気道（気管，気管支）へ入ります．さらにその先の肺へと進み，ガス交換が行われます．ここで着目しておきたい点は，主気管支の太さと角度です．右の主気管支の方が太く，角度も小さいため，誤嚥物は右の主気管支に落下しやすく，構造的には誤嚥性肺炎は右肺下葉で生じやすくなります．

上気道の役割は，嚥下時と呼吸時では異なります．呼吸時の軟口蓋は下に垂れ，鼻腔から咽頭への空気の通り道を確保していま

す．喉頭蓋は上を向いており，咽頭から喉頭への空気の通り道を確保します．

一方，嚥下時の軟口蓋は挙上して鼻腔と咽頭を遮断（鼻咽腔閉鎖）します．喉頭蓋は閉じて（喉頭閉鎖）食塊を食道へ送ります．

下気道の主な役割は，空気の輸送路としての形態維持と感染防御です．気道には，外部から侵入した異物に対して，除去するためのしくみが存在します．代表的なものは，くしゃみ反射と咳嗽反射です．くしゃみ反射は鼻腔内が刺激されることにより起こります．反射の中枢は延髄にあり，三叉神経により情報が伝達されます．

一方，咳嗽反射は喉頭や気管における刺激により起こります．反射の中枢はやはり延髄にあり，迷走神経の枝である上喉頭神経により伝達されます．

咳嗽反射により除去できなかった異物は，気管支において分泌された粘液に取り囲まれ，粘膜上皮細胞の線毛運動により運ばれて，最後は咳嗽により喀出されます．気管支も通過してしまった異物（チリやホコリ）は肺胞マクロファージにより貪食されます．

呼吸回数，深さ，リズム，呼吸パターン，随伴症状の観察

通常，人間は安静時で1分間に200〜300mLの酸素を必要とします．そのため，肺は1回約500mLの空気の出し入れを1分間に15〜20回程度行っていて，これを換気といいます．

ところが，ガス交換に関与できない解剖学的死腔が約150mL存在するため，実際には約350mLの空気が肺胞まで届き，ガス交換に使われます．肺胞のなかの空気は，拡散により毛細血管を流れる血液の赤血球に酸素を与えて，二酸化炭素を受け取ります．これがガス交換です．

胸部・腹部の術後の創痛による呼吸制限や長期臥床による廃用症候群などの理由で，一回換気量が減少した場合，人間の身体は代償性に呼吸回数を増やすことにより必要な酸素を確保し，二酸化炭素を排出しようとします．SpO_2が基準値だからOKと安易に考えずに，①呼吸回数，②深さ（努力呼吸や浅表性呼吸になっていないか），③リズム（不規則なリズムとなっていないか），④呼吸パターン（陥没呼吸や起坐呼吸などの異常なパターンになっていないか），⑤随伴症状（吸気時や呼気時に喘鳴がないか，苦痛様顔貌や

図6 頸部聴診のポイント

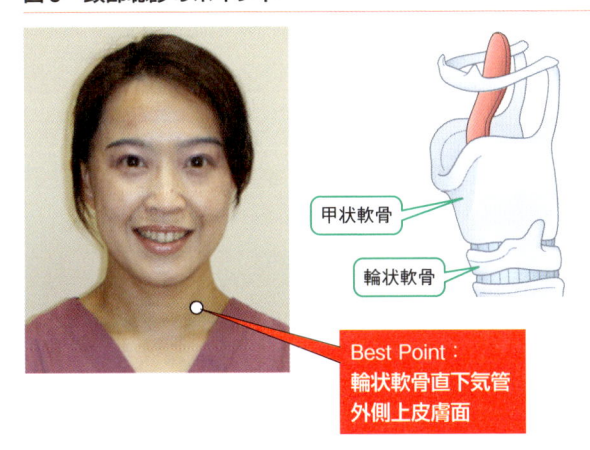

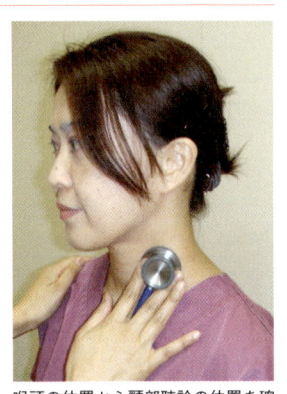

甲状軟骨
輪状軟骨

Best Point：
輪状軟骨直下気管外側上皮膚面

喉頭の位置から頸部聴診の位置を確認し、聴診器をあてる
①清明な呼吸音を確認する
②嚥下音を確認する
③清明な呼吸音の再開を確認する

チアノーゼになっていないか)を，併せてアセスメントすることが重要です．

　摂食動作そのものでも安静時と比較して酸素需要が高まりますが，嚥下時には嚥下時無呼吸という呼吸停止期間が発生するので，一回換気量が少なく十分な換気とガス交換がなされていないと，経口摂取をしているうちに呼吸が苦しくなるという事態に陥り，必要栄養量が確保できなくなることが予測されます．また，気道防御に必要な喀出力が十分に得られない可能性が考えられます．

　まずは，呼吸状態を安定させ，いつでも吸引でき，酸素投与ができるようなリスク管理体制を整えてから，スクリーニングテストや嚥下訓練を始めましょう．

❶呼吸音の聴診

　呼吸音の聴診については，いろいろな文献で詳細な説明がなされています．今回は，経口摂取開始時のリスク管理に的をしぼってポイントを説明していきます．

①頸部の聴診（図6）

　頸部聴診のBest Pointは，**輪状軟骨直下気管外側上皮膚面**です．喉頭の位置から頸部聴診の位置を確認し，聴診器を当てます．
　まずは，清明な呼吸音を確認します．次に「キュッ」という短い

> 頸部の聴診では，①清明な呼吸音，②嚥下音，③清明な呼吸音の再開を確認します．

図7　胸部・背部聴診のポイント

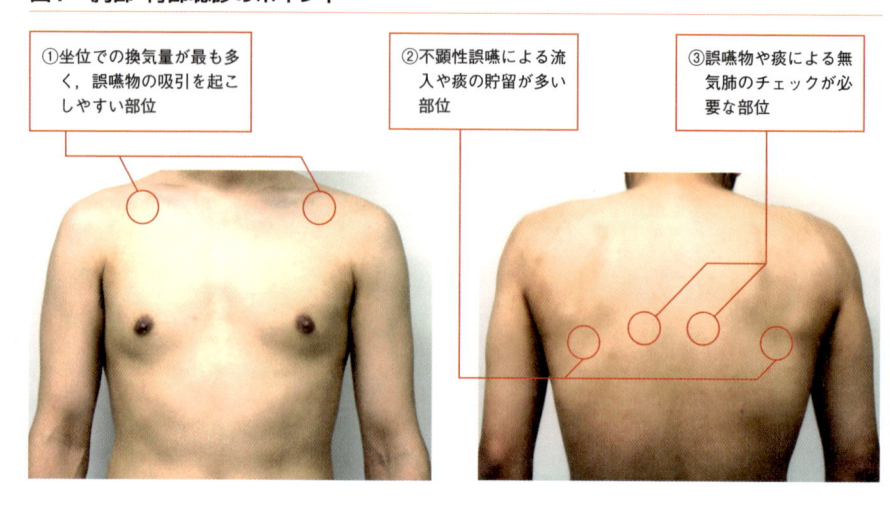

①坐位での換気量が最も多く，誤嚥物の吸引を起こしやすい部位

②不顕性誤嚥による流入や痰の貯留が多い部位

③誤嚥物や痰による無気肺のチェックが必要な部位

嚥下音を確認します．最後に清明な呼吸音の再開を確認します．このとき，清明な呼吸音が再開するかどうかが重要です．「コポコポ」や「ゴロゴロ」といった雑音が聴取される場合は，咳払いや追加嚥下を促し，それでも雑音が除去できない場合は，吸引を行います．

②胸部・背部の聴診（図7）

胸部・背部は経口摂取開始時期に重点的に確認したい呼吸音の聴取部位です．①は坐位での換気量が最も多く誤嚥物の吸引を起こしやすい部位，②は不顕性誤嚥による流入や痰の貯留が多い部位，③は誤嚥物や痰による無気肺のチェックが必要な部位です．少なくともこの3か所は確認したいところです．

これらの部位において正常呼吸音が聴取されない場合は，SpO_2の測定と発熱の確認も必要となります．

> 胸部・背部の正常呼吸音が聴取されない場合は，体温とSpO_2も測定します．

❷SpO_2の測定

よく混同されて使用される言葉にSaO_2とSpO_2があります．動脈血中のヘモグロビンのうち，何％が酸素と結びついているかを表したものがSaO_2です．しかし，たびたびの動脈採血は非現実的ですので，一般的にはSpO_2が使用されます．

$SaO_2 ≒ SpO_2$で，SpO_2はパルスオキシメータを用いて簡単に測定できるため，大変便利です．SpO_2の基準値はおおよそ95〜

100%とされており，加齢により低下します．

　スクリーニングテストや嚥下訓練を行うときにSpO_2を測定する主な目的は，嚥下時無呼吸が呼吸機能に与える影響およびスクリーニングテストや嚥下訓練に伴う新たな刺激（姿勢の変更や咳嗽）が，呼吸機能に与える影響をモニタリングすることです．嚥下時無呼吸による分時換気量の低下がガス交換に影響を与えるようであれば，経口摂取中の一時的な酸素投与も検討しなければならなくなるかもしれません．

　臨床で実際にあったエピソードに，食事中だけバストバンドをはずすことで呼吸苦が軽減され食事摂取量が増えたということがありました．発見のきっかけは，SpO_2の低下と呼吸回数，そして呼吸パターンの観察でした．

　意図的な情報収集と医師への報告は，その後のケアを変える可能性があります．

　ちなみに，よほどの大量誤嚥による無気肺でも起こさないかぎり，SpO_2の測定により誤嚥を発見することは困難です．

> SpO_2はスクリーニングテストや嚥下訓練を行うときにも測定します．

消化器系のフィジカルアセスメント

経口摂取の不足分を経鼻栄養チューブで補填

　経口摂取開始時期において，最も警戒したい消化器症状は嘔吐です．嚥下障害患者は嘔吐後に高率に誤嚥性肺炎を起こすため，注意が必要です．経鼻栄養チューブが挿入されていると，胃食道逆流が起こりやすく，嘔吐しやすい状況にあるため，頭側挙上姿勢を維持することが重要です．

　そうかといって，経口摂取開始と同時に経鼻栄養チューブを抜いてしまうと，必要栄養量が確保できないために簡単に低栄養や脱水に陥ります．脱水は放置すると尿路感染に至りやすく，脳卒中再発のリスクも上昇してしまいます．

　低栄養になると，嚥下関連筋群が減少し，嚥下機能が低下します．呼吸筋の減少で呼吸機能が低下すると，咳嗽力も低下し，肺炎に至りやすくなります．

また，低栄養が進むと，免疫機能の障害が起こります．このため，肺炎や尿路感染などの感染症を起こすリスクはさらに上昇するという悪循環に至ります．

そこで，経管栄養と経口栄養を併用し，経口からは食べられる分だけ食べながら，不足分を経鼻栄養チューブから補うという方法をとります．このとき重要なことは，喉頭閉鎖を阻害しない位置に，10Fr程度の細いチューブを留置しておくことです．

> 経管栄養と経口栄養を併用する場合は，喉頭閉鎖を阻害しない位置に細いチューブ（10Fr程度）を留置します．

また，可能であれば，経管栄養では半消化態栄養剤を使用しておくとよいでしょう．経口から摂取するものの選択肢が広がります．

❶ 排便の量と性状

排便の性状は，提供した食事内容がその患者の消化・吸収能力に見合っているかどうかを判断するよい材料となります．廃用症候群は消化器系にも起こり，不使用期間が長いほど，消化・吸収機能や排泄機能も低下します．そのため，できるだけ早期に経管栄養を開始し，胃から先の消化管を先に整えておくことをおすすめします．

経管栄養開始時は一時的に下痢をしやすい時期がありますが，そのうち便秘に傾きます．経験的には，2～3日に1回は排便を確認するように，水分や下剤でコントロールをしていくと，消化器系のトラブルが少ない印象があります．

> 2～3日に1回は排便できるようにコントロールします．

経口からの食事が加わると，それまでのコントロールが崩れてくる可能性があることを念頭におき，そのつど，排便コントロールを修正していきます．食べさせることに夢中になって，排泄をおろそかにすることのないよう注意したいものです．

❷ 腹部の触診と聴診

排便の確認のほかに消化・吸収機能を判断する材料として，腹部の触診と腹部聴診があります．本来，腹部は柔らかく，臍上部で聴診を行うと「コロコロ」と腸蠕動音が聴取できます．

腹部が緊満していたり，固かったりすると，消化管に何かトラブルが発生し，精査や処置が必要となる可能性があるため，医師への報告が必要です．また，聴診にて，「キュルキュル」という腸蠕動の亢進音や，「キンキン」という金属音（腸閉塞の疑い）がしていないかどうかも確認しておきます．

（寺見雅子）

経鼻栄養チューブからの離脱，経口摂取への移行期のケア②

嚥下の評価

　嚥下障害の診断には，嚥下造影検査や嚥下内視鏡検査が有用ですが，いずれも侵襲を伴う検査であり，患者の全身状態によっては検査が困難な場合があります．また，医療機関によってはこれらの設備が整っていなかったり，設備はあっても適切な検査の実施や診断が可能な医師が常勤していない場合もあります．

　このため，一定の基準に基づいた臨床評価が必要であり，この評価をもとに必要なタイミングで嚥下造影検査や嚥下内視鏡検査を計画することが一般的です．

　スクリーニングは，単一の標準化されたスクリーニングテストと，それらを組み合わせたテストに大別されます．単一の標準化テストには，反復唾液嚥下テスト，水飲みテスト，改訂水飲みテスト，フードテスト，咳テスト，頸部聴診法などがありますが，ここでは代表的なスクリーニングテストとして，反復唾液嚥下テスト，改訂水飲みテスト，フードテスト，頸部聴診法を紹介します．

スクリーニングテスト

❶反復唾液嚥下テスト[1)2)]
（repetitive saliva swallowing test ; RSST）

　被検者は坐位（またはリクライニング位）をとります．検者は被検者の喉頭隆起と舌骨に指腹を当て，30秒間，嚥下運動を繰り返させます．喉頭隆起・舌骨は嚥下運動に伴って指腹を乗り越え上前方に移動し，また元の位置に戻ります．この下降運動を確認し，嚥下完了とします．

　嚥下運動時に起きる喉頭挙上〜下降運動を触診で確認し，30秒間に起こる嚥下回数を数えます．30秒以内に3回の空嚥下を，スクリーニングのカットオフ値として用いると，嚥下障害有無判別

の感度は0.98，特異度は0.66であり，嚥下障害患者では1回目の嚥下がスムーズに起きても，2回目以降が困難であることが多いといわれています．

❷改訂水のみテスト[3)4)]
(modified water swallowing test ; MWST)

冷水3mLを口腔底に注ぎ，嚥下を命じます．可能なら，追加して2回嚥下運動をさせ，最も悪い嚥下運動を評価します．判定基準が4点以上なら最大2試行(合計3試行)を繰り返し，最も悪い場合を評価として記載します．

カットオフ値を3点とした場合，誤嚥有無判別の感度は0.70，特異度は0.88で，咽頭期障害を評価する方法です．

1. 嚥下なし，むせる．and/or呼吸切迫
2. 嚥下あり，呼吸切迫．(不顕性誤嚥の疑い)
3. 嚥下あり，呼吸良好，むせる．and/or湿性嗄声
4. 嚥下あり，呼吸良好，むせない
5. 4に加え，追加嚥下運動が約30秒以内に2回可能

❸フードテスト[3)4)]
(food test ; FT)

茶さじ1杯(約4g)のプリンを舌背前部に置き，食べさせます．可能なら，追加して2回嚥下運動をさせ，最も悪い嚥下運動を評価します．判定基準が4点以上なら最大2試行(合計3回)を繰り返し，最も悪い場合を評価して記載します．食物物性や体位を工夫した場合には記載が必要です．

カットオフ値を4点とすると，誤嚥有無判別は感度0.72，特異度は0.62で，主に口腔における食塊形成能力，咽頭への送り込みを評価し，口腔内残留は舌背と上顎部分を見て確認します．咽頭期の評価課題としては，MWSTよりも容易なものと位置づけられています．

1. 嚥下なし，むせる．and/or呼吸切迫
2. 嚥下あり，呼吸切迫．(不顕性誤嚥の疑い)
3. 嚥下あり，呼吸良好，むせる．and/or湿性嗄声and/or

図1　頸部聴診部位

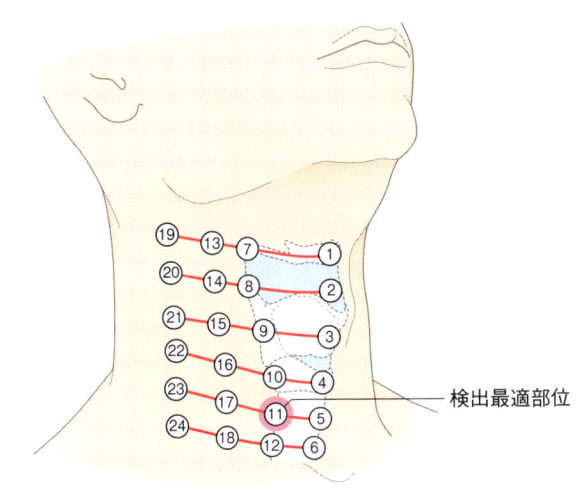

検出最適部位

文献5)より

口腔内残留
4．嚥下あり，呼吸良好，むせない，口腔内残留ほぼなし
5．4に加え，追加嚥下運動が約30秒以内に2回可能

❹頸部聴診法[5)6)]
(cervical auscultation)

　頸部聴診法は，食塊を嚥下する際に咽頭部で生じる嚥下音と嚥下前後の呼吸音を聴診し，嚥下音の性状や長さ，呼吸音の性状や発生するタイミングを聴取して，主に咽頭期における嚥下障害を判定する方法です．非侵襲的でベッドサイドでも簡単に行えるため，摂食・嚥下障害のスクリーニング手段として実用的です(**図1**)．
　嚥下音検出が可能で，かつ頸動脈の拍動や喉頭挙上に伴う皮膚振動による雑音の影響が少ないため，輪状軟骨直下気管外側上の皮膚面が嚥下音を聴取部位として適しています[1)]．
　口腔ケアおよび咽頭貯留物の除去を行ったあとに，クリアな呼吸音を聴取します．次いで嚥下試料を口に運んで嚥下させ，産生する嚥下音を聴取してから，嚥下後の呼吸音を聴取し，嚥下前に聴取した呼吸音との相違を判定します．

図2　嚥下造影検査の準備

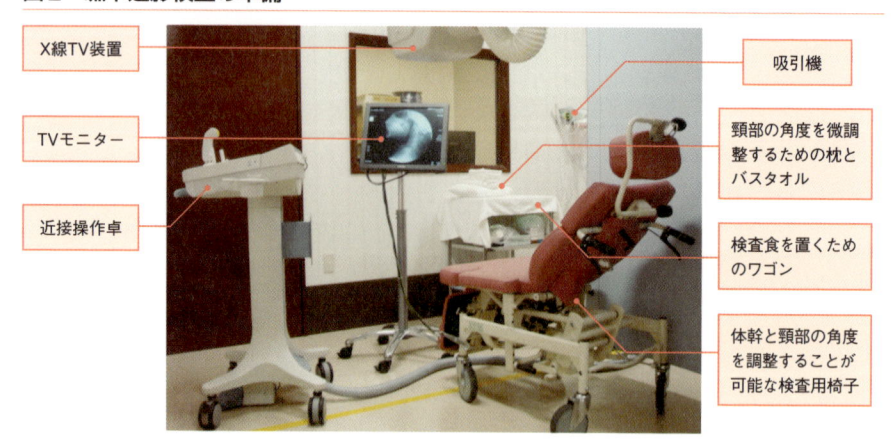

- X線TV装置
- TVモニター
- 近接操作卓
- 吸引機
- 頸部の角度を微調整するための枕とバスタオル
- 検査食を置くためのワゴン
- 体幹と頸部の角度を調整することが可能な検査用椅子

　嚥下直後の呼吸音（呼気音）については，"濁った"湿性音，嗽音，あるいは液体の振動音などの雑音が聴取される場合には，誤嚥や喉頭侵入，あるいは咽頭部における液体の貯留が疑われます[6]．

嚥下機能検査

　外から見えない嚥下を見えるようにする方法が嚥下造影と嚥下内視鏡で，臨床的に治療の必要性が疑われる嚥下障害の病態を把握し，治療方針を立てるために行われます．形態異常の発見，誤嚥や咽頭残留などの動的病態を理解した重症度判断，食形態，体位や姿勢，代償的手段の効果判断が可能となります．

❶嚥下造影検査
(videofluoroscopic examination of swallowing ; VF)

　嚥下造影は症状と病態の関係を明らかにし，食物，体位，摂食方法などの調節により，治療に反映させることを目的として行われます．X線透視装置を用いて行われ，造影剤は水溶性造影剤を使用して模擬食品を必要とします．

　一般の消化器造影との違いは，撮影台ではなく独立した椅子などを用いること（図2），造影剤を混入した検査食を用いて嚥下状態を観察することです（図3）．

　検査で確認する項目は，①口腔，咽頭，喉頭，舌骨などの各器

図3 嚥下造影に用いる検査食

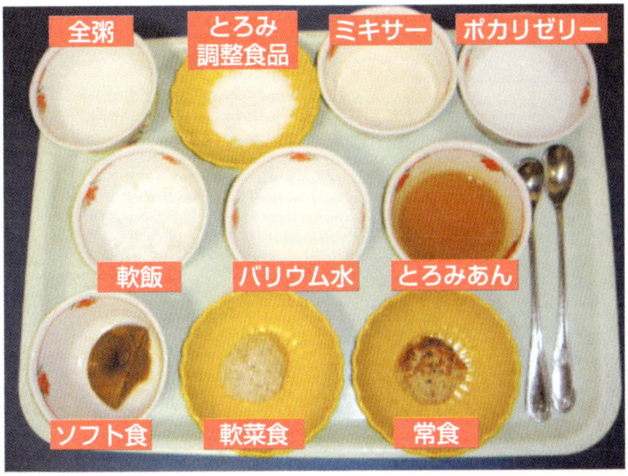

VF検査食レシピ

●ポカリゼリー
材料 粉末清涼飲料ポカリスエット2.5g
白湯50g とろみ調整食品0.3g
イナアガーL 1g バリウム10g
つくり方 ①計量した材料を鍋で溶かす．
②トロミ剤を混ぜ，型に移し冷し固める．

●全粥
材料 全粥25g バリウム10g
つくり方 ①全粥とバリウムを計量する．
②米粒をつぶさないように混ぜる．

●ミキサー
材料 ソフト食40g（魚または肉）
白湯40〜50g
だし汁
（白湯20g, だしの素0.4g, しょうゆ1.6g）
バリウム20g
つくり方 ①ソフト食を電子レンジで加熱する．
②だし汁（小さじ4），バリウム，加熱した
ソフト食をミキサーにかける．

●常食（ハンバーグ）
材料 豚ひき肉25g 牛乳4g 塩0.3g
片栗粉1g しょうゆ0.5g
しょうが0.3g こしょう少々
バリウム10g
つくり方 ①材料を計量し，均一になるように混ぜる．
②生地をまとめて成形し，フライパンで焼く．

●ソフト食（ハンバーグ）
材料 ミートムース（ハンバーグ味）適量
とろみあん（白湯30g, だしの素0.6g,
しょうゆ1.2g, とろみ剤0.6g）
バリウム10g
つくり方 ①ミートムースを電子レンジで加熱する．
②成形して10〜15分ほど蒸す．
③蒸している間にとろみあんをつくる．
＊とろみあんは別皿に盛り付ける．
バリウムは，とろみあんに混ぜて
ソフト食にかける．

●軟菜食（ハンバーグ）
材料 豚ひき肉25g 牛乳4g 塩0.3g
片栗粉1g
しょうゆ0.5g しょうが0.3g
こしょう少々 バリウム10g
つくり方 ①材料を計量し，均一になるように混ぜる．
②成形して10〜15分ほど蒸す．
③蒸しているあいだにとろみあんをつくる．
＊とろみあんは肉団子と別にして皿に盛り付ける．

図4 嚥下造影の側面像

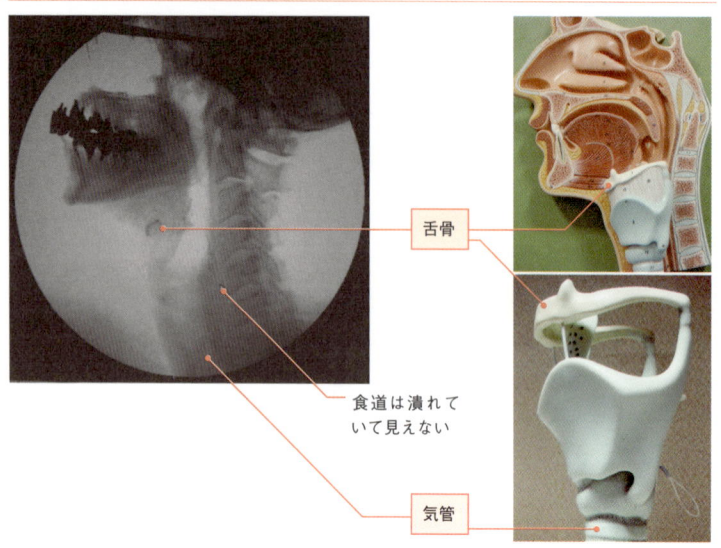

舌骨

食道は潰れていて見えない

気管

●お粥の嚥下

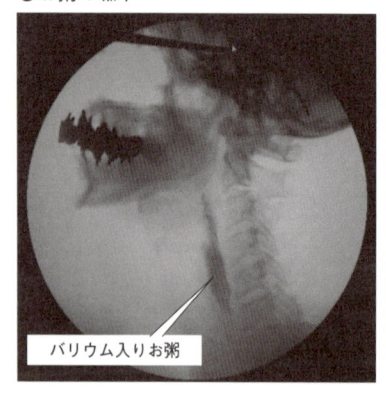

バリウム入りお粥

写真提供：松宮英彦氏（新横浜リハビリテーション病院リハビリテーション科専門医）

官の運動と造影剤の流れ，②喉頭内への造影剤侵入（喉頭侵入）と気管内造影剤侵入（誤嚥）の有無，③嚥下運動後の咽頭内造影剤残留の有無，④食塊（形状，量）の影響，⑤体位の影響，⑥代償的手段の影響，⑦誤嚥のリスクを減らせる条件などです（図4，図5）．

なお，日本摂食嚥下リハビリテーション学会医療検討委員会より「嚥下造影の検査法（詳細版）2011版案（PDF）」が発表されており，学会ホームページよりダウンロードできます（http://www.jsdr.or.jp/doc/doc_manual1.html）．

図5 嚥下造影検査の実際

※患者さま・ご家族さまより掲載の許可を得ています

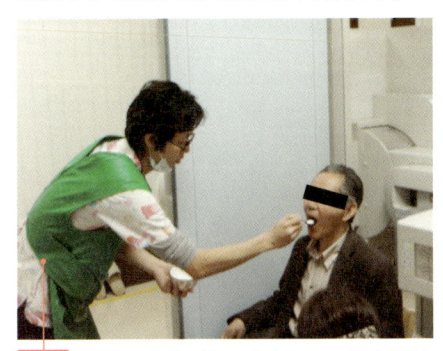

ST
- 医師の指示に従い，検査食の一口量を調整してフィーディングする

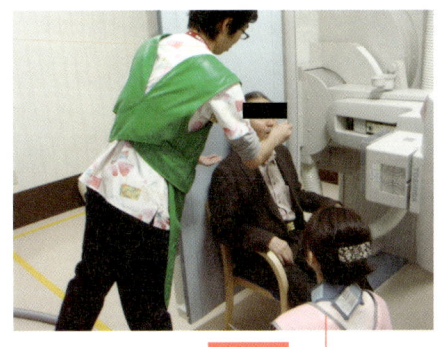

重症患者の姿勢調整などは全員で協力して行う

看護師
- 検査中に誤嚥した際，すぐに吸引できる準備をして患者に手の届く位置で待機する

リハビリテーション科専門医
- 検査食の選択や姿勢を指示し，検査を行う
- 検査結果を患者および家族などに説明する

リハビリテーション科専門医

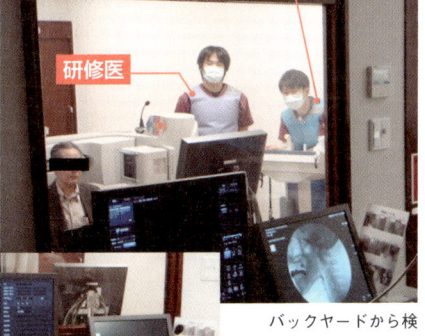

研修医

バックヤードから検査の状況を見学することもできる

遠隔操作卓

診療放射線技師

図6 嚥下内視鏡検査

●検査の準備（病棟住診時のワゴン）

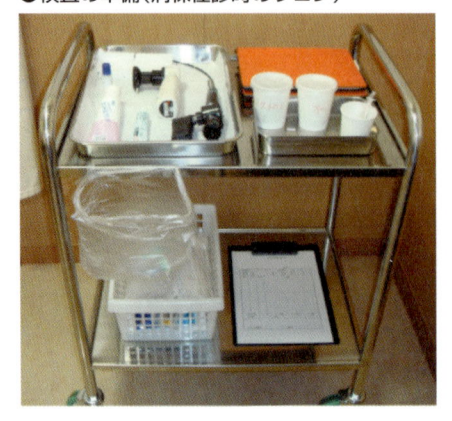

〈検査食〉

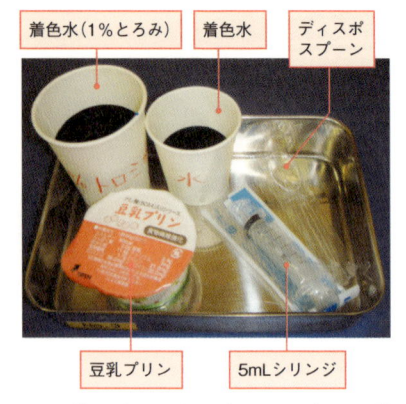

- 着色水（1%とろみ）
- 着色水
- ディスポスプーン
- 豆乳プリン
- 5mLシリンジ

これ以外に，必要に応じて指示された食品を準備する

❷嚥下内視鏡検査
(videoendoscopic evaluation of swallowing ; VE)

嚥下内視鏡では，喉頭内視鏡を経鼻的に用いて咽喉頭腔の器質的・機能的異常を観察し，代償的方法・リハビリテーション手技の効果確認，患者・家族・スタッフへの教育指導を行います．

嚥下造影と比較して被曝せず繰り返し行えること，造影剤を含まない一般の食品を用いて評価できること，粘膜の状態や分泌物，食品の咽頭残留を直視下によく判断できることなどの利点があります．一方で，観察できる部位が咽頭・喉頭に限定され，嚥下の瞬間は確認できないという欠点もあります．

通常の喉頭内視鏡との違いは，内視鏡挿入の際に咽喉頭腔の麻酔をしないこと，着色水や検査食を用いて嚥下状態を観察することです（図6）．

検査で確認する項目は，①嚥下運動の出力状況，②嚥下反射惹起の状況，③検査食の残留，④気道防御反射，⑤声門閉鎖などです．日本摂食嚥下リハビリテーション学会医療検討委員会より嚥下内視鏡検査の標準的手順2012改訂（PDF）が発表されており，学会ホームページよりダウンロードできます（http://www.jsdr.or.jp/doc/doc_manual1.html）．

●検査の実際

ST
医師の指示に従い，検査食の一口量を調整してフィーディングする

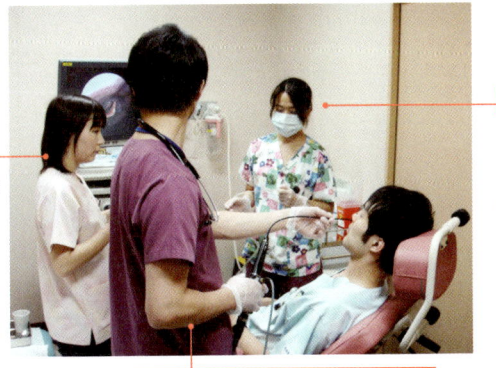

看護師
検査中に誤嚥した際，すぐに吸引できる準備をして患者に手の届く位置で待機する

リハビリテーション科専門医
検査食の選択や姿勢を指示し検査を行う．検査結果を患者および家族などに説明する

コラム パソコンと通信できる高機能電子聴診器

電子聴診器「3M Littmann Electronic Stethoscope Model 3200」

聴診のための道具として，一般的な聴診器の機能と録音・再生機能，パソコンとのBluetooth通信機能をあわせもつ高性能電子聴診器です．

標準的な聴診器の24倍の音響増幅機能をもち，ANR(Ambient Noise Reduction)テクノロジーにより周囲の騒音を低減し，周囲が騒がしく聴診が困難な環境においても生体音聴診が可能です．

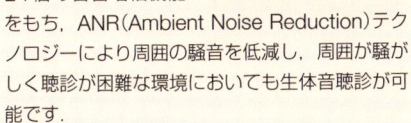

聴診の目的により，ベルモード(低周波音聴診：20〜200Hz)，ダイアフラムモード(高周波音聴診：100〜500Hz)，レンジ拡張モード(低・高周波音聴診：50〜500Hz)を選択します．聴診器本体には最大30秒の聴診音を12種類録音できますが，Bluetooth通信でパソコンにワイヤレス接続した状態では，5秒から60秒までの聴診音を録音・保存することができ，いったんパソコンに録音された聴診音は聴診器本体またはパソコンに取り付けられたスピーカーで繰り返し再生することができます．

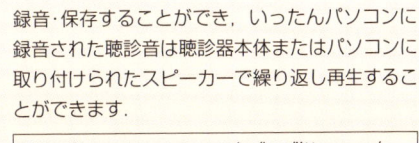

http://www.mmm.co.jp/hc/littmann/ele_stethoscope_/es_3200/index.html

解析ソフト「Steth Assist」

Bluetooth機能を用いて，3M Littmann Electronic Stethoscope Model 3200とリアルタイムで聴診音のデータを通信する専用ソフトウェアです．パソコン上での聴診音の再生，心音グラフ表示，周波数解析が可能で，録音したファイルをWAV形式で再生表示することが可能です．

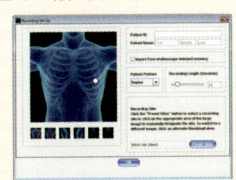

http://www.mmm.co.jp/hc/littmann/ele_stethoscope_/es_3200_software2/index.html　　(2014年6月21日参照)

参考として，新横浜リハビリテーション病院の「医療事故防止手順書」より，「嚥下内視鏡検査セッティング手順」(**資料1**)，「嚥下内視鏡検査消毒手順」(**資料2**)を紹介します．また，当院内視鏡室のエンドクレンズ®内視鏡洗浄消毒器設定一覧を示します(**資料3**)．

(寺見雅子)

資料1-1　嚥下内視鏡検査セッティング手順

医療機器管理
10)嚥下内視鏡検査セッティング手順

作成：寺見雅子

プロセス	担当者	手順	リスクの予見・回避
検査前日もしくは当日	医師	・患者および家族に検査の説明をして同意書の記載を依頼する。 ・入院中に複数回の検査を行う場合は、初回の同意書を再利用することを説明に加えておく。 ・VE検査の予定日と時間、対象患者を外来看護師に伝え、VE検査準備を依頼する。	・入院中にとった同意書は継続する入院中の再検査に限り再利用する。
	医師	・嚥下外来の場合は、再検査の必要性が生じたときに、初回にとった同意書を再利用することを患者および家族に説明して再利用する。 ・入院中にVE検査の経験がある場合でも、外来で初めて実施する際は、同意書をとり直す。	・外来において同意書の再確認ができる状況である場合に限り再利用する。
	看護師	・外来看護師はiPadの「ASDS」をタップし、「Profile」の左にある「+」をタップする。 ・新しいProfileの入力画面がでてくるので、ID、氏名、性別、生年月日を入力する。 ・当該病棟の師長もしくは担当看護師にVE検査の予定日と時間、対象患者を認識しているか確認し、チェックリストに沿って準備を進めることを確認する。 ・VE検査予定日に可能であれば観察室の確保を依頼する。 ・患者の全身状態を確認し、ベッド上での検査が適切かリクライニング車椅子での検査が可能かを予測し、必要に応じてリクライニング車椅子のスタンバイを依頼する。 ・栄養科にVE検査の予定日と時間、対象患者を認識しているか確認し、豆乳プリンの解凍を依頼する。	・入力後、患者ID・氏名・性別・生年月日・年齢が正確に入力できているか確認する。 ・VE検査は電子カルテ上の予約ができないため、お互いに確認しておく必要がある。 ・観察室が確保できない場合、個室患者は自室で行う。 ・嚥下外来において着色水のみで検査する場合は、栄養科への連絡は不要である。
検査当日	看護師	・外来看護師は「VE検査の必要物品」❶パウチに従い、必要物品をトレイに準備する。 ・外来看護師は必要物品のトレイをワゴンに乗せて、当該病棟に向かう。	・先端を破損しないよう注意する。 ・スコープは直径10cm以下に屈曲させない。
	看護師	・嚥下外来の場合は、3診に準備する。	
ベッドサイドでの準備	看護師	・病棟看護師とともにチェックリストに従って同意書にサインが記入されているか確認する。 ・直前のバイタルサインに異常がないか確認する。 ・病棟看護師とともに患者側の準備を行う。	・着色水とスコープのトレイは別に準備する。
	看護師	・「エアスコープAS2011とiPadの接続方法」❷パウチに従い、Wi-Fiを接続する。 ・医師にVF用内視鏡とエアスコープAS2011を手渡す。	・使用していない状況が続くとWi-Fi接続は5分以内にOFFとなる。
VE検査の開始		・エアスコープAS2011および光源の電池は、患者1名ごとに必ずフル充電したものに取り替える。	・エアスコープAS2011および光源電池の持続時間は患者1名分+α程度である。

(新横浜リハビリテーション病院の「医療事故防止手順書」より)

資料1-2　嚥下内視鏡検査セッティング手順内のパウチ

❶嚥下内視鏡検査の必要物品

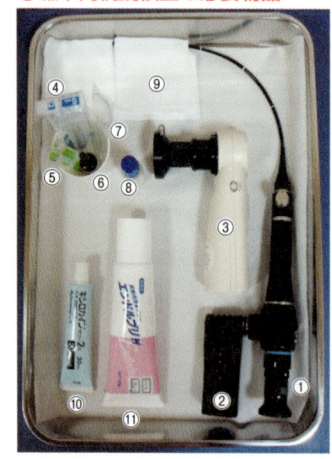

① 鼻咽喉ファイバースコープ（ENF TYPE GP）　1
② 光源（単三電池2本）　1
③ エアスコープAS2011（単三エネループ3本）　1
④ 5mLシリンジ（インジゴカルミン用）　1
⑤ 21G針（インジゴカルミン用）　1
⑥ インジゴカルミン　1
⑦ プラスチックスプーン　1
⑧ クリーナー（くもり止め）　1
⑨ 8ツ折ガーゼ　4
⑩ キシロカインゼリー　1
⑪ 潤滑剤　1
⑫ iPad　2
⑬ 手袋（M）　1

【その他準備するもの】
- 紙コップ（大）　1％トロミ着色水用
- 紙コップ（小）　トロミなし着色水用
- ワゴン（病棟往診時）

【白いカゴのセット】
- 光源用予備電池　2本
- 予備の単三エネループ　8本

❷エアスコープAS2011とiPadの接続方法

①エアスコープAS2011のPowerをonにする。

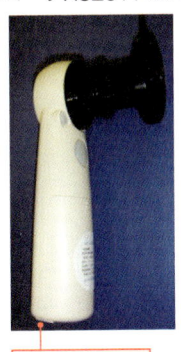

Powerスイッチ

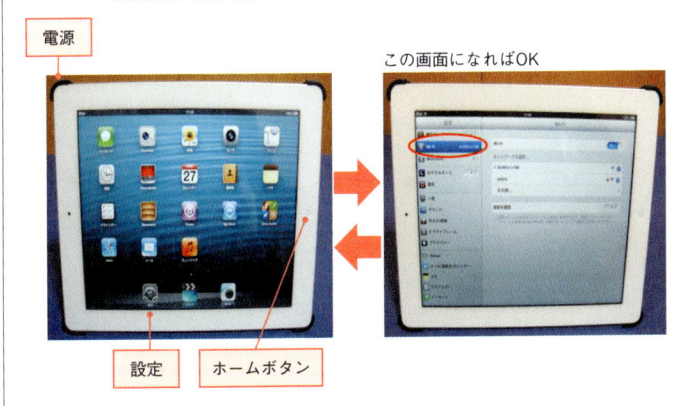

電源

この画面になればOK

設定　ホームボタン

②iPadの電源を入れる。
③ロックを解除する。→ホーム画面が現れる。
④「設定」をタップする。→画面が変わる。
⑤画面左上の「Wi-Fi」→画面右側の「AirMicro196」の順にタップする。
⑥ホームボタンを押す。→ホーム画面に戻る。

資料2　嚥下内視鏡検査消毒手順

医療機器管理
11) 嚥下内視鏡検査消毒手順

作成：寺見雅子

プロセス	担当者	手順	リスクの予見・回避
検査終了後	看護師	・ファイバースコープを医師から受け取り、あらかじめ濡らしておいたガーゼで汚れを拭き取る。	・グリップ側からレンズ先端に（上から下に）向けてファイバーを折らないように注意しながら汚れを拭き取る。
	看護師	・エアスコープAS2011と光源を内視鏡から取り外す。 ・エアスコープAS2011と光源から電池を取り出す。 ・「使用後の手入れ方法」パウチを参照し、エアスコープを片付ける。	
ファイバースコープ手洗浄	看護師	・予め敷いておいたアルミシートの上にファイバースコープを置く。 ・ファイバースコープを専用のスポンジと中性洗剤で洗い、その後洗い流す。 ・専用のスポンジは患者ごとに使い捨てる。	・先端を破損しないよう注意する。 ・やさしく、ていねいに扱う。 ・しっかりと洗い流す。
漏水検知	看護師	・エンドクレンズ側の漏水検知用カプラの水分をよく拭き取る。 ・送水検知チューブの通気口金の内部も水分がついてないかチェックし、ついていたら拭き取る。 ・カプラとチューブを取り付ける。カチッと音がするまで押し込む。 ・サブメニューから「漏水検知」を押す。 ・開始を押す。 ・洗浄槽内に水が貯まるとブザーがなる。 ・エンドクレンズのふたを開け内視鏡からエア漏れがないことを確認する。アングル操作部を動かし、湾曲部からエア漏れの有無も確認する（エア漏れ多発部位）。 ・エア漏れがなければ、エンドクレンズのふたを閉めて終了ボタンを押す。 ・約1分で槽内の水が排水される。 ・漏水検知終了のブザーがなったら、エンドクレンズ側のカプラから外し、次に内視鏡側のカプラを外す。 ・確認ボタンを押して、漏水検知終了。	・水分がついてると内視鏡に入り、故障の原因になる。 ※エア漏れを発見した場合、消毒は行わずに、直ちに内視鏡メーカーに修理を依頼する。

プロセス	担当者	手順	リスクの予見・回避
エンドクレンズでの洗浄	看護師	・エンドクレンズでファイバースコープの洗浄を行う。 ①エンドクレンズにファイバースコープをセットする。 ②液晶画面を軽くタッチし、起動させる。 ③電源ボタンを押し、電源を入れる。 ④洗浄工程を選択する。 　「3」は、通常運転→16分 　「薬」は、急ぎ運転→11分 ⑤リリーフチューブを送気送水口用カプラと吸引口カプラに取り付ける。 ⑥洗浄工程中、消毒液が上がってきたらテストストリップを浸し、90秒後に判定する。 ⑦判定がPASSなら運転を再開する。	・観察用スコープは「送気」と「アルコールフラッシュ」は不要。 ・判定PASSならば運転再開。判定不可なら消毒液破棄、交換し、再度実施する。
洗浄後の乾燥	看護師	・消毒が終了したら、バスタオルの上にファイバースコープを置き、水気を拭き取る。 ・ファイバースコープはアタッシュケースに入れてVE棚に収納し施錠する。	・しっかりと水気を拭き取る。
	看護師	・エアスコープAS2011は白本体部分をアルコール綿で清拭し、黒い部分はエアブラシで清掃する。 ・エアスコープAS2011は黒い保管袋に入れてVE棚に収納し施錠する。	

使用後の手入れ方法

黒のレンズ部分　エアブラシ

黒のリングを含むこの部分には直接触れずにエアブラシ

白の本体部分　アルコール綿清拭

(新横浜リハビリテーション病院の「医療事故防止手順書」より)

資料3　エンドクレンズ®内視鏡洗浄消毒器設定一覧

設定	洗浄	消毒	送気	アルコールフラッシュ	合計	備考
1	2	5	1	—	17分	処置用スコープ(GF)の通常の消毒で使用する
2	2	5	10	あり	26分	処置用スコープ(GF)の最後のスコープを消毒する際に使用する
3	2	5	—	—	16分	観察用スコープ(VE)の通常の消毒で使用する
薬	—	5	—	—	11分	観察用スコープ(VE)を至急で複数回使用する際に,使用する

引用・参考文献

●「食べられる身体づくり」を援助する
1）才藤栄一ほか監編：摂食・嚥下リハビリテーション．第2版，医歯薬出版，2007．
2）ARN編（奥宮暁子監訳）：リハビリテーション看護の実践——概念と専門性を示すARNのコアカリキュラム．日本看護協会出版会，2006．

●食べるために必要な機能とその援助
1）才藤栄一ほか監編：摂食・嚥下リハビリテーション．第2版，医歯薬出版，2007．
2）小山珠美：早期経口摂取実現のための摂食・嚥下リハビリテーション．第12回日本摂食・嚥下リハビリテーション学会学術大会ランチョンセミナー．
3）鎌倉やよい編：嚥下障害ナーシング——フィジカルアセスメントから嚥下訓練へ．医学書院，2000．
4）東口髙志：NST実践マニュアル．医歯薬出版，2005．

●経鼻栄養チューブ挿入前に必要な基礎知識
1）浅田美江：経管栄養チューブに伴う嚥下の問題．ナーシング・トゥデイ，23(10)，2008．
2）藤島一郎：絵で見る嚥下障害(DVD)．医歯薬出版，2006．
3）芳賀克夫ほか：経鼻栄養胃管気道内誤挿入防止のための指針．日本医療マネジメント学会雑誌，9(2)，2008．
4）医療の質・安全学会 医療安全全国共同行動企画委員会：医療安全全国共同行動〈目標3a〉経鼻栄養チューブ挿入時の位置確認の徹底．

●経鼻栄養チューブの挿入方法
1）浅田美江：経管栄養チューブに伴う嚥下の問題．ナーシング・トゥデイ，23(10)，2008．
2）藤島一郎：絵で見る嚥下障害(DVD)．医歯薬出版，2006．
3）芳賀克夫ほか：経鼻栄養胃管気道内誤挿入防止のための指針．日本医療マネジメント学会雑誌，9(2)，2008．
4）医療の質・安全学会 医療安全全国共同行動企画委員会：医療安全全国共同行動〈目標3a〉経鼻栄養チューブ挿入時の位置確認の徹底．

●フィジカルアセスメント；可能性を探る看護
1）馬場元毅：絵で見る脳と神経——しくみと障害のメカニズム．第3版，p.70〜76，p.158〜189，p.190〜197，JJNブックス，医学書院，2009．
2）Pinto A, et al：Swallowing reflex in the night. Lancet, 17(344)：820-821, 1994．
3）田崎義昭ほか：ベッドサイドの神経の診かた．改訂16版，p.107〜128，南山堂，2004．
4）Peter Duus（半田肇監訳，花北順哉訳）：神経局在診断——その解剖，整理，臨床．改訂第4版，p.98〜169，文光堂，1999．
5）小野田千代子監，高橋照子ほか編：実践！フィジカルアセスメント——看護者としての基礎技術．改訂第2版，p.39〜54，金原出版，2001．
6）鎌倉やよい編：嚥下障害ナーシング——フィジカルアセスメントから嚥下訓練へ．医学書院，2000．
7）Takahashi K, et al：Methodology for Detecting Swallowing Suunds. Dysphagra, 9：54-62, 1994．
8）才藤栄一ほか監編：摂食・嚥下リハビリテーション．第2版，医歯薬出版，2007．

●嚥下の評価
1）小口和代ほか：機能的嚥下障害スクリーニングテスト「反復唾液嚥下テスト」(the Repetitive Saliva Swallowing Test：RSST)の検討(1)——正常値の検討．リハビリテーション医学，37：375〜382，2000．
2）小口和代ほか：機能的嚥下障害スクリーニングテスト「反復唾液嚥下テスト」(the Repetitive Saliva Swallowing Test：RSST)の検討(2)——妥当性の検討．リハビリテーション医学，37：383〜388，2000．
3）厚生科学研究費助成金（長寿科学総合研究事業）摂食・嚥下障害の治療・対

応に関する統合的研究班：摂食・嚥下障害の治療対応に関する統合的研究．厚生科学研究費補助金研究報告書，p.1〜17，2000.
4）日本摂食・嚥下リハビリテーション学会医療検討委員会：摂食・嚥下障害の評価．(2014.6.21参照)
5）Takahashi K, et al：Methodology for Detecting Swallowing Sounds. Dysphagia, 9：54-62, 1994.
6）高橋浩二：頸部聴診法．摂食・嚥下リハビリテーション．第2版（才藤栄一ほか監），医歯薬出版，p.168〜175，2007.
7）日本摂食・嚥下リハビリテーション学会医療検討委員会：嚥下造影の検査法（詳細版）．日本摂食・嚥下リハビリテーション学会医療検討委員会2011改訂版案．
http://www.jsdr.or.jp/wp-content/uploads/file/doc/VF15-1-p76-95.pdf
（2014.6.21参照）
8）日本摂食・嚥下リハビリテーション学会医療検討委員会：嚥下内視鏡検査の標準的手順2012改訂．
http://www.jsdr.or.jp/wp-content/uploads/file/doc/endoscope-revision2012.pdf(2014.6.21参照)
9）大前由紀夫ほか：内視鏡下嚥下機能検査（VE）の基礎．実践 嚥下内視鏡検査（VE）――動画でみる嚥下診療マニュアル（廣瀬肇監），インテルナ出版，p.26〜28，2011.
10）3M™ Littmann® Electronic Stethoscope Model 3200
http://www.mmm.co.jp/hc/littmann/ele_stethoscope/es_3200/（2014.6.21参照）
11）Steth Assist™
http://www.mmm.co.jp/hc/littmann/ele_stethoscope/es_3200_software2/（2014.6.21参照）
12）新横浜リハビリテーション病院：医療事故防止手順書．2014.

Part 2

摂食機能療法の実際

摂食機能療法とは
摂食機能療法の手順とケアおよび訓練の考え方

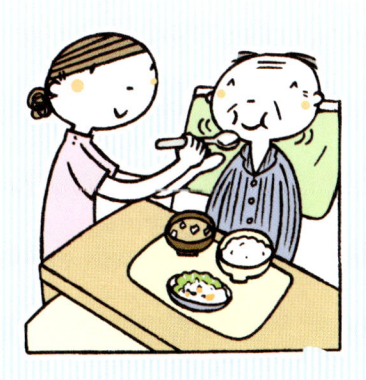

摂食機能療法の実際①

摂食機能療法とは

「摂食機能療法」は，1994年の診療報酬改定において，医科と歯科に同時に新設されました．2006年には，保険上の扱いが大幅に拡張されています．そして，2014年，高い割合で経口摂取に回復させている摂食機能療法に対して，経口摂取回復促進加算が追加されました．

本稿では，新横浜リハビリテーション病院の『NSTマニュアル：摂食機能療法』を紹介しつつ，わかりやすく解説していきます．

当院NSTでは，過去5年間に入院した患者の経口摂取移行のプロセスから，可能な部分の標準化を検討してきましたが，そのすべての工程を標準化することは困難でした．しかし，摂食機能療法の対象患者を判断する最初の段階において，「入院時にAHN（人工的水分・栄養補給）のための手段をもっている患者群」と「入院時に3食経口摂取だが，誤嚥・窒息のハイリスク群または摂食動作が自立していない群」に二分することで，ある程度の標準化が可能であることがみえてきました．

そこで，2014年の診療報酬改定を機に，摂食機能療法の関係書類とNSTマニュアルの大幅な見直しを行っています．

ここでは，摂食機能療法とはどのようなものなのかを理解しつつ，実際に使用されているフローチャートや記録類からイメージを膨らませていきましょう．

AHN
artificial hydration and nutrition
人工的水分・栄養補給

対象

摂食機能療法の対象者は，診療報酬上の指定では「摂食機能障害を有する患者」となっています．ここでは，「嚥下障害患者」のみではないことを理解しておく必要があります．

対象患者の原因疾患は，発達遅滞，顎切除および舌切除の手術または脳血管疾患等による後遺症であり，「等」の部分の解釈によっ

図1　摂食機能療法の対象

摂食			
	嚥下	①先行期	食物の認知
		②準備期	捕食，咀嚼（半自動運動），食塊形成
		③口腔期	舌による送り込み
		④咽頭期	嚥下（反射）
		⑤食道期	蠕動運動（反射）

算定可能	○安全な食物を見分ける（視覚，嗅覚，認知機能）
	○食物を適量ずつ口に運ぶ（目と手と口の協調運動）
	○体幹と頭を支える（姿勢調整）
	○口を使う（口腔機能，咀嚼機能，味覚）
	○飲み込む（嚥下と呼吸の協調運動）
	○肺を守る（気道防御，呼吸機能）
算定不可能（？）	○食べたものを消化し吸収する（消化・吸収機能）
	○不要なものを排泄する（排泄機能）

て，対象疾患が異なることが理解できます．

　この対象を，摂食・嚥下の5期モデルから考えると，**図1**のように先行期から食道期のいずれかに問題をかかえる患者ということになります．

　また，p.11で紹介した「食べるために必要な機能」から考えると，摂食機能療法の対象者として確実に算定可能な範囲は，消化・吸収機能，排泄機能を除く部分であると考えられます（**図1**）．しかし，消化管は一方通行であり，これらの機能なくしては現実的には食べることはできません．

　そこで，当院では，消化・吸収機能を確認する観察や排便コントロールのためのケアなど，必要性がある場合には，30分にプラスして実施計画を追加するなどして対応するようにしています．

算定期間

　算定期間は，治療開始から3か月以内は毎日，それ以降は4回／

図2 新横浜リハビリテーション病院における摂食機能療法の流れ

```
[医師の評価]    [病棟看護師によるスクリーニング      [言語聴覚士による
                【摂食機能療法対象患者スクリーニング表】   スクリーニング
                の立ち上げと記載]                  (RSST, MWST等)]
                         ↓
        病棟ごとに必要性を検討
        医師, 看護師, 言語聴覚士, 管理栄養士でプランの内容を把握

[汎用オーダー入力       [摂食機能療法の実施          [対象患者の把握
 【摂食機能療法         汎用オーダーの実施入力        嚥下機能検査(VF)の
  診療計画書】を記載    【摂食機能療法実施記録】の立ち上げと記載   日程調整と検査介助
  (医師)]            嚥下機能検査(VF・VE)時の対応    (言語聴覚士)]
                    (病棟看護師)]

        情報交換, 内容の変更や終了を検討
        NST・摂食ミーティング
        (医師, 看護師, 管理栄養士, 言語聴覚士, 薬剤師, 摂食・嚥下障害看護認定看護師),
        NSTラウンド(医師, 看護師, 管理栄養士, 臨床検査技師, 摂食・嚥下障害看護認定看護師)

[記載済みの          [対象患者の把握          [【NST・摂食
 【摂食機能療法対象患者  嚥下機能検査(VE)の      ミーティング議事録】
  スクリーニング表】のうち, 日程調整と検査介助     の作成
  摂食機能療法対象患者分を  (外来看護師)         NST関係書類を管理
  入院翌日に1部出力    (摂食・嚥下障害         (栄養科)]
  外来レターケースに配布  看護認定看護師)]
  (医事課)]

[経口摂取回復率の算定
 汎用オーダー実施入力の確認
 書類不備の確認とフィードバック
 【摂食機能療法診療計画書】
 【摂食機能療法実施記録】
 (医事課)]
```

新横浜リハビリテーション病院 NST摂食・嚥下サポートチーム

汎用オーダ：電子カルテ上, 処置やケアの実施を入力する場所

月です．発症日からではないことに注意する必要があります．経鼻栄養および胃瘻患者に経口摂取回復促進加算を算定する場合は，治療開始日から6か月以内となります．

資料1　摂食機能療法対象患者スクリーニング表

摂食機能療法対象患者スクリーニング表

患者氏名		年齢	歳	ID	
		性別			

疾患名　☐脳梗塞　☐脳出血　☐その他（　　　）

☐「今回の入院も含めて脳血管疾患の既往がない」患者 →摂食機能療法対象外
☐「入院時に3食経口摂取で、誤嚥・窒息のローリスク群、摂食動作もおおむね自立している」患者 →摂食機能療法対象外

☐3E　☐3W　☐2E　記載者（　　　　　　　）

「脳血管疾患による回復期入院患者」または「脳血管疾患の既往による廃用性摂食機能障害がある患者」→以下に進む

「入院時にAHN（人工的水分・栄養補給）のための手段をもっている」患者の場合

ステップ1
☐AHN（人工的水分・栄養補給）のための手段をもっている。
　☐経鼻栄養チューブ　☐胃ろう　☐腸ろう　☐PTEG
　☐中心静脈ライン　☐末梢静脈ライン
↑チェックボックスに✓が入ったら、摂食機能療法の対象候補となります。「ステップ2」に進んでください。

ステップ2
☐開始基準①～⑤すべてクリアしている。　→　初期プラン1（ステップ3）の開始を検討してください。
☐いずれかの項目がクリアできない。　→　治療優先のため口腔ケアのみ実施してください。

開始基準
① 安静時SpO2：90%以上である（大気下、もしくは酸素投与下にて）。
② 安静時R：10～30回／分の間である。
③ 安静時P：40～120回／分の間である。
④ BP：水平仰臥位からベッドアップ30°にしても血圧低下は20mmhg以内である。
⑤ 安静時BT：38℃未満である。

ステップ3
初期プラン1
① 口腔ケアと保湿×3
② 頬・舌・口唇の運動（他動運動→自動運動と抵抗運動）
③ アイスマッサージ（マウススクリーンA→綿棒による味覚刺激）
④ ブローイング×10（できれば）

実施方法はNSTマニュアル参照

注意事項
① 主治医に摂食機能療法初期プラン1の開始を提案してみてください。
② NGチューブは次回交換日にニューエンテラルフィーディングチューブ10Frに変更してください。

「入院時に3食経口摂取だが、誤嚥・窒息のハイリスク群または摂食動作が自立していない」患者の場合

ステップ1
☐3食経口摂取中だがムセが多く、近位での声掛けや見守りに30分以上の時間を要する。
☐食事介助と口腔ケアに30分以上の時間を要する。
↑チェックボックスに✓が入ったら、摂食機能療法の対象候補となります。「ステップ2」に進んでください。

ステップ2
☐開始基準①～②いずれかに該当する。　→　初期プラン2（ステップ3）の開始を検討してください。
☐開始基準いずれにも該当しない。　→　摂食機能療法の対象にはなりません。

開始基準
① 食事支援や口腔ケアに看護師による近位での声掛けや見守りが必要である。
② 看護師による食事介助や口腔ケア（介助、確認と仕上げ）が必要である。

ステップ3
初期プラン2
① 一口量の調整
② ペースコントロール
③ 食形態の工夫（詳細はNST・摂食ミーティングにて検討）
④ 咽頭残留の除去法（詳細はNST・摂食ミーティングにて検討）
⑤ 姿勢調整（詳細はNST・摂食ミーティングにて検討）
⑥ 環境調整（詳細はNST・摂食ミーティングにて検討）

実施方法はNSTマニュアル参照

注意事項
① 主治医に摂食機能療法初期プラン2の開始を提案してみてください。
② 介護職による対応は摂食機能療法の対象外となります。

☐3E　☐3W　☐2E　記載者（　　　　　　　）

主治医の判断
☐初期プラン1で摂食機能療法を開始
☐初期プラン2で摂食機能療法を開始
☐フリープランで摂食機能療法を開始
☐不採用（理由：　　　　　　　　　）

NST記入欄
☐NSTリンクナースによる再評価

医事課職員は、摂食機能療法対象患者のみプリントアウトして外来レターケースへ提出してください。

新横浜リハビリテーション病院　NST摂食・嚥下サポートチーム

資料2　摂食機能療法対象患者スクリーニングフローチャート

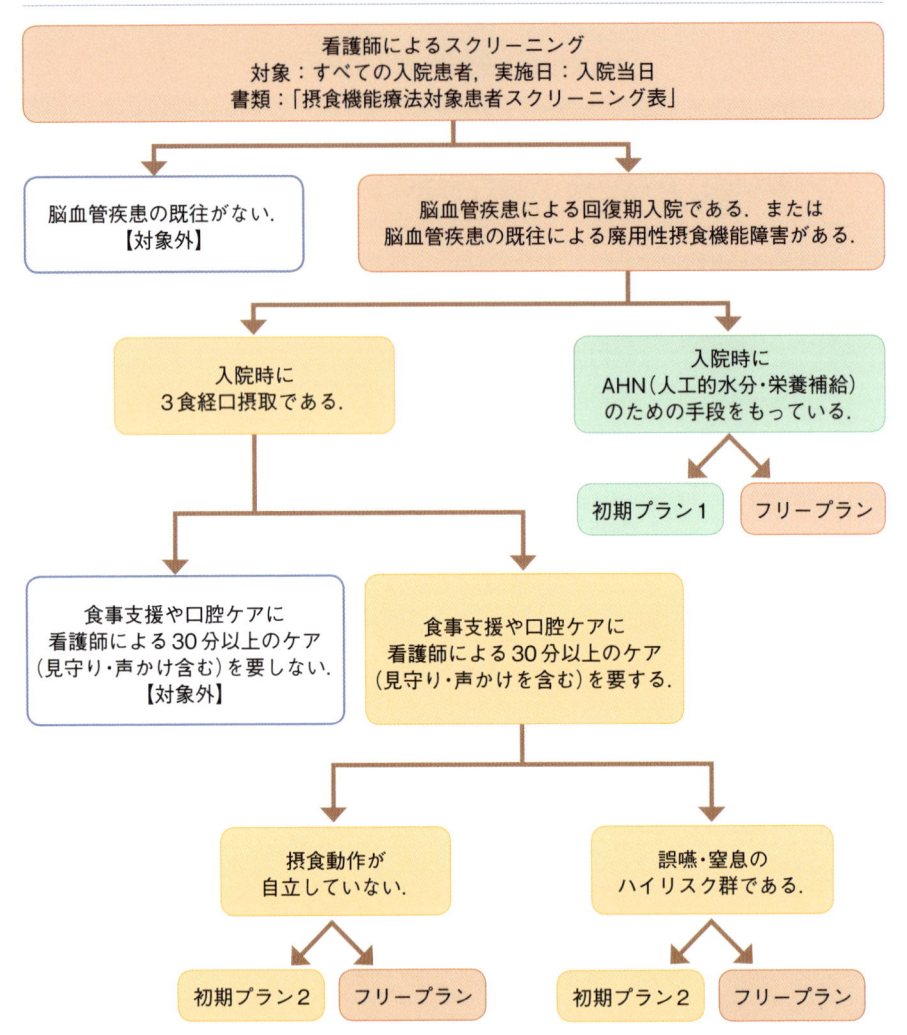

```
          ┌─────────────────────────────────┐
          │      看護師によるスクリーニング      │
          │ 対象：すべての入院患者，実施日：入院当日 │
          │ 書類：「摂食機能療法対象患者スクリーニング表」│
          └─────────────────────────────────┘
                 ↓                    ↓
   ┌──────────────┐      ┌──────────────────────┐
   │ 脳血管疾患の既往  │      │ 脳血管疾患による回復期入院である．または │
   │ がない．【対象外】│      │ 脳血管疾患の既往による廃用性摂食機能障害がある．│
   └──────────────┘      └──────────────────────┘
                              ↓                    ↓
                   ┌──────────────┐   ┌──────────────────┐
                   │ 入院時に        │   │ 入院時に             │
                   │ 3食経口摂取である．│   │ AHN（人工的水分・栄養補給）│
                   └──────────────┘   │ のための手段をもっている．│
                                      └──────────────────┘
                                            ↓        ↓
                                      [初期プラン1] [フリープラン]
         ↓                      ↓
┌──────────────────┐   ┌──────────────────┐
│ 食事支援や口腔ケアに    │   │ 食事支援や口腔ケアに    │
│ 看護師による30分以上のケア│   │ 看護師による30分以上のケア│
│（見守り・声かけ含む）を要しない．│ │（見守り・声かけを含む）を要する．│
│【対象外】            │   └──────────────────┘
└──────────────────┘           ↓              ↓
                        ┌──────────┐  ┌──────────┐
                        │ 摂食動作が  │  │ 誤嚥・窒息の │
                        │ 自立していない．│  │ ハイリスク群である．│
                        └──────────┘  └──────────┘
                          ↓      ↓        ↓      ↓
                     [初期プラン2][フリープラン][初期プラン2][フリープラン]
```

新横浜リハビリテーション病院 NST摂食・嚥下サポートチーム（2016年6月作成）

実施時間

　実施時間は30分以上でなければなりません．当院では，30分未満のケアとなる場合は，看護計画において必要なケアを実践しています．

:::: 実施者

　診療報酬上の指定された実施者は，医師，歯科医師です．もしくは，医師，歯科医師の指示のもと，言語聴覚士，看護師，准看護師，歯科衛生士，理学療法士，作業療法士が実施した場合，算定可能です．

　当院での主な実施者は，看護師，准看護師としています．

:::: 評価

　摂食機能療法の実施にあたっては，「実施計画を作成し，医師による定期的な摂食機能検査と効果判定が必要である」とされています．摂食機能検査とは，嚥下造影検査(VF)，嚥下内視鏡検査(VE)，反復唾液嚥下テスト(RSST)，改訂水飲みテスト(MWST)，フードテスト(FT)等をさすと考えられます．経鼻栄養および胃瘻患者に経口摂取回復促進加算を算定する場合は，月1回以上の嚥下機能検査(VFまたはVE)を実施するよう指示されています．

　図2を見てください．新横浜リハビリテーション病院における摂食機能療法の流れを図式化したものです．当院では，入院時に全患者に対して看護師によるスクリーニング(資料1・2)，言語聴覚士の評価(資料3)が入ることが特徴です．そして，医師，言語聴覚士，看護師などによる定期的なNST・摂食ミーティングにより，情報交換および計画の変更を実施しています．

　摂食機能療法の対象患者は，全例，NST症例として看護計画レベルのこまかい点まで話し合われています．NST・摂食ミーティングの議事録(資料4)は栄養科が作成し，NSTディレクターとNSTチェアマンの承認を得て，関係部署に配布されます．

　嚥下造影検査および嚥下内視鏡検査に関しては，多職種により適応を判断したうえで必要な患者に対して実施するようにしています．

　また，定期的に実施されているリハカンファレンスにおいて，通常，NST・摂食ミーティングに参加していない多職種へも情報提供を行うしくみとしています．図3はNST・摂食ミーティングの風景です．

VF
videofluoroscopic examination of swallowing

VE
videoendoscopic examination of swallowing

RSST
repetitive saliva swallowing test

MWST
modified water swallow test

FT
food test

資料3　嚥下評価報告書

嚥下評価報告書

患者氏名： _____ (　　　　) 年齢： _____ (　　　)
性別： _____ 病棟： _____ 指示医： _____
病名： _____・_____・_____
記入(評価)日： 　／　／　　　　記入者： _____ (　　ST)

1. 口腔	*口唇運動(　　)　*舌運動(　　)　*頬運動(　　) *口腔内乾燥(　　)　*舌苔(　　)　*口臭(　　)　*痰がらみ(　　) *義歯(　　)→「有」の場合：　□総義歯　□部分義歯　※調整の必要(　　)
2. 認知機能	*食べる意欲(　　)　*言語障害(　　)　□失語症　□構音障害　□認知症 *口頭指示の理解(　　)　*意思表示(　　)
3. 栄養手段	□経口　　□経腸栄養　　□経静脈栄養
4. 嚥下機能(食事場面)	*使用具(　　)　*使用手(　　) *姿勢(　　座位　　)　*介助(　　)　*お茶(　　) *食事形態　　・　　・ *一口量(　　)　*食事速度(　　)　*摂取時間(　　分) *摂取量(　ご飯　／10・おかず　／10・水分　／10) *咀嚼時間(　　)　*口唇からのこぼれ(　　)　*口腔内残渣(　　) *ムセ(　　)→ *ムセるもの：□主食　□副食　□水分 *ためこみ(　　)　*喉頭挙上(　　)　*湿性嗄声(　　)　*頸部聴診(　　)
5. 今後の食事形態・セッティング	□食事形態・セッティングの変更なし 【ご飯】　　【おかず】　・　【汁】 【お茶】　(　　　　%) 【姿勢】　　【介助】　　【使用具】
6. 摂食・嚥下能力のグレード(Gr)、摂食状況のレベル(Lv)	【Gr】 【Lv】
7. まとめ	□誤嚥性肺炎の既往(　　　　　　　　　　　　) ◆ 摂食機能療法　(　　　　　)

「必要性あり」の際は下記も記入

8. スクリーニング結果	【JCS】　　　　　　　　　　【RSST】　　回／30秒 【MWST】　　　　　【MWST(とろみつき)】 【Food Test】

資料4　NST・摂食ミーティング議事録

	Chairman	Director

NST・摂食ミーティング議事録

病棟：3E　　実施日：24年 3月 6日

参加者：寺●、●坂、●川、●山（看護部）、●本（言語聴覚士）、比●（栄養士）

氏名	食形態	摂取栄養量	BMI	体重変化	備考（患者状況、プランの変更、今後の予定、指導内容など）
横浜 一朗	ソフト食	1290kcal	19.1	―	今まで食事時間は1時間弱要していたが、45～50分までに
	全体2/3量				短縮した。自分でスプーンを持って摂取する場面も見られる
	毎エンジョイゼリー（タ2個）				ようになった。トゥフィールに変更後、問題なく摂取している。
	毎ポカリゼリー2個				ポカリゼリーの摂取は良好。周囲の人の動きが気になり、
	昼トゥフィール				集中力が欠けてしまうので環境設定を引き続き行う。
					TP5.7　Alb3.5　k2.6　BS113　HbA1c5.5。
新横 浜夫	全粥食	1494kacl	17.2	2週間で＋0.3kg	食事ではむせもなく経過しており、食事介助はNsではなく、
	主食軟飯				助手でも問題ないため、本日付で摂食機能療法は終了。
	キザミトロミ				TP6.7　Alb3.6。
神奈川 区二子	CZ-Hi(PEG)	1200kcal	―	―	明日より摂食機能療法開始。口腔ケア、アイスマッサージ
	固形化1200kcal/日				口の運動（できる範囲内で）、直接訓練（ST訓練時）を予定。
					評価後、内容は再検討していく。
菅田 町子	ミキサー食	1500kcal	18.4	―	VF実施し、主食ミキサー粥→全粥、副食ミキサー→ソフト食
	リーナレン800kcal/日				キザミ・トロミへ変更。本日より食事は朝・夕の2食とし、
	エンジョイゼリー200kcal/日				経管栄養（NG）は、朝・昼で増量。各125ml×2。15時、夕に
					エンジョイゼリーを付加。経口からの水分摂取は厳しい印象。
					入院期間残り約1ヶ月でどこまで食形態を挙げられるか検討
					していく。時々、ムセ込みあるものの比較的安定して摂取可能。
					捕食のエンジョイゼリーは全量摂取できているため継続する。
					TP5.6　Alb3.0　BUN27.9　Cr6.1　摂取量は50％程度。
摂食 三蔵	CZ-Hi(PEG)	1200kcal	22.1	体重次回再測定	経管栄養トラブルなし。本日カフ無しスピーチカニューレへ変更。
			前回18.4		眠前の口腔ケアを徹底する。ST時間と摂食機能療法の時間に
					スピーチバルブを装着し発話を促す。来週再評価。

資料5-1　摂食機能療法診療計画書：病棟用

摂食機能療法診療計画書：病棟用

患者氏名：＿＿＿＿＿＿＿（　　　　　）　年齢：＿＿＿＿＿＿（　　　　）
性別：＿＿＿＿　病棟：＿＿＿＿＿　指示医：＿＿＿＿＿
記入日：＿＿＿＿／＿＿＿／＿＿＿
主病名：＿＿＿＿＿＿　　障害名：摂食・嚥下障害

	摂食レベル	
目標	□ 誤嚥性肺炎の予防 □ 経口摂取の開始 □ 経口摂取量の増加 □ 食形態の向上 □ チューブ類の抜去 □ その他（　　　　　　　　　　　　　　　　　）	

実施計画			
	□ 初期プラン1	開始日　　　年　　　月　　　日	
	開始基準	開始基準①～⑤**すべてクリア**している。 ① 安静時SpO2：90％以上である（大気下、もしくは酸素投与下にて）。 ② 安静時R：10～30回/分の間である。 ③ 安静時P：40～120回/分の間である。 ④ BP：水平仰臥位からベッドアップ30°にしても血圧低下は20mmHg以内である。 ⑤ 安静時BT：38℃未満である。	
	初期プラン1	① 口腔ケアと保湿×3 ② 頬・舌・口唇の運動（他動運動→自動運動と抵抗運動） ③ アイスマッサージ（マウスクリーンA→綿棒による味覚刺激） ④ ブローイング×10（できれば）	実施方法はNSTマニュアル参照
	□ 初期プラン2	開始日　　　年　　　月　　　日	
	開始基準	開始基準①～②の**いずれかに該当**する。 ① 食事支援や口腔ケアに看護師による近位での声かけや見守りが必要である。 ② 看護師による食事介助や口腔ケア（介助、確認と仕上げ）が必要である。	
	初期プラン2	① 一口量の調整 ② ペースコントロール ③ 食形態の工夫（詳細はNST・摂食ミーティングにて検討） ④ 咽頭残留の除去法（詳細はNST・摂食ミーティングにて検討） ⑤ 姿勢調整（詳細はNST・摂食ミーティングにて検討） ⑥ 環境調整（詳細はNST・摂食ミーティングにて検討）	実施方法はNSTマニュアル参照
	摂食機能検査	□ 1カ月以内に嚥下造影検査(VF)を予定 □ 1カ月以内に嚥下内視鏡検査(VE)を予定 □ 経鼻栄養チューブおよび胃瘻を使用中の患者は月に1回以上、毎月実施 □ VFおよびVEの日程調整をNSTに依頼したい（同意書回収済み）	

新横浜リハビリテーション病院　　NST摂食・嚥下サポートチーム

資料5-2　摂食機能療法診療計画書：外来＆フリープラン用

摂食機能療法診療計画書：外来＆フリープラン用

患者氏名：＿＿＿＿＿＿＿＿（　　　　　　）年齢：＿＿＿＿＿＿（　　　　　）
性別：＿＿＿＿　病棟：＿＿＿＿　指示医：＿＿＿＿＿
記入日：＿＿＿／＿＿＿／＿＿＿
主病名：＿＿＿＿＿＿＿　障害名：摂食・嚥下障害

摂食レベル	
目標	

訓練計画	間接訓練	□口腔ケアと保湿　　□口唇・頬・舌の運動　　□構音・発声訓練 □味覚刺激　　　　　□その他（　　　　　　　　　　　　　）	
	直接訓練	食事形態	主食	
			副食	
			他指示	
			水分	
		食事姿勢	
		食事方法	
	指導内容	食事摂取上の注意点	□一口量の調整 □ペースコントロール □その他（　　　　　　　　　　　　　　　　　）
		直接訓練の中止基準	□37.5℃以上の発熱（誤嚥によると思われる） □色のついた痰・痰の増加（誤嚥によると思われる）

【備考】
　※　次回、計画書作成予定日　＿＿＿＿　年　＿＿　月　＿＿　日　頃

新横浜リハビリテーション病院　NST摂食・嚥下サポートチーム

図3　NST・摂食ミーティング

NST・嚥下リンクナース
薬剤師
リハビリテーション科専門医
言語聴覚士
管理栄養士
摂食・嚥下障害看護認定看護師

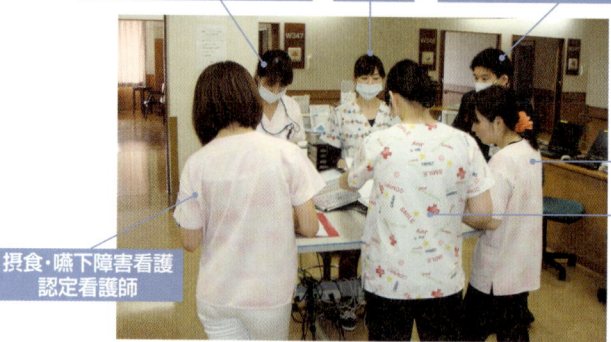

摂食機能療法の進捗状況を確認．プラン変更の検討や指導内容も話し合う

診療報酬

　診療報酬は，1日につき185点．金額にして，30分で1,850円です．時給換算で3,700円というクオリティの高い仕事として，スタッフに説明しています．包括診療費にプラスして算定できることを理解しておく必要があります．

　2014年の診療報酬改定では，経鼻栄養チューブまたは胃瘻の患者に対して所定の基準を満たした場合，治療開始日から6か月の間は経口摂取回復促進加算が追加できることになりました．

　所定の基準とは，①専従の常勤言語聴覚士が1名以上，②経口摂取回復率35％以上等の施設基準および③月に1回以上嚥下造影または嚥下内視鏡検査を実施，④月に1回以上，医師，リハビリテーションを行う言語聴覚士を含む多職種によるカンファレンス等を行い，計画の見直し，嚥下調整食の見直し等を実施という算定要件です．

必要書類

①診療計画書（資料5）

　「摂食機能療法診療計画書」のフォーマットを使用して，医師が作成します．訓練内容および治療開始日を記入できるようになっています．

②実施記録（資料6）

資料6　摂食機能療法実施記録

摂食機能療法実施記録

実施日数　　0 日

　　年　　月　　　　患者氏名：　　　　　（　　　　　）

訓練目標：　　　　　　　　　　　　　（　　　　　）
訓練内容：　☐初期プラン1　　☐初期プラン2　　☐フリープラン

- ※ 食事形態　：1 主食 副食 水分　2 主食 副食 水分　3 主食 副食 水分
- ※ 環境調整　：1　　　　　　　　2　　　　　　　　3
- ※ 体幹　　　：1　　　　　　　　2　　　　　　　　3
- ※ 頸部　　　：1　　　　　　　　2　　　　　　　　3
- ※ 代償法　　：1　　　　　　　　2　　　　　　　　3
- ※ 基礎訓練　：1　　　　　　　　2　　　　　　　　3

日	実施時間	フリープランの場合ここに記載					初期プランの場合ここだけ記載		
		食事形態	環境調整	姿勢 (体/頸部)	代償法	基礎訓練	プラン内容	ケア状況	実施者
1	：　～　：								
2	：　～　：								
3	：　～　：								
4	：　～　：								
5	：　～　：								
6	：　～　：								
7	：　～　：								
8	：　～　：								
9	：　～　：								
10	：　～　：								
11	：　～　：								
12	：　～　：								
13	：　～　：								
14	：　～　：								
15	：　～　：								
16	：　～　：								
17	：　～　：								
18	：　～　：								
19	：　～　：								
20	：　～　：								
21	：　～　：								
22	：　～　：								
23	：　～　：								
24	：　～　：								
25	：　～　：								
26	：　～　：								
27	：　～　：								
28	：　～　：								
29	：　～　：								
30	：　～　：								
31	：　～　：								

【備考】

新横浜リハビリテーション病院　NST摂食・嚥下サポートチーム

図4 摂食機能療法の範囲と基本的な内容

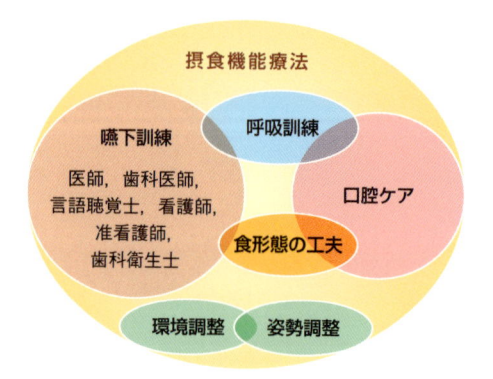

摂食機能療法
- 嚥下訓練（医師、歯科医師、言語聴覚士、看護師、准看護師、歯科衛生士）
- 呼吸訓練
- 口腔ケア
- 食形態の工夫
- 環境調整
- 姿勢調整

「摂食機能療法実施記録」のフォーマットを使用して，看護師もしくは准看護師が初期設定を行い，日々の記録を入力しています．

③診療報酬明細書

医事課職員が作成します．診療報酬明細書（レセプト）に治療開始日を記載しています．

減額査定

保険点数の算定に関して，適用外，過剰，重複，不適当または不必要と判断された場合は，減額査定となることがあります．また，保険証の記号・番号の不備，点数，診療内容と病名の不一致などがある場合は，差し戻しとなります．医療機関として，減点に納得いかない場合は，医師と相談のうえで6か月以内であれば再審査請求を行うことができるしくみとなっています．

当院では，複数職種による評価とアセスメントにより適応と計画を検討していますが，再審査請求が必要になった場合に間に合うタイミングで，医事課職員が定期的に摂食機能療法の件数・回数・査定件数をモニタリングしています．

摂食機能療法の範囲と基本的な内容

摂食機能療法の範囲と基本的な内容を理解しやすいように，図4にまとめました．

（寺見雅子）

摂食機能療法の実際②

摂食機能療法の手順と
ケアおよび訓練の考え方

　摂食機能療法で行うケアや訓練の手順は,「スタンダード＋個別性」の考え方に沿っています.

　新横浜リハビリテーション病院では,スタンダードの部分を『NSTマニュアル:摂食機能療法』に明文化しました.個別性の部分は,多職種による評価により工夫を行い,患者に適し,なおかつ安全に実施可能な方法を検討するようにしています.

普及をめざす項目

　過去5年間の実施状況から,現時点において普及をめざす項目は,以下の❶〜❿の内容としています.

❶口腔ケアと保湿
❷頬・口唇・舌の運動
❸ブローイング
❹アイスマッサージと味覚刺激
❺食形態の工夫
❻一口量の調整
❼ペースコントロール
❽咽頭残留の除去
❾姿勢調整
❿環境調整

　以下,NST 摂食・嚥下サポートチームで作成した実施手順を紹介します.

（寺見雅子）

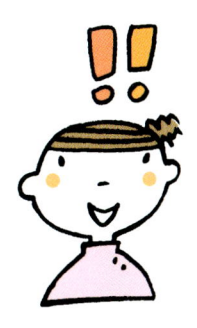

❶ 口腔ケアと保湿

〈目　的〉
①口腔内の食物残渣や唾液による誤嚥性肺炎を予防する.
②口腔内の知覚機能を高める.
③口腔内を刺激し,唾液の分泌を促す.
④口腔創の感染を予防する.

〈必要物品〉
- 歯ブラシ　・研磨剤(歯磨き剤)　・コップ　・プラスチック手袋
- 柄付きくるリーナ(必要時)　・舌ブラシ(必要時)
- ガーゼ(アルファーゼ)(必要時)　・洗口剤(必要時:イソジンガーグル,リステリンなど)　・口腔保湿剤(必要時:ビバジェルエット,ウェットキーピング,オーラルバランスなど)
- バイトブロック(必要時:オーラルバイト・スリムなど)

手順

【食前の口腔ケア】
①両手にプラスチック手袋を装着する.
②患者に口腔内を観察することを説明し,汚染の状況を確認する.
③痰の付着や著しい乾燥がある場合は,口腔保湿剤を塗布し,5分ほどおいてから,口腔ケアを実施する.
④左手の甲に口腔内の口腔保湿剤を2cm程度搾り出す.
⑤その口腔保湿剤を右手の人差し指と中指で滑らかになるまで練る.
⑥滑らかになったら,患者の口の中全体(粘膜部分と舌の上)に塗る.
⑦コップに水道水を入れ,柄付きくるリーナブラシを水に浸す.
⑧水に浸した柄付きくるリーナブラシでコップのふちを軽く叩いて水をきり,8つ折りにしたガーゼ(アルファーゼ)でさらに軽く水をぬぐう.
⑨やや湿り気のある,くるリーナブラシで口腔内をぬぐい,汚れをからめ取るように回収する.
⑩コップの水でくるリーナブラシを洗い,汚れを落としきる.
⑪再び⑧の方法で水をきり,口腔内をぬぐう.これを繰り返し,汚れを回収する.
⑫舌は奥から手前にかき出すようにぬぐっていく.
⑬口腔前庭は頬側からくるリーナブラシを入れ,からめ取りながら正面から外に出す.

【食後の口腔ケア】
①両手にプラスチック手袋を装着する.
②義歯のある場合は,取り出しておく.
③患者の能力を見極めつつ,できない部分を介助する.
④自宅で長年慣れ親しんだ歯磨きの手順がある場合は,それを尊重する.
⑤患者が自分で歯磨きした後,含嗽を促す.
⑥顔面麻痺や洗面台の高さが合わないために含嗽した水を上手に洗面台に排出することが困難な場合は,ガーグルベースを下口唇直下に設置し,排出を介助する.
⑦実施後,口腔内を確認する.
⑧磨き残しや口腔内残渣がある場合は,どこに何が残っているかを患者に説明し,介助でやり直しを行う了解を得る.
⑨将来,自宅で患者が実施することを前提に,できるだけ慣れ親しんだ物品を利用して介助を行う.
⑩含嗽のみでは,口腔内残渣を除去することが困難な場合は,くるリーナブラシを利用する.
⑪実施した介助の内容を患者にフィードバックする.
⑫口腔内が乾燥しやすい場合は,口腔内保湿剤を口腔内全体に薄く塗布する.
⑬このとき,口腔内保湿剤が塊にならないように,左手の甲に口腔内の保湿剤を2cm程度搾り出し,その保湿剤を右手の人差し指と中指で滑らかになるまで練る.
⑭滑らかになったら,患者の口の中全体(粘膜部分と舌の上)に薄く塗布していく.

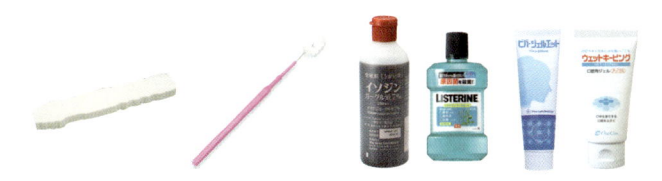

留意点

●痰の付着しやすい部位
①痰の付着は，硬口蓋と前歯の裏側，前口蓋弓と後口蓋弓のあいだに起こりやすいため，この部位をとくに注意する．
②NGチューブが挿入されている場合は，チューブと咽頭後壁の間にも痰がこびりつきやすいため注意する．

●粘膜ケアのポイント
①粘膜は損傷しやすいため，強い力でこすらずに，保湿剤を使って，汚れを浮かせて取る方法を選択する．
②出血しやすい場合は，くるリーナの代わりに，モアブラシを検討する．

●歯牙ケアのポイント
①プラークの除去は，ブラッシングによる機械的な破壊を行わなければ困難である．

●ケア後の確認ポイント
①顔面麻痺や知覚障害がある場合は，麻痺側の頬と口腔前庭に口腔内残渣が生じやすいため注意する．
②気づかずに，頬粘膜を損傷している場合もあるため，出血や内出血斑の有無にも注意する．
③歯牙に隙間があると，歯間に磨き残しが生じやすいため，注意する．

●義歯の手入れ時の注意事項
①落下による破損に注意する．
②研磨剤（歯磨き剤）で義歯を磨くと，義歯の表面に傷がつき，細菌の温床となるため，研磨剤は使用せずに，歯ブラシと水で洗ったあと，洗浄剤に浸透させる．

●口腔ケア物品選択のポイント
①くるリーナブラシ：痰の付着による口腔内汚染時，または口腔内残渣の除去が困難な時に使用する．
②吸引くるリーナブラシ：著しい嚥下障害により，口腔ケア時にも吸引が必要な場合に使用する．
③プラウト：歯間に隙間があり，磨き残しが多い場合，歯肉と歯牙の間に隙間があり，残渣の除去が困難な場合に使用する．
④モアブラシ：出血傾向等により，口腔内損傷が激しい場合に使用する．
⑤舌ブラシ：舌苔の付着が著しく，摩擦による自然除去が困難な場合に使用する．
⑥オーラルバイト・スリム：口腔ケア時の開口保持が困難な場合に使用する．

❷ 頬・口唇・舌の運動（他動運動）

〈目 的〉
① 頬の運動は，頬筋の筋力を増強させコントロール能力を増強する．口唇の閉鎖運動を強化する．
② 口唇の運動は，口唇周囲筋群の筋力を増強させる．食物を口腔内に保持でき，口腔内圧を高くして送り込みを促進させる．
③ 舌の筋力を増強させ，可動域を改善させる．食塊形成，咽頭への送りこみを促進させる．

〈必要物品〉
- プラスチック手袋　・綿棒
- 舌圧子や小さめのスプーン
- 口腔保湿剤（必要時）
- ガーゼ

手順

【他動運動】
① 頬の運動：患者本人ないし介助者が頬を外側と口腔内から指や綿棒でマッサージする．
② 口唇の運動：第1指と第2指を使って，患者本人ないし介助者が上唇を前方に引っ張りならマッサージする．下唇も同様に行う．
③ 舌の運動：患者本人ないし介助者が舌の先を舌引き鉗子やガーゼで軽くつまみ，引っ張り出す．引っ張った後は，その力を保持しながら舌を上下，左右，前後に向ける．
④ 患者本人ないし介助者が小さめのスプーンや舌圧子を用いて舌の裏側から補助的に押し上げる．

留意点

●実施時のポイント
① 運動の訓練は他動→自動→抵抗の順で進める．
② 口腔内の乾燥がみられるときは潤滑油の目的で，保湿剤を使用する．

❷ 頬・口唇・舌の運動（自動運動と抵抗運動）

〈目　的〉
①頬の運動は，頬筋の筋力を増強させコントロール能力を増強する．口唇の閉鎖運動を強化する．
②口唇の運動は，口唇周囲筋群の筋力を増強させる．食物を口腔内に保持でき，口腔内圧を高くして送り込みを促進させる．
③舌の筋力を増強させ，可動域を改善させる．食塊形成，咽頭への送りこみを促進させる．

〈必要物品〉
・プラスチック手袋　・綿棒
・糸をつけたボタン
・舌圧子や小さめのスプーン
・鏡　・口腔保湿剤（必要時）

手順

【自動運動】
①頬の運動：頬を膨らませたりへこませることを繰り返す．

②口唇の運動：口唇を突出（「ウ」と発音時の口の形）させたりと横引き（「イ」と発音の口の形）させたりする．すぼめたまま左右に動かす．

③舌の運動：舌を突き出したり，ひっこめる．上唇と下唇に舌の先をつける．左右の口角に舌の先をつける．舌圧子を舌の先で押す．

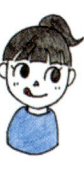

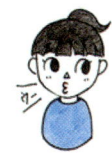

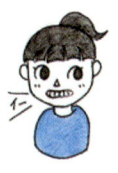

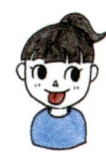

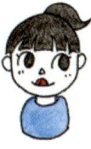

【抵抗運動】
①口唇の運動：口唇で舌圧子や少し厚めの紙などを挟み込ませ，それを患者ないし介助者が引っ張り，本人は抜けないように抵抗する．口唇を閉じ，口の中に空気をためて，できるだけ頬を膨らませる．この状態で膨らんだ頬を押しつぶすように指で圧迫し，空気が洩れないようにこらえる．左右行う．
②舌の運動：前方突出に対して舌圧子やスプーンの凹で舌尖を押し込むように前方から抵抗を加える．その力に逆らって押し返す．舌挙上に対して舌の前方部を舌圧子やスプーンの凹で舌を平らにするように上から抵抗を加える．その力に逆らって舌で押し返す．
③側方運動に対して，舌圧子やスプーンの凹で舌尖を押し込むように側方から抵抗を加える．その力に逆らって舌で押し返す．

留意点

●自動運動実施時のポイント
①鏡を見ながら実施する．
②運動の訓練は他動→自動→抵抗の順で進める．
③口腔内の乾燥がみられるときは潤滑油の目的で，保湿剤を使用する．

❸ ブローイング

〈目 的〉
①軟口蓋の筋力を強化し，鼻咽腔の閉鎖機能を強化する．
②頬筋の筋力を強化し，肺活量を増大させる．
③口唇の閉鎖運動を強化する．

〈必要物品〉
・巻き笛　・鏡　・時計　・ストロー

手順

【soft blowing】
①まき笛やストローを口にくわえて，静かにできるだけ長く息を吹く．
②ストローの長さと太さで難易度を調整する．
③10回1セットとして行う．
④ブローイングしている時間の長さを観察する．
⑤鼻咽腔の閉鎖の有無，程度，ブローイング時の呼気の鼻漏出の有無を鏡で確かめる．
⑥「アー」と発声時の軟口蓋の挙上の程度や鼻からの逆流の有無，程度を観察する．
⑦口唇の閉鎖の程度を観察する．

【hard blowing】
①まき笛やストローにティッシュを細く切ったものを取り付けた物を口に加えて，息を強く吐き出す．
②ストローの長さと太さで難易度を調整する．
③10回1セットとして行う．
④ブローイングしている時間の長さを観察する．
⑤鼻咽腔の閉鎖の有無，程度，ブローイング時の呼気の鼻漏出の有無を鏡で確かめる．
⑥「アー」と発声時の軟口蓋の挙上の程度や鼻からの逆流の有無，程度を観察する．
⑦口唇の閉鎖の程度を観察する．

留意点

①soft blowing（弱く持続的に吹く）は，軟口蓋の筋力を強化し，鼻咽腔の閉鎖機能を強化する．
②hard blowing（強く吹く）は，鼻咽腔の閉鎖機能や頬筋の筋力を強化し，肺活量を増大させる．

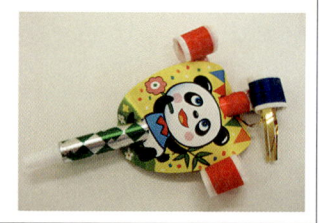

❹ アイスマッサージと味覚刺激

〈目 的〉
①口腔内およびのどに冷刺激を与える.
②のどへのマッサージ効果により,嚥下反射を誘発する.
③味覚刺激により,舌や口唇の自動的な運動を引き出す.

〈必要物品〉
- ハクゾウマウスクリーンA　・綿棒
- はちみつパック(栄養科に依頼)
- 卓上レモン(栄養科に依頼)
- 患者が好む味の液体(家族に依頼,できれば濃いめの味)

手順

【のどのアイスマッサージ】
①凍らせた綿棒(ハクゾウマウスクリーンA)の表面を包装しているビニール袋の外側から触れて余分な氷を除去する.
②前口蓋弓,舌根部,咽頭後壁をなでたり,押したりしてマッサージする.
③刺激中,もしくは刺激後に嚥下反射が惹起するかどうかを観察する.
④刺激後に嚥下反射が惹起する場合は,刺激から嚥下反射惹起までの時間がどのくらいあるかを観察する.

【咽頭反射が強く,のどのアイスマッサージが困難な場合】
①前口蓋弓,舌根部,咽頭後壁への刺激は与えず,口腔内もしくは口唇のみへの冷刺激にとどめる.
②快刺激の範囲内で行う.

【味覚刺激を追加する場合】
①栄養科にはちみつパック(味覚資材)を依頼する.
②綿棒にはちみつを塗布する.
③はちみつ付き綿棒で舌背から舌尖部にかけて刺激する.
④刺激後,舌や口唇の自動運動が起こるか,それに引き続き嚥下反射が惹起するかを観察する.
⑤舌への刺激で反応がある場合は,はちみつ付き綿棒で口唇を刺激する.
⑥舌が歯列を超えて,口唇をなめるような動きが起こるか,それに引き続き嚥下反射が惹起するかを観察する.

留意点

【のどのアイスマッサージ実施のタイミング】
①口腔ケア後に実施する.

【味覚刺激を追加する場合のポイント】
①加齢により味覚感受性は低下するため,高齢者には濃い味を用意する.
②患者の好きな味の味覚資材は家族に依頼する.
③味覚の種類によって,感知する部位は変わる(甘味:舌尖部,酸味:舌の両サイド,苦み:舌根部).

❺ 食形態の工夫

〈目　的〉
①口腔内残留や咽頭残留による誤嚥のリスクを軽減する．
②窒息のリスクを軽減する．

〈必要物品〉
- とろみ調整食品
  （トロミアップパーフェクトなど）
- 計量カップ　・計量スプーン

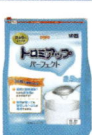

手順
【食形態の選択】 ①意識障害や注意障害，認知症などにより，食事摂取が困難な状況に陥っていないかを観察する． ②嚥下障害により，健康時の食事形態では対応困難な状況に陥っていないかを観察する． ③同居家族からの情報収集が可能な場合は，これまでの食事摂取状況と様式をヒアリングする． ④誤嚥予防と窒息予防の視点から，安全で適切な食事形態を多職種で検討する． ⑤食形態の工夫の必要性を説明し，患者の了解を得る． ⑥むせや声質の変化が確認される場合，または，口腔内残留が多い場合は，現在の食形態が不適切である可能性があるため，再検討を行う． 【とろみ調整】 ①嚥下障害により，水分摂取が困難な状況に陥っていないかを観察する． ②水分摂取量の低下や尿量の減量，便秘の訴え，水分摂取を回避するような発言をしていないか観察する． ③同居家族からの情報収集が可能な場合は，これまでの水分摂取状況と尿回数，便秘の有無をヒアリングする． ④誤嚥予防と窒息予防の視点から，安全で適切なとろみ調整を多職種で検討する． ⑤とろみ調整の必要性を説明し，患者および家族の了解を得る．また，とろみ調整食品の購入を依頼する． ⑥むせや声質の変化が確認される場合は現在のとろみ調整が不適切である可能性があるため，再検討を行う．

留意点
●当院の食種と形態：主食 ①米飯 ②軟飯 ③全粥 ④ミキサー粥 ⑤パン ⑥パン粥 ●当院の食種と形態：副食 ①デザート食（230kcal）：毎食ゼリーを1品ずつ．栄養が不十分であるために，補助栄養が必要． ②ゼリー食（300kcal）：デザート食に加え，昼のみ1品追加．追加の1品はゼリーよりやや形態をあげたもの．補助栄養が必要． ③ミキサー食（1500kcal）：咽頭にてばらつきのない食事．補助栄養の減量や離脱も検討可能． ④ソフト食（1500kcal）：舌でつぶせるくらいのやわらかさ．まとまりやすい固形の食事． ⑤全粥食（軟菜食）（1500kcal）：固いものや繊維質を除く食事． ⑥常食Ⅰ（1500kcal） ⑦常食Ⅱ（1800kcal）

❻ 一口量の調整

〈目　的〉
①咽頭残留を減らし，誤嚥を予防する．
②窒息を予防する．

〈必要物品〉
- 中スプーン
- 小スプーン
- Kスプーン
- 箸など

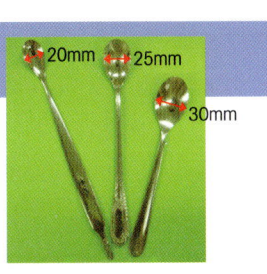

手順

①意識障害や注意障害，認知症などにより，適切な一口量の調整が困難な状況に陥っていないかを観察する．
②嚥下障害により，健康時の一口量では対応困難な状況に陥っていないかを観察する．
③同居家族からの情報収集が可能な場合は，これまでの食事摂取状況と様式をヒアリングする．
④誤嚥予防と窒息予防の視点から，安全で適切な一口量を検討し，必要な食具（スプーンなど）を選択する．
⑤一口量調整の必要性を説明し，選択した食具を用いて，一口ごとに同量になるように，声かけを行う．
⑥自力摂取による一口量の調整が困難な場合は，介助によって一口量をコントロールする．
⑦むせや声質の変化が確認される場合，または，口腔内残留やスプーン上の残留が多い場合は，一口量が不適切である可能性があるため，再検討を行う．

留意点

①健常成人の液体嚥下時の一口量は1〜20mLといわれ，日本人の一口量は約10mLといわれている．
②咀嚼を必要とするような食べ物の一口量は5〜9g程度との報告もある．
③梨状陥凹の容量は両方で3mL程度といわれているが，個人差も大きい．
④スライス状よりも山型食塊のほうが残留しやすく，嚥下難易度が高い．

❼ ペースコントロール

〈目　的〉
①誤嚥を予防する.
②窒息を予防する.

〈必要物品〉
・小スプーン　・Kスプーン　・小鉢(必要時)

手順

【口に詰め込んでしまう場合】
①意識障害や注意障害,認知症などにより,適切な摂食スピード(ペース)の調整が困難な状況に陥っていないかを観察する.
②嚥下障害により,健康時の摂食ペースでは対応困難な状況に陥っていないかを観察する.
③同居家族からの情報収集が可能な場合は,これまでの食事摂取状況と様式をヒアリングする.
④誤嚥予防と窒息予防の視点から,安全で適切な摂食ペースを検討し,必要な食具(スプーンや小鉢など)や食事場所(食堂における席)などを選択する.
⑤ペースコントロールの必要性を説明し,選択した食具を用いて,ペースコントロールができるように,声かけを行う.
⑥自力摂取によるペースコントロールが困難な場合は,介助によってペースをコントロールする.
⑦むせや声質の変化が確認される場合,または,口腔内残留が多い場合は,ペースコントロールが不適切である可能性があるため,再検討を行う.

【口に入ったまま動作が止まってしまう場合】
①覚醒状態,意識レベルの日内変動,口腔器官の随意性,口腔機能の日内変動,咽頭期の嚥下機能を確認する.
②覚醒不良であれば,冷感刺激による覚醒を促し,意識レベルの日内変動があれば覚醒時に食事時間を調整する.
③口腔機能が低下しているが,咽頭期の嚥下機能がよい場合は,食形態の工夫や,体幹角度の調整,頸部の調整,食具の工夫(送り込みをアシストする注入ボトルなど)を行う.

留意点

①スプーンを口に運ぶスピードを調整することを「ペーシング」または「ペースコントロール」という.
②介助でペースコントロールを行う場合は,喉頭の動きを見て,嚥下したかどうかを確認し,次の一口を介助する.

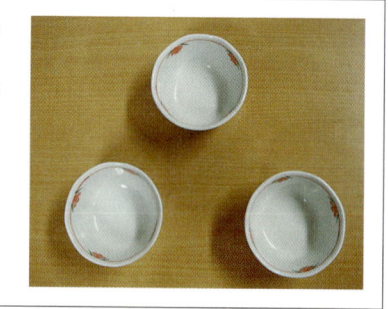

❽ 咽頭残留の除去

〈目 的〉
①咽頭の食物残留を除去し，誤嚥を予防する．

〈必要物品〉
・冷水　・ゼリー　・聴診器　・パルスオキシメータ
・吸引器（必要時）

手順

【咳払い】
①頸部聴診もしくは声質により残留物の有無を観察する．
②咳払いの必要性を説明し，嚥下後，軽く咳払い促す．
③頸部聴診もしくは，声質の変化により残留除去の確認を行う．
④習得状況により，声かけと残留確認の頻度を調節する．

【複数回嚥下】
①頸部聴診もしくは声質により残留物の有無を観察する．
②複数回嚥下の必要性を説明し，嚥下後，空嚥下を促す．
③頸部聴診もしくは，声質の変化により残留除去の確認を行う．
④習得状況により，声かけと残留確認の頻度を調節する．

【交互嚥下】
①頸部聴診もしくは声質により残留物の有無を観察する．
②交互嚥下の必要性を説明し，冷水やゼリーを食事の途中に食べることを促す．
③頸部聴診もしくは，声質の変化により残留除去の確認を行う．
④習得状況により，声かけと残留確認の頻度を調節する．

留意点

①患者の指示理解が困難な場合は，ゆっくり繰り返し説明を行う．
②咳払いと複数回嚥下の理解が困難な場合は，ゼリーによる交互嚥下を選択する．
③これらの方法による除去が困難な場合は，吸引により対応し，今後の対策についてはST，医師とともに検討する．

❾ 姿勢調整

〈目 的〉
①適切な姿勢を保持することで，誤嚥と誤嚥性肺炎を予防する．

〈必要物品〉
・タオルやクッション　・カットテーブル　・足台
・リクライニングチェア（必要時）

手順

【椅子または通常の車椅子にて坐位が可能な場合】
①30分程度の坐位が可能か，体幹バランスの保持が可能かを評価し，患者に適した椅子または車椅子を選択する．
②骨盤が安定するように，椅子または車椅子の座面の適当な場所に殿部を設置する．
③足底がしっかりと床に接地するかどうか確認し，接地しない場合は台などで調整する．
④麻痺や体幹バランスの低下，歪みなどによって，体幹の傾きが見られる場合には，肘置きのある椅子や車椅子を利用し，転倒・転落を予防する．
⑤また，タオルやポジショニングクッションで肩のラインが骨盤と平行になるように調整する．
⑥テーブルの高さが適切かどうか評価する．テーブルが高すぎる場合は，クッションで座面を高くするか，高さ調整のできるテーブルを用意する．

【坐位保持が困難な場合】
①頸部が不安定な場合や，頸部前屈位が取れない場合は，リクライニングチェアやベッドを選択する．
②骨盤が安定するように，座面の適当な場所に殿部を設置する．
③麻痺や体幹バランスの低下，歪みなどによって，体幹の傾きが見られる場合には，タオルやポジショニングクッションで肩のラインが骨盤と平行になるように調整する．
④STやOTと相談し，体幹および頸部の角度を検討する．
⑤頸部前屈位が保持できるように，枕やタオルを使用してポジショニングを行う．
⑥テーブルの高さが適切かどうか確認する．テーブルが高すぎる場合は，高さ調整のできるテーブルを用意する．

留意点

①頸部が不安定な場合や，頸部前屈位が維持できない場合は，誤嚥のリスクが高くなる．
②姿勢保持が困難な場合は，リハビリスタッフとともにポジショニングを検討する．

●姿勢調整のポイント
①30～60°仰臥位
　重力を利用した送りこみができるため飲み込みやすくなる．また，気管が上になるため，食物が気管に入りにくくなる利点があり，口腔期・咽頭期の嚥下障害患者に有効である．
②頸部前屈位
　舌根部が後方に移動し，喉頭入口部が狭くなる．舌根部の運動障害，咽頭閉鎖不全，咽頭惹起遅延のある患者に適している．前屈の程度は顎の下に三横指が入るくらいが推奨される．
③食事介助を行う場合
　坐位で安定した姿勢で行う．患者の目線の位置で介助することで頸部前屈位を維持することができる．

⑩ 咽頭残留の除去

〈目　的〉
①食べることに意識を集中し，安全に食事を摂取する．

〈必要物品〉
- 自助具（必要時）
- 小スプーン（必要時）
- 食事専用エプロン（必要時）

手順
【一般的な内容】 ①食堂を快適な温度にコントロールし，湿度調整や換気を行う．心地よいBGMの選択，足音や配膳の音，雑談などのノイズを除去し，悪臭のするものを片づける． ②食事テーブルの高さを適切な高さに調節する． ③温かい物を温かい状態で，冷たいものを冷たい状態で提供するよう，栄養科と調整する． ④好みの味付けや硬さを本人や家族からヒアリングする． ⑤排泄リズムを整え，食前に排泄を終わらせておく． ⑥食事時に覚醒状態がよくなるよう，睡眠・覚醒リズムを整える． ⑦義歯の適合を確認し，不適合の場合は，歯科受診により，調整を行う． ⑧医師や薬剤師とともに，嚥下機能に適した薬剤の形態および服薬方法を検討する． 【注意障害がある場合の対応】 ①グループとなるテーブルではなく，オーバーテーブルや小さいテーブルで独立させ，他患者からの話しかけにより注意力が散漫になることを防ぐ． ②柄のない壁に向かうセッティングにするなど，席を工夫する． ③必要に応じて，個室隔離を検討する． 【空間失認がある場合の対応】 ①健側にカーテンや壁とするセッティングを行う． ②患者が何とか認識できる中央付近から声かけを行い，注意を患側に誘導する． ③食膳は健側よりに配置するが，空間失認の改善とともに，配置を左右均等化していく．

留意点
①摂食・嚥下障害患者では，話しながら食べることにより，誤嚥のリスクが高くなる． ②早食いの患者が側にいると，嚥下機能に見合ったペースでの食事摂取が困難になる． ③注意力が散漫になると，誤嚥や窒息を起こしやすくなる． ④空間失認のある患者では，健側の刺激を遮断することにより，中央や患側からの刺激にも反応できるようになる．

引用文献
1）新横浜リハビリテーション病院NST：NSTマニュアル「摂食機能療法」．2014．

参考文献
●摂食機能療法とは
1）厚生労働省保険局医療課：平成26年度診療報酬改定の概要．
2）藤島一郎ほか：摂食・嚥下状況のレベル評価――簡便な摂食・嚥下評価尺度の開発．リハ医学，43：S249，2006．

●摂食機能療法の手順とケアおよび訓練の考え方
1）鎌倉やよい編：嚥下障害ナーシング――フィジカルアセスメントから嚥下訓練へ．医学書院，2000．

Part
3

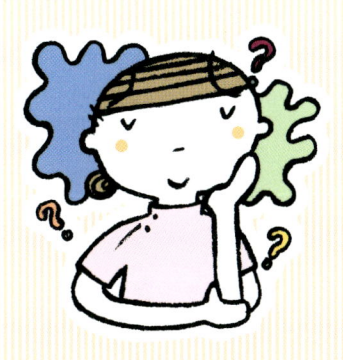

摂食・嚥下リハビリテーション疑問解決Q&A

食事・服薬Q&A
リハビリ・訓練Q&A
吸引Q&A
体位調整Q&A
口腔ケアQ&A
退院指導Q&A

Q1 食事・服薬

むせる＝嚥下障害と考えてよい？

A 嚥下障害とはかぎりません

もっとくわしく

むせは，誤って気道に入った物を体外に出すための大切かつ正常な反応です．むせたからといって嚥下障害とはかぎりません．ただし，むせる頻度が多い場合は，嚥下の経過のどこかに異常がある可能性があると考えるべきでしょう．

観察のポイント

- ☑ むせの頻度が多くないか？
- ☑ むせを繰り返す場合は，むせる状況や食べるとむせる物などを，患者自身や家族から聴く

ケアのポイント

- ☑ 摂食場面の観察に基づき，どのようなときにむせが起こるのかを把握する

嚥下のメカニズム

ヒトの食物の通り道である食道と空気の通り道である気道は，咽頭で交差しています（図1）．さらに，呼吸や発声をしているときには気道は開き，食道は閉じた状態になっています（図2）．

通常，嚥下時は舌骨と喉頭が前上方へ引き上げられて食道の入口が開き，食塊が通過しやすいようになります．食塊が咽頭を通過する際には，喉頭蓋が気道の入口を塞ぎます．そうすることで，食塊が気道に入りにくくなるようにしています．これが「嚥下反射」です．

ここで重要なのは，「嚥下時には呼吸は停止している」ということです．

嚥下反射
口の奥のほうやのどの入り口が刺激されたときに，いったん呼吸を止めて唾液や食物を食道のほうに飲み込む反射運動

図1　食道と気道の交差

空気
飲食物

食道と気道の通路が咽頭で交差する

図2　気道と食道の位置関係

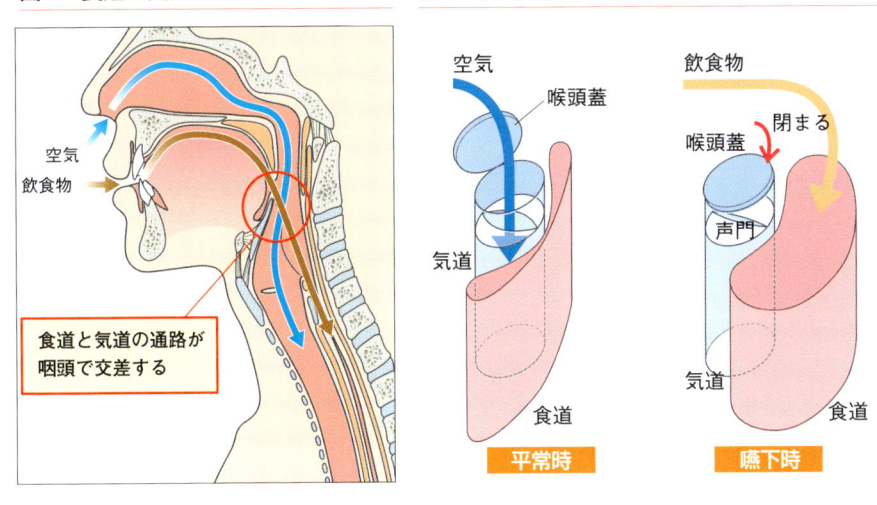

空気
喉頭蓋
気道
食道
平常時

飲食物
閉まる
喉頭蓋
声門
気道
食道
嚥下時

繰り返す「むせ」は危険信号！

　ところが食道と気道の交差点では，ときどき事故が起こります．つまり，間違って食物が気道に入ってしまうのです．このときに「むせ」が起こります．さらに，声門より下に食物が侵入した場合を「誤嚥」とよびます．

　むせは「咳嗽反射」という誤って気道に入った食物を外に排出するしくみのことで，気道防御の役割を果たしています．そのため，間違って気道に入った食物を気管外に排出するためのむせは，正常な反応なのです．

　しかし，ここで注意すべきは「むせを繰り返す場合」です．繰り返すということは，嚥下の経過（**図1**参照）のどこかで，喉頭が上がらない，上がるのが遅れる，喉頭蓋が閉じない，食道が開きにくいなどの嚥下の問題が隠れている可能性があります．

　むせを繰り返す場合は，「もしかしたら嚥下障害があるのでは？」と疑うことが重要です．そして，患者自身や家族からの訴え（どのような状況でむせるか，どのような食物形態でむせるかなど）をこまかく聴くとともに，自分自身の目でも，患者の摂食場面を観察し（**表**），どのようなときにむせが起こるのかを把握し，ケアにつなげることが重要です．

（永濱郁代）

咳嗽反射
気管に異物が入ったときにむせる，咳込むなどの反射運動

表　摂食場面の観察ポイント

観察項目・症状	観察ポイント	考えられる主な病態・障害
食物の認識	・ボーとしている．キョロキョロしている	・食物の認知障害，注意散漫
食器・食具の使用	・口に到達する前にこぼす	・麻痺，失調，失行，失認
食事内容	・特定のものを避けている	・口腔期・咽頭期・味覚の障害，唾液分泌低下，口腔内疾患
一口量	・一口量が極端に多い	・癖，習慣，口腔内の感覚低下
口からのこぼれ	・こぼれてきちんと飲み込みにつながらない	・取り込み障害，口唇・頬の麻痺
咀嚼	・下顎の上下運動だけで，回旋運動がない ・硬いものが噛めない	・咬筋の障害 ・う歯，義歯不適合，歯周病など
嚥下反射が起こるまで時間がかかる	・長時間口にため込む．努力して嚥下している ・上を向いて嚥下している	・口腔期・咽頭期の障害 ・送り込み障害
むせ	・特定のもの（汁物など）でむせる ・食事のはじめにむせる ・食事の後半にむせる	・誤嚥，咽頭残留 ・誤嚥，不注意，痙性亢進 ・誤嚥，咽頭残留，疲労，筋力低下，胃食道逆流
咳	・食事中，食事後に咳が集中する	・誤嚥，咽頭残留，胃食道逆流
声の変化	・食事中，食後に声が変化する	・誤嚥，咽頭残留
食事時間，摂食のペース	・1食に30〜45分以上かかる ・極端に早く口に頬張る	・認知障害，取り込み障害，送り込み障害など
食欲不振	・途中から食欲がなくなる	・認知障害，誤嚥，咽頭残留，体力低下
疲労	・食事の途中から元気がない，疲れる	・誤嚥，咽頭残留，体力低下

文献4)より

Q2 食事・服薬
経鼻栄養チューブの挿入確認時にエア入りの音が聴こえないのですが，確認の方法は？

A カテーテルチップシリンジで胃液を吸引してpH測定を行い，その後X線撮影を実施します

もっとくわしく

①胃液の吸引ができないときは，チューブの先端が胃には入っているが，胃液にまで到達してない場合，②口腔内や咽頭でとぐろを巻いている場合，③間違って肺に挿入してしまった場合，の3つが考えられます．体位を変えることにより，胃液が吸引されれば①と考えられ，口腔内を観察してとぐろを巻いていれば②と判断できます．③の場合はX線撮影を行うことにより確認できます．

観察のポイント
- チューブの端から呼気が漏れたり，呼吸音が聴こえたりしていないか？
- 咳込みや呼吸困難が起こっていないか？
- 口腔内でチューブがとぐろを巻いていないか？
- 吸引液は引けてくるか？　また吸引液のpHは5.5以下であるか？

ケアのポイント
- 挿入の途中で口腔内を観察する
- 複数の方法で確認を繰り返す

誤挿入の可能性を考慮する

経鼻栄養チューブは，気道や食道の部位を予測しながら，チューブからの感触だけで胃まで挿入します．このとき，栄養チューブを気道に誤挿入してしまうと，咳込んだり，呼吸困難が起こったりします．

しかし，意識レベルが低下している患者，嚥下障害がある患者の場合は，嚥下反射が起こりにくく食道にチューブが入りづらいばかりでなく，咳嗽反射も起こりにくいため，気道に誤挿入して

図　経鼻栄養チューブ挿入時の確認方法

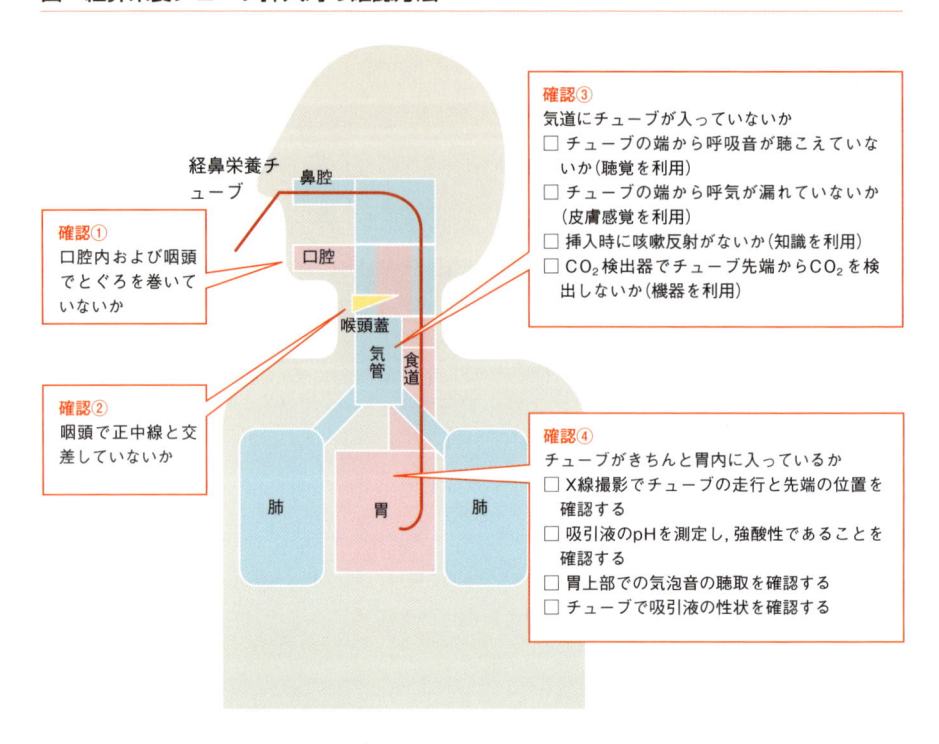

経鼻栄養チューブ

鼻腔
口腔
喉頭蓋
気管
食道
肺
胃
肺

確認①
口腔内および咽頭でとぐろを巻いていないか

確認②
咽頭で正中線と交差していないか

確認③
気道にチューブが入っていないか
- □ チューブの端から呼吸音が聴こえていないか（聴覚を利用）
- □ チューブの端から呼気が漏れていないか（皮膚感覚を利用）
- □ 挿入時に咳嗽反射がないか（知識を利用）
- □ CO_2検出器でチューブ先端からCO_2を検出しないか（機器を利用）

確認④
チューブがきちんと胃内に入っているか
- □ X線撮影でチューブの走行と先端の位置を確認する
- □ 吸引液のpHを測定し，強酸性であることを確認する
- □ 胃上部での気泡音の聴取を確認する
- □ チューブで吸引液の性状を確認する

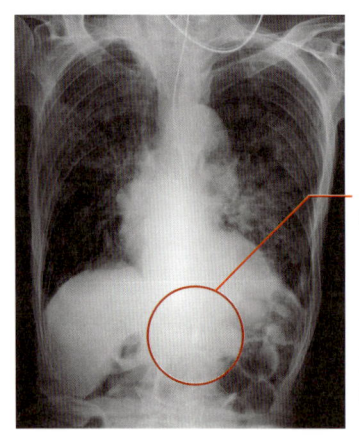

チューブの先端を確認する

チューブが食道内で屈曲していないか，チューブの先端が横隔膜を越えているかを確認する

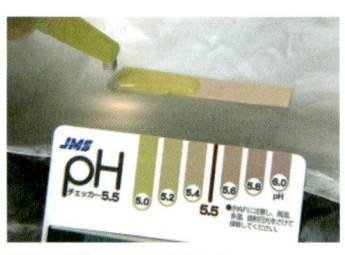

胃液を吸引してpHを測定する

しまう可能性があります．

　誤挿入に気づかず，経腸栄養を開始してしまうと経腸栄養剤は唾液や水分と異なり，脂肪製剤を含んでいるため重篤な誤嚥性肺炎になってしまいます．そのため，誤挿入していないことを，複数の方法で確認することが重要となります．

こまめな観察でリスクを軽減

　経鼻栄養チューブの挿入時の確認事項を図に示します．これらのなかから，そのときにできる複数の方法での確認がリスク管理につながります．

　経鼻栄養チューブの挿入中の注意としては，挿入の長さは外鼻孔〜外耳孔〜喉頭隆起〜心窩部までを目安に測定しますが，チューブが口腔内でとぐろを巻いてしまい，先端が胃まで届いていないこともあるため，挿入の途中に口腔内を観察することも必要です．

　また，チューブの先端からのゴボゴボという気泡音とコロコロという腸蠕動音の聞き分けに自信のない人は，エア音に頼らない確実な方法を選択することをおすすめします．

　　　　　　　　　　　　　　　　　　　　　　（永濱郁代）

Q3 食事・服薬
経口摂取を開始するタイミングはどのように判断する？

A 開始基準にのっとって厳格に判断します

もっとくわしく

経口摂取（摂食訓練）開始基準をすべて満たしており，全身状態が安定していなければ，開始すべきではありません．基準を1つでも満たしていなければ，誤嚥の可能性が高くなるため，厳格な見きわめが重要です．

観察のポイント

- ☑ バイタルサイン，全身状態，意識状態
- ☑ 脳血管疾患の進行の有無
- ☑ 嚥下反射の有無
- ☑ 咳ができるかどうか

ケアのポイント

- ☑ 開始基準をすべて満たしているかを見きわめる
- ☑ 誤嚥が起こったときのリスク管理

経口摂取開始の絶対条件は…
① バイタルサイン，全身状態が安定していること
② リスク管理がしっかりされていること
③ 意識が覚醒する時間があること
④ 脳血管障害の進行がないこと
⑤ 嚥下反射をみとめること
⑥ 十分な咳ができることの6つです！

患者の表情がしっかりしたり，「食べたい」などと訴えると，「経口摂取が開始できるのでは？」と検討したくなることがよくあります．経口摂取（摂食訓練）を開始するためには，開始基準をすべて満たしているかなど十分な評価を行うとともに，医師，歯科医師の指示を必要とします．

開始基準で見きわめる

経口摂取（摂食訓練）を開始するための絶対条件として表に示すように①～⑥の開始基準項目があげられます．

6つの項目のなかで1つでも満たしていなければ，摂食訓練は開始すべきではありません．

（永濱郁代）

表 経口摂取（摂食訓練）の開始基準とベッドサイドでの観察・ケア，その根拠

開始基準	ベッドサイドでの観察・ケア	その根拠
①バイタルサイン，全身状態が安定していること	・呼吸数と呼吸パターンの安定	・呼吸と嚥下のタイミングを合わせるためにも呼吸状態の安定は重要になる ・30回/分以上の頻呼吸では，嚥下時に呼吸を止めることは大変な労力となる
	・嗄声の有無 ・声量	・声帯や声門のはたらきが弱くなると，食物が気道に入ったときに咳嗽反射による喀出が十分にできず，誤嚥する可能性が高くなる ・声門の閉鎖が不十分であるため気道防御の機能が弱くなっている可能性がある ・声量が低下している場合，声門下圧が低下しているなどの状態が考えられる
	・血圧の安定 ・脈拍の安定	・循環動態が安定していないと，訓練を行う気力，体力が低下する ・摂食訓練による疲労等が循環動態を不安定にして，誤嚥の危険性につながる
	・体温が平熱であることの確認	・誤嚥を含め肺炎などの可能性と，発熱から脱水へとつながる可能性があるため注意する ・発熱時は呼吸器感染を除き，食欲があれば試みても可
	・重篤な依存症がない	・重篤な心疾患，消化器合併症の場合は安定するまで実施しない
	・脱水や栄養障害の状況を確認	・摂食嚥下障害患者は低栄養・脱水を起こす可能性が高く，常に栄養量と水分量が足りているか注意しながら訓練を実施する
②リスク管理がしっかりされている	・SpO$_2$の測定	・経皮的酸素飽和度（SpO$_2$）の測定により，嚥下時の無呼吸が呼吸状態に与える影響が確認できる
	・吸引器の準備	・万一の誤嚥や窒息に備える
	・口腔ケア・咽頭ケア	・口腔内・咽頭内の清掃と保湿は，誤嚥性肺炎の予防に有効である
	・集中できる環境・見守り観察	・認知機能の低下がある患者などは，安全に摂取できているかを観察・ケア（介助・環境整備）することにより，誤嚥窒息予防へとつながる
③意識が覚醒する時間があること	・JCSが1桁の確認 ・30分以上の覚醒時間	・JCSが2桁でも30分以上の覚醒時間がある場合は，その時間を用いて摂食訓練を行うことができる ・高齢者で覚醒不良の場合は，昼夜逆転など睡眠異常も多く，睡眠と覚醒のリズムの改善をはかる
④脳血管障害の進行がないこと	・意識レベル低下の有無 ・麻痺の悪化の有無	・脳血管障害が進行していると嚥下機能も低下する．嚥下は無意識下の反射のため，今までスムーズに食べていた人が脳血管障害の進行時に安易に食べて誤嚥することを予防する ・摂食・嚥下障害のために脱水・低栄養をきたしている場合が多い．とくに脱水が続いている場合には，脳血管障害の進行が起こりやすいため，注意して確認する ・脳血管障害の進行についての精査が必要となる
	・覚醒している時間	・覚醒時間の減少がみられた場合には，意識障害が悪化している可能性が高い
⑤嚥下反射をみとめること	・痰や唾液の吸引回数	・唾液を嚥下できていないために吸引を繰り返す必要が生じていると考えられる
	・唾液嚥下の状況	・口腔ケア時などの生活場面のなかから唾液嚥下の状況の観察で嚥下機能を確認できる
	・流涎の有無	・流涎の増加は唾液分泌量が増えていることも考えられる．唾液が嚥下できていないために流涎となることが多い
⑥十分な咳ができること	・意図的な咳嗽の強さ ・自己去痰の可否	・咳嗽力が強いということは，咽頭の知覚低下があり，咽頭部の残留があったとしても，訓練として意識して咳嗽をすることにより，痰などの残留物を喀出することができ，誤嚥を防ぐことができる ・咳嗽反射があるということは，気道防御の1つの反応は正常にはたらいているということである

①②：基礎訓練の絶対条件　　①～⑥：摂食訓練の絶対条件

Q4 食事・服薬

経鼻栄養チューブの抜去を検討するには何を目安にしたらいい？

A 1日の必要栄養量と必要水分量が確保できているか否かを確認します

もっとくわしく

経口摂取のみで，1日の必要栄養量と必要水分量ががほぼ確保できるようになれば経鼻栄養チューブの抜去を検討します．チューブの抜去が早すぎると，必要栄養量，必要水分量が確保できず，低栄養や脱水に陥るので注意します．

観察のポイント

- ☑ 経口摂取により1日の必要栄養量が確保できているかどうか
- ☑ 経口摂取のみで必要水分量が確保できているかどうか

ケアのポイント

- ☑ 経腸栄養量を徐々に減量してから抜去する
- ☑ 嚥下障害がある場合は，脱水に陥りやすいので注意する

"すこしずつ経口摂取"から始める

ASPEN
American Society for Parenteral and Enteral Nutrition
米国静脈経腸栄養学会

経鼻経腸栄養を開始する場合には，ASPENの栄養法選択基準（図）が参考になります．栄養評価を行い，消化管が機能していれば，経鼻経腸栄養が開始されます．

そのなかで，経口摂取の開始基準が満たされていれば，経鼻経腸栄養で栄養確保を行いながら経口摂取を開始します．経口摂取量が徐々にアップし，1日の必要栄養量が確保できてくれば，経腸栄養量を徐々に減量していきます．

水分量と栄養量確保の把握

経口摂取ができるようになったからと早期にチューブを抜去すると，必要栄養量が確保できず低栄養に陥り，筋肉量の低下，筋力低下

図 ASPEN栄養法選択基準

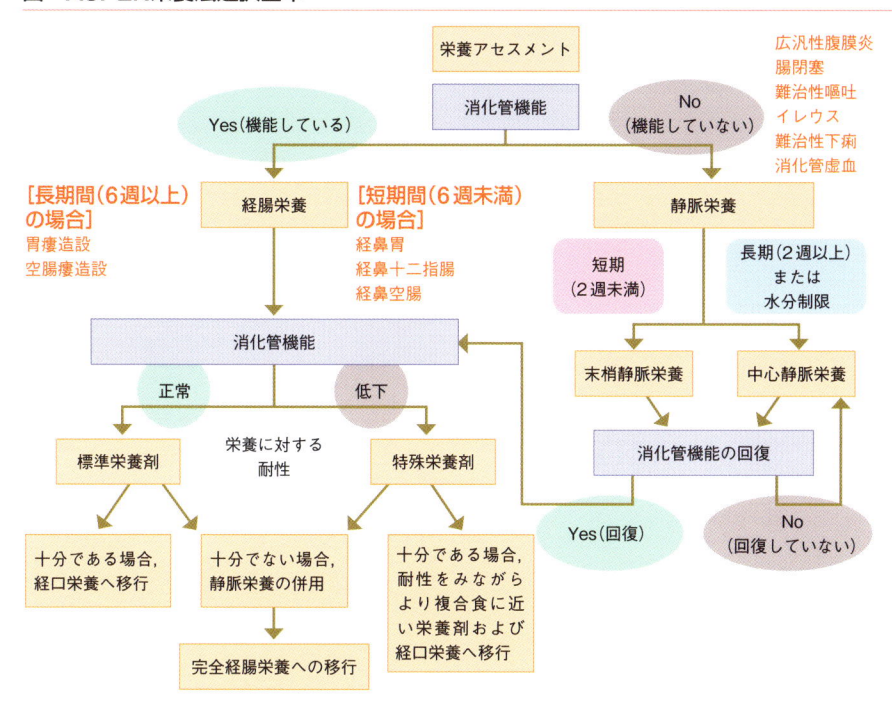

```
                        栄養アセスメント
                              │
                         消化管機能
           ┌──────────────────┴──────────────────┐
      Yes(機能している)              No(機能していない)
           │                                     │       広汎性腹膜炎
           │                                     │       腸閉塞
           │                                     │       難治性嘔吐
           │                                     │       イレウス
           │                                     │       難治性下痢
           │                                     │       消化管虚血
           ▼                                     ▼
        経腸栄養                              静脈栄養
  ┌────────┴────────┐                 ┌──────────┴──────────┐
[長期間(6週以上)   [短期間(6週未満)       短期              長期(2週以上)
 の場合]           の場合]            (2週未満)            または
 胃瘻造設          経鼻胃                                 水分制限
 空腸瘻造設        経鼻十二指腸
                   経鼻空腸
           │                                │              │
           ▼                                ▼              ▼
        消化管機能                      末梢静脈栄養    中心静脈栄養
     ┌─────┴─────┐                          └──────┬──────┘
    正常         低下                              ▼
     │           │                        消化管機能の回復
     ▼           ▼                         ┌──────┴──────┐
  標準栄養剤   特殊栄養剤                 Yes(回復)    No(回復していない)
```

栄養に対する耐性

- 十分である場合，経口栄養へ移行
- 十分でない場合，静脈栄養の併用 → 完全経腸栄養への移行
- 十分である場合，耐性をみながらより複合食に近い栄養剤および経口栄養へ移行

A.S.P.E.N : Board of Direcrors ; Clinical Pathways and Alvithms for Delivery of Parrenteral and Enteral Nutrition Support in Adults. A.S.P.E.N., Silver Spring, MD, p5, 1998.

や疲労により経口摂取の訓練にも妨げとなります．

また，嚥下障害のある人はとくに水分摂取が難しく，経口摂取のみでの必要水分量の確保ができず脱水に陥りやすいので注意する必要があります．

表1に1日の必要水分量，表2に必要エネルギー量の計算方法を示していますが，経口摂取のみで，必要水分量や必要エネルギー量が確保できているかどうかを確認し，確保できていれば経鼻栄養チューブの抜去を検討します．

尿量は摂取水分量や輸液量によりかなり異なってくるため，実際には24時間の尿量測定(おむつカウントや蓄尿を含む)を行うべきですが，簡易的な計算式として，一般健常者の場合は表1の3で表すことができます．

ただし，浮腫，高血糖，腎機能の低下，下痢，発熱など全身状態

表1　1日の必要水分量の計算

1) 必要水分量(mL/日)＝年齢別必要量(mL)×実測体重(kg)

成人	25〜55歳	35mL/kg/日
	55〜65歳	30mL/kg/日
	65歳以上	25mL/kg/日
小児	1歳（平均体重＝9kg）	120〜135mL/kg/日
	2歳（平均体重＝12kg）	115〜125mL/kg/日
	4歳（平均体重＝16kg）	100〜110mL/kg/日
	6歳（平均体重＝20kg）	90〜100mL/kg/日

※発熱，下痢，浮腫などにより異なる

2) 予測尿量＋不感蒸泄＋(糞便中水分－代謝水)

- 不感蒸泄(15mL/kg/体重，1℃上昇につき200mLプラスする)
- 代謝水(体内で脂肪や糖質などの栄養素が燃焼することによって発生する水分，5mL/kg/体重)
- 糞便中水分 100〜150mLで計算する
- 発熱等で体温が37℃を超えた場合，体温が1℃上昇するごとに150mL/日を増加させる．発汗は相当量と考える

3) 予測尿量の求め方(簡易．一般健常者の場合)
体重kg×1mL×24時間

例)体重50kgの場合
　50×1×24＝1,200mL/日

表2　必要エネルギー量の計算方法：6種類

- **基礎エネルギー消費量＝BEE(kcal/日)**

[男性] $66.47 + 13.75 \times W + 5.00 \times H - 6.78 \times A$

[女性] $655.14 + 9.56 \times W + 1.85 \times H - 4.68 \times A$

W：体重(kg)　H：身長(cm)　A：年齢

① **必要エネルギー量(kcal/日)：東口，2005.**

必要エネルギー量(kcal/日)＝
BEE(基礎エネルギー消費量)×活動因子(AF)×傷害因子(SF)

活動因子	傷害因子
寝たきり：1.0〜1.1 ベッド上安静：1.2 ベッド以外での活動：1.3 労働作業：1.3〜1.8	術後(合併症なし)：1.0 長管骨骨折：1.15〜1.30 がん：1.10〜1.30 腹膜炎/敗血症：1.10〜1.30 重症感染症/多発外傷：1.20〜1.40 多臓器不全：1.20〜1.40 熱傷：1.20〜2.00

※傷害因子は十分なエビデンスがない

② BEE×活動因子(AF)×傷害因子(SF)＋300kcal(著しい体重減少)

③ 日本人のための簡易式
- 男性：BEE＝14.1×体重＋620
- 女性：BEE＝10.8×体重＋620

④ 実体重×25〜35kcal．肥満ではBEE×1.2

⑤ 侵襲別
- 軽度侵襲：25〜30kcal/kg/日
- 中等度侵襲：30〜35kcal/kg/日
- 高度侵襲：35〜40kcal/kg/日

⑥ 総エネルギー消費量(TEE)を実体重換算
- 歩行可能患者：30〜35kcal/kg/日
- 寝たきり患者：20〜25kcal/kg/日

の変化により，尿量測定の誤差が大きくなるため，皮膚の状態(乾燥や湿潤などの観察)や検査データを把握することが重要となります．

（永濱郁代）

Q5 食事・服薬
食事介助を中止しなければならないのはどんなとき?

A 誤嚥性肺炎が疑われるとき，または疲労感が現れたときです

> **もっとくわしく**
>
> 毎回の食事介助をどのあたりで終了するかは食事に対する集中力と疲労度で判断します．
> 疲労感は誤嚥の原因となりえます．誤嚥性肺炎などを疑う場合は，臨床診断基準を参考にしましょう．

観察のポイント
- ☑ 誤嚥性肺炎の徴候はみられないか
- ☑ 食事への集中力はあるか
- ☑ 食事中の疲労感はないか

ケアのポイント
- ☑ 誤嚥性肺炎の徴候があれば食事を中止する
- ☑ 疲労を最小限にする食事摂取の方法を試みる

誤嚥性肺炎を疑う場合

　誤嚥性肺炎が疑われる場合に医師に報告し経口摂取の中止を判断します．誤嚥性肺炎の臨床診断基準での分類基準を**表1**に示します．「確実事例」「ほぼ確実事例」の場合は，いったん中止して医師に報告すべきです．

　実際に食事介助を行っている状況で，**表2**に示す症状がすべてみられるようであれば，誤嚥性肺炎を疑うべきでしょう．これらの症状が出てくれば，その時間の食事は中止します．毎食の食事時間を30分と区切り，それ以前に**表2**の症状が出現していれば，いったん中止すべきです．

表1 誤嚥性肺炎の臨床診断基準

分類	診断基準
Ⅰ. 確実事例	A：明らかな誤嚥が直接確認され，それに引き続き肺炎を発症した事例
	B：肺炎例で気道より誤嚥内容が吸引等で確認された事例 肺炎の診断は，次の①，②を満たす症例とする ①胸部X線または胸部CT上で肺胞性陰影（浸潤影）をみとめる ②37.5℃以上の発熱，CRPの異常高値，末梢白血球数9,000/μL以上の増加，喀痰など気道症状のいずれか2つ以上存在する場合
Ⅱ. ほぼ確実事例	A：臨床上に飲食に伴って，むせなどの嚥下障害を反復してみとめ，上記①および②の肺炎の診断基準を満たす事例
	B：ⅠのAまたはBに該当する事例で肺炎の診断基準のいずれか一方のみを満たす事例
Ⅲ. 軽い事例	A：臨床的に誤嚥や嚥下機能障害の可能性をもつ，以下の基礎疾患ないし疾患を有し，肺炎の診断基準①または②を満たす事例 　a. 陳旧性ないし急性の脳血管障害 　b. 嚥下障害をきたしうる変性神経疾患または神経筋疾患 　c. 意識障害や高度の認知症 　d. 嘔吐や逆流性食道炎をきたしうる消化器疾患（胃切除後も含む） 　e. 口腔咽頭，縦隔腫瘍およびその術後，気管食道瘻 　f. 気管切開 　g. 経鼻管による経管栄養 　h. その他の嚥下障害をきたす基礎疾患

平成8年長寿科学総合研究事業「嚥下性肺疾患の診断と治療に関する研究班」

表2 誤嚥性肺炎を疑うべき症状

①37.5℃以上の発熱
②咳嗽
③呼吸状態が変化
④痰の性質が変化し，量が増える
⑤倦怠感
⑥食欲不振
⑦炎症所見（WBC増加，好中球分画増加，CRP上昇）

食事を終了するタイミングを見きわめる

　誤嚥性肺炎を予防するためにも，毎日の食事介助を行ううえで，食事を終了するタイミングを見きわめなくてはなりません．すべて食べ終えるまで無理に食事を続ける必要はないのです．とくに

表3　食事の終了を判断すべきポイント（誤嚥性肺炎が疑われない場合）

- 食事に集中できる環境をつくっているにもかかわらず，摂食に対する意欲がなくなる
- 集中できなくなる
- 食事中に疲労感を訴える
- 介助者が見ていても疲労が著しい
- 傾眠傾向である
- 1回の食事摂取に30分以上かかる
- 食事摂取の時間が経つにつれて嚥下反射が遅れてくる
- 食事の後半むせがひどくなってくる
- など

図　有効に食事摂取するための方法の例

傾眠傾向が強い場合

- 昼夜逆転などの睡眠異常の場合，リハビリによる活動量の増加などの睡眠と覚醒のリズムの改善への援助
- 覚醒している時間に合わせて食事摂取を試みる
- リハビリや入浴などで疲労につながる場合は，リハビリ時間・入浴時間・食事時間などの調整を行う
- 生活リズムに影響する薬剤の調整（睡眠薬，向精神薬など）を行う

自力摂取できるものの疲労度が強い場合

- 嚥下機能にあわせた，安全・安楽な姿勢の保持，食事形態，自助具の準備は疲労の蓄積を最小限にする
- 自力摂取の時間を区切り，その後介助による摂取に切り替える
- 食事の摂取時間を減らして，摂取回数を増やす（間食を取り入れる）
- 10時や15時に間食を入れることで1回の摂取時間が減れば疲労軽減につながる

その他の工夫

- 栄養補助食品を追加することで，容易に栄養補給ができ，直接訓練につなげることができる
- 可能な範囲で本人の嗜好にあわせて栄養バランスがとれるように工夫する

食事による疲労感は誤嚥をまねく原因にもなります．食事の終了を判断するポイントを表3にあげます．

しかし，疲労感がみられたらすぐに中止すればよいわけではありません．できるだけ疲労を最小限にして有効に食事摂取をするため，いろいろな方法を試し，工夫すべきでしょう（図）．

（永濱郁代）

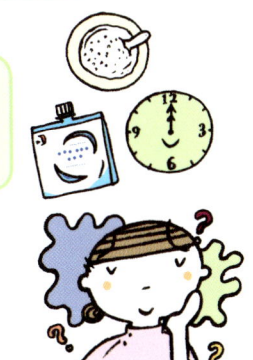

Q6 食事・服薬
どうして高齢者は誤嚥しやすいのですか？

A 嚥下機能と呼吸機能が衰えるためです

もっとくわしく

高齢者は加齢に伴って，身体機能が衰えるとともに，嚥下機能と呼吸機能も衰えるため，誤嚥しやすくなります．高齢者では，安静時の喉頭位置の下降により，嚥下時の喉頭挙上が不十分となり誤嚥の可能性が高くなります．

観察のポイント

- ☑ 嚥下機能
- ☑ 呼吸機能

ケアのポイント

- ☑ 高齢者は誤嚥しやすいことを常に念頭においてケアにあたる

嚥下機能と呼吸機能の低下に注意！

摂食・嚥下機能における加齢性の変化を**表**に示します．

高齢者は，複数の基礎疾患を併せ持つ場合が多く，それに加齢性変化が加わった摂食・嚥下機能の低下は多様であり，一定ではありません．

嚥下反射の一連の流れは加齢に伴う影響は受けませんが，嚥下反射に関連する知覚の低下により，嚥下反射は遅くなるといわれています．高齢者は1回に嚥下する量が増えると喉頭侵入（食物が声門の手前まで入り込むこと）や誤嚥を起こす可能性が高くなります．

また，解剖学的な要因もあります．喉頭の位置の下降が進み，気管の前のスペースである声門上部が広くなるため，高齢者ではわずかな嚥下機能の異常やタイミングのずれによって誤嚥を起こす可能性が増えます．

表　摂食・嚥下機能における加齢性の変化

- 注意・理解力の低下
- 側彎・円背などの姿勢異常
- 味覚・臭覚の低下
- 歯牙の欠損
- 舌の萎縮，舌運動の低下
- 唾液腺萎縮による唾液分泌量の減少
- 安静時喉頭位置の下降
- 嚥下関連筋群の筋力低下
- 嚥下反射（"ごっくん"という喉の動き）の惹起遅延
- 咽頭の感覚低下
- 声帯の萎縮，（喉頭挙上不十分）
- 咳嗽反射の低下

など

図　高齢者と若年者の喉頭位置の違い

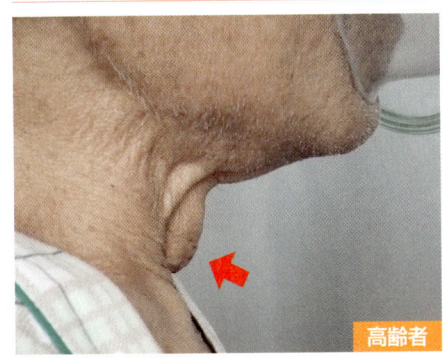

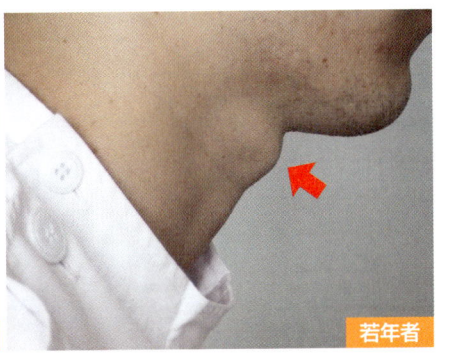

高齢者の喉頭の位置は，第7頸椎相当部まで下降している

　さらに，食物の通路と空気の通路は咽頭で交叉しているため，嚥下と呼吸のタイミングがずれると誤嚥に至りやすくなります．

　嚥下時は声門閉鎖が生じ，呼吸が一時的に中断されます．これを「嚥下時無呼吸」といいます．嚥下時無呼吸後は呼気相から再開される場合が多いと報告されています．しかし，高齢者は肺胞の弾力性の低下，胸郭の変形，呼吸筋の筋力低下から肺活量は低下し，呼吸周期は短縮します．このように加齢に伴う肺コンプライアンスの低下から，嚥下後の呼吸が吸気から再開される場合には，咽頭の残留物を誤嚥（吸気時の誤嚥）する可能性が高くなります．さらに，咳嗽反射の低下から，誤嚥物を喀出する力も弱くなり，誤嚥性肺炎を起こしやすくなります．

〔北川晶子〕

Q7 食事・服薬
嚥下障害をもつ高齢者の脱水予防法は？

A 誤嚥しにくい形態を工夫し，タイムスケジュールを組んで水分補給を促します

もっとくわしく

とろみ調整した飲み物やゼリーなど，比較的誤嚥しにくい形態を選択し，時間を決めて促します．嚥下障害がある場合は，飲水時のむせによる苦痛も伴うことから水分摂取量が不足しがちになるので注意が必要です．

観察のポイント
- ☑ 1日の水分摂取量が適切かどうか

ケアのポイント
- ☑ 水分補給用ゼリーやとろみ剤を使ってむせにくい形態を工夫する
- ☑ 時間を決めて水分摂取できるように，タイムスケジュールを組む

脱水を引き起こす要因を把握する

　高齢者は，加齢に伴う味蕾の減少による味覚の低下，口渇感の低下，嚥下機能の低下などによって水分の摂取量が減少します．また，身体機能の低下からトイレに行くこともおっくうになり，排尿回数を減らすため，水分摂取を避ける傾向にあります．高齢者における脱水症状の危険因子を**表**に示します．これに加えて嚥下障害がある場合は，飲水時のむせによる苦痛も伴い，水分摂取量がさらに不足していきます．

　認知機能の低下から，自覚症状に乏しい場合もあるため，1日の必要水分が確実に摂取できるような工夫が重要になります．まず，1日の必要水分量（**Q4**の**表1**）を理解しておくことが大切です．ただし，症状や疾患などによって変わることも知っておきましょう．

　食事においては，味付け，香り，見た目に変化をもたらし，摂取量の増進をはかるなど，食事に含まれる水分量を増やすなどの

表　高齢者における脱水症の危険因子

- 総体内水分量の減少
- 細胞内水分量の減少
- 腎臓のナトリウム保持能の低下
- 尿濃縮能の低下
- 代謝水の産生低下
- 口渇中枢の機能低下による口渇感の減弱
- 急性炎症性疾患，中枢性疾患，慢性疾患の増悪
- 薬剤の影響（利尿剤や下剤）
- 頻尿，尿失禁のおそれからくる飲水制限
- 嚥下機能の低下
- 認知機能の低下やうつ
- 寝たきりなど運動能力の低下

図　水分摂取のタイムスケジュールの例

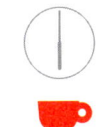

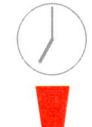

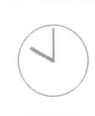

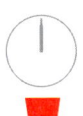

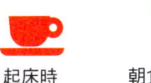

| 起床時 目覚めの一杯 | 朝食時飲水 | 10時の ティータイムで 飲水 | 昼食時飲水 | 15時の おやつタイムで 飲水 | 夕食時飲水 |

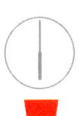

- あえて時間を設定して水分摂取を促し生活習慣のなかに組み込む
- 1回で摂取できる量は個人差があるため、回数を調整する
- 飽きがこないように，飲料の種類を変えて摂取する

＊この場合の「水」は，水分補給用ゼリーやとろみ調整食品でとろみをつけたものとし，安全に摂取できる形態をとる

工夫が必要になります．

また，水分などの液体はさらさらしており，咽頭へ流れるスピードが速いため，容易にむせを引き起こし誤嚥しやすくなります．一度でもむせたりして苦しい経験をすると，水分摂取を避ける傾向が出てきます．そのため周囲が気にかけ，時間を決めて定期的に水分摂取を促すとよいでしょう．図に水分摂取のタイムスケジュールの例を紹介します．

また，最近では，水分補給用のゼリーやとろみ調整食品が普及しているため，これらを使って飲み込みやすくし，必要水分量を確保します．なお，とろみ調整食品の種類によっては，味が変化するものもあります．

いままで，口にしたことのある食物の味は記憶として残っているものです．しかし，とろみ調整食品による味の変化で飲水を拒否される場合もあります．したがって，とろみ調整食品を選択する際には嗜好（好き嫌い）への配慮も必要になります．
　その他，生活環境の調整として，室温の調整（高温，多湿を避ける），着衣，寝具の調整も脱水予防のケアになります．
　このように，安全に摂取できる食形態を工夫し，日々の生活習慣のなかに水分補給時間を組み込みながら，楽しい食事や水分補給ができるように心がけ環境調整をすることが，脱水の予防につながります．

（北川晶子）

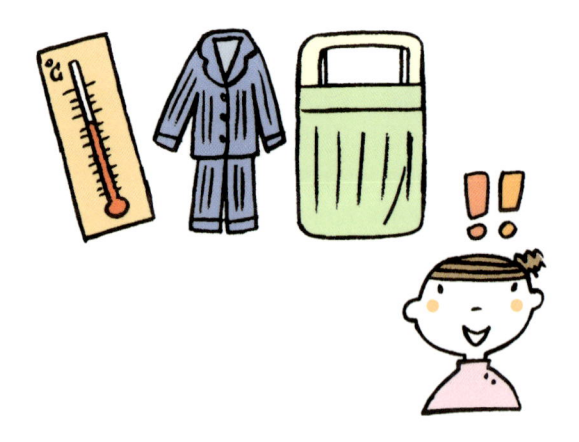

Q8 食事・服薬

食事ではむせない患者なのに，水を飲むとむせます．その原因は？

A 喉頭閉鎖のタイミングが遅れるためです

> **もっとくわしく**
>
> 水など，さらさらした液体は固形物に比べて咽頭へ早く流れ込みます．そのため喉頭閉鎖のタイミングが遅れ気管に入りやすくなってしまいます．その結果，むせが生じます．

観察のポイント

☑ むせる形態の食物とむせない形態の食物を見極める

ケアのポイント

☑ 調理法の工夫などにより，誤嚥を起こしにくい形態にする

食物の形態をきちんと把握する

嚥下反射は一連の流れとなっていて，いったん開始されると随意的には止められません．

一連の運動は以下のとおりです．

① **鼻咽腔閉鎖**：軟口蓋が挙上して，食物が鼻腔に入るのを防ぎます．
② **喉頭閉鎖**：声帯，喉頭前庭部，喉頭蓋が閉鎖して気道に入らないようにします（図）．
③ **食道入口部開大**：輪状咽頭筋（食道の入口の筋肉）の弛緩と舌骨・喉頭の前上方への挙上により，食道入口部が開き食塊が食道に運ばれます．

咽頭から食道へ送り込まれる嚥下反射は，0.5〜0.8秒という非常に短い時間のうちに行われます．そのために，喉頭閉鎖のタイミングが遅れた場合には，食物が気管に流れ込み，誤嚥を引き起こしてしまうのです．さらさらした液体は，まとまりにくく，口腔内での保持が困難であり，咽頭へ流れ込むスピードが速いため，

図　喉頭閉鎖

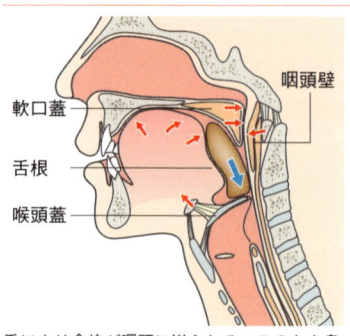

軟口蓋
舌根
喉頭蓋
咽頭壁

舌により食塊が咽頭に送られる．このとき鼻咽腔閉鎖により鼻腔が守られる

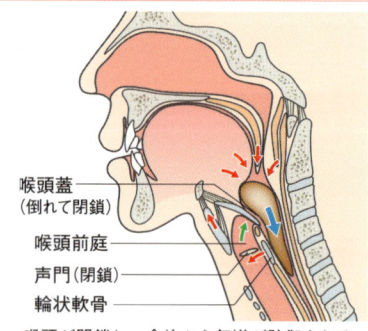

喉頭蓋（倒れて閉鎖）
喉頭前庭
声門（閉鎖）
輪状軟骨

喉頭が閉鎖し，食塊から気道が防御される．輪状咽頭筋が弛緩して食道入口部が開大し，食塊は食道へ送り込まれる

表　摂食・嚥下障害患者の「食べにくい食品」「食べやすい食品」

● 食べにくい食品

サラサラした液体	水，お茶，味噌汁，清涼飲料水　など
硬くて食べにくく，口の中でバラバラになってまとまりにくいもの	肉，かまぼこ，イカ，タコ，ごぼう，せんべい，クッキー，ビスケット，ピーナッツ　など
水分の少ないもの	パン，カステラ，イモ類　など
口の中に付着しやすいもの	のり，ワカメ，青菜類，もなかの皮　など
粘り気が強いもの	もち，だんご，とろみ調整食品を入れすぎた飲み物　など
酸味が強いもの	酢の物，柑橘類　など
固形物と液体が混じったもの	雑炊や粥，高野豆腐，水分の多い果物　など
すすって食べるもの	めん類　など

● 食べやすい食品

軟らかい，まとまりやすい，粘らない，性質が均質なもの	ヨーグルト，ゼリー，プリン，ムース，ペースト，ベビーフード　など
適当な粘度があって口のなかでバラバラになりにくいもの	卵豆腐，茶碗蒸し（具なし）　など

ゆっくりと咽頭を通過する固形物と比較して難しい物性です．したがって，**Q7**で述べたような，ゼリーやとろみ調整食品を使用して嚥下反射のタイミングに合うような形態にすることが必要となります．

明らかにむせをみとめる場合には，むせない形態に工夫する必要があります．しかし，食べ物を誤嚥してもむせのない誤嚥（不顕性誤嚥＝silent aspiration）が潜んでいる可能性もあります．食事中，食後の呼吸状態（喘鳴の有無や呼吸数の変化など）の確認や炎症所見，痰の量などを日々注意し，観察することが肺炎の早期発見につながります．

また，噛むと汁が出るような物性（果物，揚げ出し豆腐など）の食事や液体と固体（味噌汁かけごはんなど）を同時に摂取するような食べ方では，むせることがあることを理解しておきましょう．

摂食・嚥下障害患者にとって，食べにくい食品，食べやすい食品を**表**に示します．

食品の特性を理解し，調理法を工夫するなどして，安全な物性に変化させ，誤嚥の起こりにくい形態として摂取してもらえるよう心がけましょう．

〔北川晶子〕

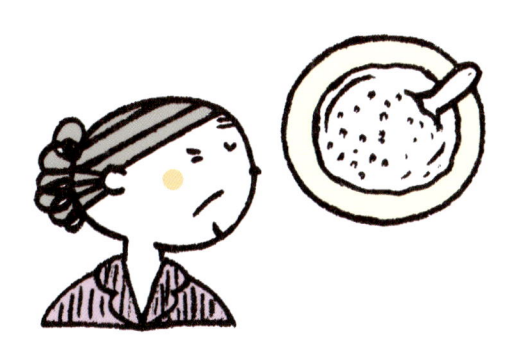

Q9 食事・服薬
食事がのどに詰まってしまった場合の緊急の対処方法は？

A 腹部突き上げ法（ハイムリッヒ法）を行います

もっとくわしく

まず気道の確保が最優先です．
早急に気道内の異物を除去し，必要に応じて救急要請します．

観察のポイント
- ☑ チョークサイン（万国共通の窒息のサイン）を見逃さない

ケアのポイント
- ☑ 指での異物のかき出し，背部叩打，腹部突き上げ法（ハイムリッヒ法）を行う

すみやかに原因物質を取り除く

　窒息が生じた場合，早急に気道内の異物を除去する必要があります．助けの必要な窒息かどうかを見分けるには，万国共通の窒息サインを目安にするといいでしょう．

　異物により生じる気道閉塞の症状には，「軽度」から「重度」まで幅があります．気道閉塞時の状態と対応方法を**表**に示しました．

　窒息時の対処法としては，腹部突き上げ法（ハイムリッヒ法），指でのかき出し，吸引などが知られています．

　異物が見えている場合には，口を大きく開けて異物を確認後，指で取り除きます．このときに注意するポイントは，異物が見えていて取り除ける場合のときのみ適応となります．これは，異物を取り除くために指を入れたとき，逆に異物を押し込む可能性があるからです．意識がある場合には，咬まれる可能性があるので，注意が必要となります．また，義歯を装着している場合には，義歯を除去してから行います．

　異物の確認が困難な場合には，ハイムリッヒ法を行います．ハ

表　気道閉塞時の状態と対応方法

	徴候	救助者の行動
軽度の気道閉塞	・換気良好 ・力強い咳ができる ・咳の合間に喘鳴が起こることがある	・良好な換気が続いているかぎりは，自発的な咳と呼吸の努力を続けるよう傷病者を励ます ・傷病者が自分で異物を吐き出す努力をしている場合は妨げずに，そばにいて状態を監視する ・軽度の気道閉塞が続くようなら，救急対応システムに出動を要請する
重度の気道閉塞	・換気不良または換気なし ・弱々しい，異物が吐き出せない咳，またはまったく咳をしない ・空気吸入時に甲高い雑音があるか，まったく雑音がない ・呼吸困難が強まる ・チアノーゼの（蒼白になる）可能性 ・口がきけない ・親指と人差し指で頸部をつかむしぐさは，窒息を表すサインとして万国共通である	・窒息しているかどうかを傷病者に尋ねる．傷病者が首を縦に振るのみで口がきけない場合は，重度の気道閉塞があり，閉塞の解除を試みる必要がある．

文献1）より

イムリッヒ法の手技を図に示します．

ハイムリッヒ法では，骨折や内臓損傷などの合併症を引き起こす場合があります．そのため実施後は，医師の診察をお勧めします．

窒息は生命の危険に直結します．すみやかに原因を除去することが，なにより優先されます．

異物除去後は，顔色や気分不快感，呼吸数，呼吸パターンなどを観察します．SpO_2を測定し，必要に応じて吸引や酸素投与を行います．呼吸状態の安定を確認してから血圧や脈拍など全身状態が窒息前の状態に回復しているかを確認しましょう．

（北川晶子）

図　ハイムリッヒ法の手技

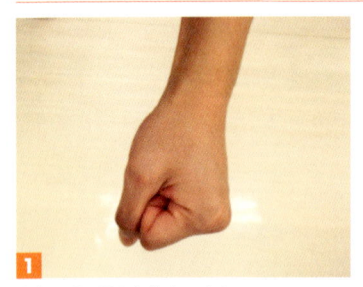

1 片方の手で平らな拳をつくる

Point 親指を中に入れると無理な屈曲位となり、腱を損傷する危険がある

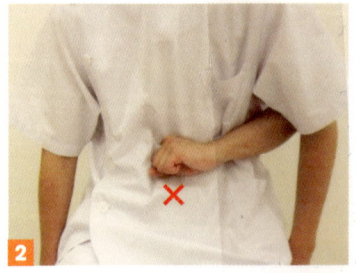

2 拳の親指側を患者の腹部中央で胸骨から下、臍のやや上に押し当てる

Point 臍の位置を確認してから押し当てる

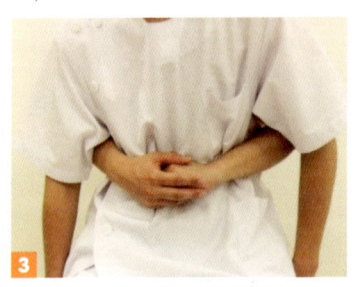

3 拳をもう一方の手で握り、腹部に押し込む

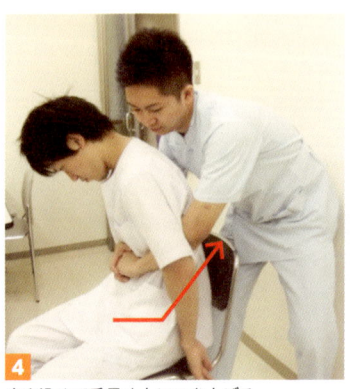

4 力を込めて手早く上につき上げる

Point 胸腔内圧を上昇させて異物を除去するイメージで突き上げる

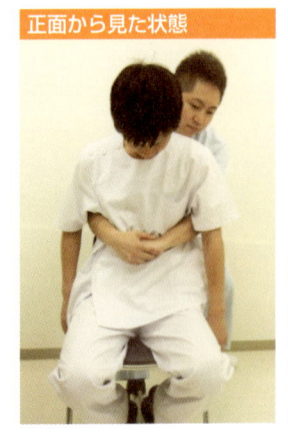

正面から見た状態

Point 椅子がない場合や、背が高い男性などの場合には、患者をひざまずく体勢にして、後ろにまわり実施する

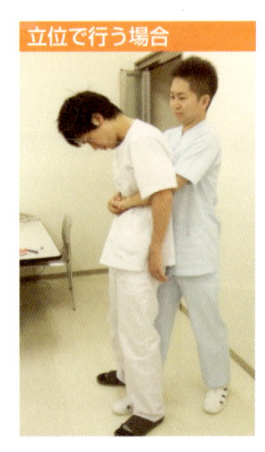

立位で行う場合

Point 突然意識を消失する可能性もある。二次的損傷を防ぐために、体全体で受け止められる体勢とする

Q10 食事・服薬
嚥下障害患者に適した食事の形態や食品はどう判断しますか？

A 食事摂取場面の観察，摂食・嚥下機能の評価をしたうえで選択します

もっとくわしく

食事摂取場面の観察やスクリーニングテスト，嚥下機能検査などで評価し，食事形態を選択します．

観察のポイント
- ☑ 嚥下の5期（先行期，準備期，口腔期，咽頭期，食道期）に分けた観察

ケアのポイント
- ☑ 摂食・嚥下障害の状況と程度に合わせて段階的に食事形態を変更していく
- ☑ フィジカルアセスメント，スクリーニングの実施

スクリーニングテストと検査

一般的な摂食・嚥下機能のスクリーニングテストをあげます（表1）．
- 反復唾液嚥下テスト（RSST）
- 改訂水飲みテスト（MWST，図1）
- 食物テスト（FT）

これらに加えて，嚥下造影検査（VF）や嚥下内視鏡検査（VE）などを行い，嚥下にかかわるどの部位が障害されているのかを明らかにする必要があります．

摂食・嚥下の過程において，重複して障害されていることが多く，障害に合わせた食事形態を選択することが必要となります（表2）．

なお，頸部聴診法などのそのほかのスクリーニングテストの詳細はp.45～48を参照してください．

障害の程度に合わせて段階的に変更

経口摂取の開始は，嚥下訓練食品（0j，0t）から摂食・嚥下障害の程度に合わせて段階的に食事形態を変更していきます．

嚥下造影検査（VF）
造影剤（硫酸バリウムなど）を含む液体あるいは半固形・固形の食物を食べさせて，口への取り込みから嚥下終了までの過程を，口腔，咽頭，喉頭，食道の範囲についてX線透視下で観察する．
videofluo-roscopic examination of swallowing.

嚥下内視鏡検査（VE）
鼻咽腔喉頭ファイバーによって声門閉鎖機能，唾液や分泌物，食物などの咽頭残留などを直視下に観察する．
videoendoscopic evaluation of swallowing.

表1 摂食・嚥下機能のスクリーニングテスト

【反復唾液嚥下テスト：RSST】
RSST：repetitive saliva swallowing test

[方法]
空嚥下を反復してもらい，嚥下運動時に起こる喉頭挙上〜下降運動を触診で確認し，随意的な嚥下の惹起能力を評価する

[評価]
30秒間に3回以上：正常
- - - - - - - - - - - - - - - - - - - -
30秒間に2回以下：不良

【改訂水飲みテスト：MWST】
MWST：modified water swallow test

[方法]
冷水3mLを口腔底に入れて嚥下してもらい，嚥下反射誘発の有無，むせ，呼吸の変化を評価する．水の嚥下が可能な場合は，さらに2回の嚥下運動を追加して評価する．評点が4点以上の場合は，最低3回施行し，最も悪い評点を記載する

[評価]
1点：嚥下なし，むせまたは呼吸変化を伴う
2点：嚥下あり，呼吸変化を伴う
3点：嚥下あり，呼吸変化はないが，むせあるいは湿性嗄声を伴う
- -
4点：嚥下あり，呼吸変化なし，むせ，湿性嗄声なし
5点：4点に加え，追加嚥下運動（空嚥下）が30秒以内に2回以上可能
判定不能：口から出す，無反応

4点以上がテスト通過

【食物テスト：FT】
FT：food test

[方法]
ティースプーン1杯（3〜4g）のプリンなどを嚥下させてその状態を観察する．嚥下が可能な場合は，さらに2回の嚥下運動を追加して評価する．評点が4点以上の場合は最低3回施行し，最も悪い評点を記載する

[評価]
1点：嚥下なし，むせまたは呼吸変化を伴う
2点：嚥下あり，呼吸変化を伴う
3点：嚥下あり，呼吸変化はないが，むせあるいは湿性嗄声や口腔内残留を伴う
- -
4点：嚥下あり，呼吸変化なし，むせ，湿性嗄声なし．追加嚥下で口腔内残留は消失
5点：4点に加え，追加嚥下運動（空嚥下）が30秒以内に2回以上可能
判定不能：口から出す，無反応

4点以上がテスト通過

表2　摂食・嚥下の過程に合わせた食事形態

	障害の背景	症状	食事形態
先行期の障害	意識レベルが低い	食事中の意識が保てない	・味や香りのはっきりしたもの ・患者の嗜好に合った食事
	認知の障害	食物の認知が悪い	
	上肢機能の障害	口へ運ぶ途中でこぼれる	・あまり細かくないもの ・取り込みやすい程度の大きさの形態
		食器を抑えられない	
		食具(スプーンなど)が持ちにくい	
	坐位保持の障害	拘縮，失調，疲労などによる坐位保持困難	
準備期，口腔期の障害	歯牙欠損・義歯不適合	咀嚼困難	・咀嚼機能に合わせた形態 ・口腔内の移送がしやすい形態．舌で押しつぶせて，食塊形成がしやすく，軟らかい形態 ＊高粘度のとろみは残留しやすく誤嚥のリスクが高くなる．きざみ食は口腔内でばらつき，食塊形成が困難になるので使用しない
	舌・頬・顎・口唇の障害	咀嚼困難・不全	
		口唇閉鎖困難・不全	
		口腔内移送困難	
咽頭期の障害	嚥下反射の遅延	嚥下前誤嚥：嚥下反射が起こる前に，咽頭に流入して誤嚥する．嚥下する前にむせ込み，湿性嗄声がみられる	・症状に合わせて，水分はとろみやゼリー状にする ・一口量が多くなりすぎず，1回の嚥下運動で飲みきれる程度にする ・固形物に含有水分が少ない形態(咀嚼すると水分が出てくるような食材は避ける)
	喉頭挙上・閉鎖不全	嚥下中誤嚥：飲み込むと同時にむせ込み，湿性嗄声がみられる	
	喉頭挙上・閉鎖不全，嚥下圧形成不全	嚥下後誤嚥：嚥下後に誤嚥し，むせ込みや湿性嗄声がみられる	

図1　改訂水飲みテスト

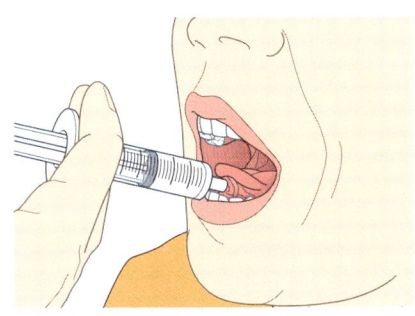

冷水3mLを口腔底に入れて嚥下してもらい，嚥下反射の有無，むせ，呼吸の変化を評価する

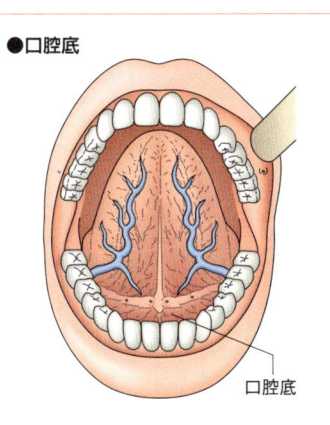

●口腔底

口腔底

図2 学会分類2013（食事）

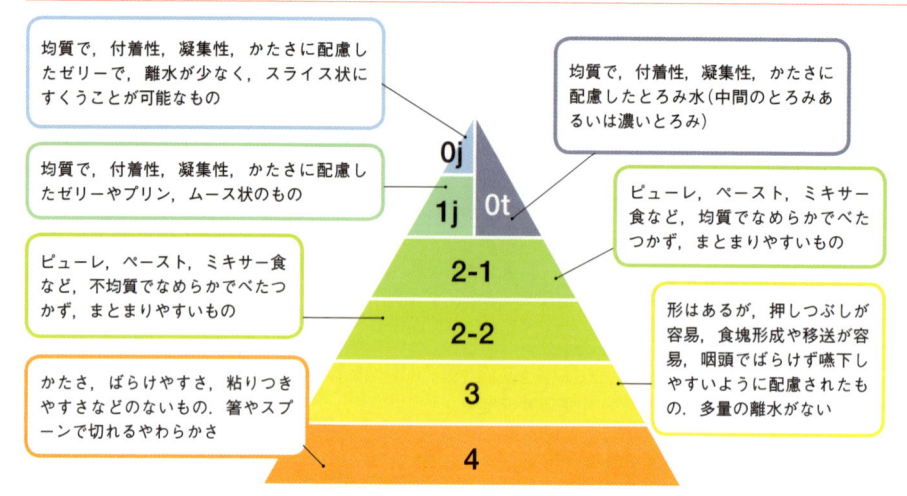

ピラミッド図（上から下へ）：
- 0j：均質で，付着性，凝集性，かたさに配慮したゼリーで，離水が少なく，スライス状にすくうことが可能なもの
- 0t：均質で，付着性，凝集性，かたさに配慮したとろみ水（中間のとろみあるいは濃いとろみ）
- 1j：均質で，付着性，凝集性，かたさに配慮したゼリーやプリン，ムース状のもの
- 2-1：ピューレ，ペースト，ミキサー食など，均質でなめらかでべたつかず，まとまりやすいもの
- 2-2：ピューレ，ペースト，ミキサー食など，不均質でなめらかでべたつかず，まとまりやすいもの
- 3：形はあるが，押しつぶしが容易，食塊形成や移送が容易，咽頭でばらけず嚥下しやすいように配慮されたもの．多量の離水がない
- 4：かたさ，ばらけやすさ，粘りつきやすさなどのないもの．箸やスプーンで切れるやわらかさ

「日本摂食・嚥下リハビリテーション学会嚥下調整食分類2013」より

● 早見表

コード【Ⅰ-8項】		名称	形態	目的・特色	
0	j	嚥下訓練食品 0j	・均質で，付着性・凝集性・かたさに配慮したゼリー ・離水が少なく，スライス状にすくうことが可能なもの	・重度の症例に対する評価・訓練用 ・少量をすくってそのまま丸呑み可能 ・残留した場合にも吸引が容易 ・たんぱく質含有量が少ない	
0	t	嚥下訓練食品 0t	・均質で，付着性・凝集性・かたさに配慮したとろみ水 （原則的には，中間のとろみあるいは濃いとろみ*のどちらかが適している）	・重度の症例に対する評価・訓練用 ・少量ずつ飲むことを想定 ・ゼリー丸呑みで誤嚥したりゼリーが口中で溶けてしまう場合 ・たんぱく質含有量が少ない	
1	j	嚥下調整食 1j	・均質で，付着性，凝集性，かたさ，離水に配慮したゼリー・プリン・ムース状のもの	・口腔外で既に適切な食塊状となっている（少量をすくってそのまま丸呑み可能） ・送り込む際に多少意識して口蓋に舌を押しつける必要がある ・0jに比し表面のざらつきあり	
2	1	嚥下調整食 2-1	・ピューレ・ペースト・ミキサー食など，均質でなめらかで，べたつかず，まとまりやすいもの ・スプーンですくって食べることが可能なもの	・口腔内の簡単な操作で食塊状となるもの（咽頭では残留，誤嚥をしにくいように配慮したもの）	
2	2	嚥下調整食 2-2	・ピューレ・ペースト・ミキサー食などで，べたつかず，まとまりやすいもので不均質なものも含む ・スプーンですくって食べることが可能なもの		
3		嚥下調整食 3	・形はあるが，押しつぶしが容易，食塊形成や移送が容易，咽頭でばらけず嚥下しやすいように配慮されたもの ・多量の離水がない	・舌と口蓋間で押しつぶしが可能なもの ・押しつぶしや送り込みの口腔操作を要し（あるいはそれらの機能を賦活し），かつ誤嚥のリスク軽減に配慮がなされているもの	
4		嚥下調整食 4	・かたさ・ばらけやすさ・貼りつきやすさなどのないもの ・箸やスプーンで切れるやわらかさ	・誤嚥と窒息のリスクを配慮して素材と調理方法を選んだもの ・歯がなくても対応可能だが，上下の歯槽堤間で押しつぶあるいはすりつぶすことが必要で舌と口蓋間で押しつぶすことは困難	

学会分類2013は,概説・総論,学会分類2013(食事),学会分類2013(とろみ)から成り,それぞれの分類には早見表を作成した.
本表は学会分類2013(食事)の早見表である.本表を使用するにあたっては必ず「嚥下調整食学会分類2013」の本文を熟読されたい.
なお,本表中の【　】表示は,本文中の該当箇所を指す.
＊0tの「中間のとろみ・濃いとろみ」については,学会分類2013(とろみ)を参照されたい.
　本表に該当する食事において,汁物を含む水分には原則とろみを付ける【I-9項】
　ただし,個別に水分の嚥下評価を行ってとろみ付けが不要と判断された場合には,その原則は解除できる.
　他の分類との対応については,学会分類2013との整合性や相互の対応が完全に一致するわけではない.
【I-7項】

主食の例	必要な咀嚼能力【I-10項】	他の分類との対応【I-7項】
	(若干の送り込み能力)	・嚥下食ピラミッドL0 ・えん下困難者用食品許可基準I
	(若干の送り込み能力)	・嚥下食ピラミッドL3の一部 　(とろみ水)
おもゆゼリー,ミキサー粥のゼリー　など	(若干の食塊保持と送り込み能力)	・嚥下食ピラミッドL1・L2 ・えん下困難者用食品許可基準II ・UDF区分4(ゼリー状) 　(UDF:ユニバーサルデザインフード)
粒がなく,付着性の低いペースト状のおもゆや粥	(下顎と舌の運動による食塊形成能力および食塊保持能力)	・嚥下食ピラミッドL3 ・えん下困難者用食品許可基準II・III ・UDF区分4
やや不均質(粒がある)でもやわらかく,離水もなく付着性も低い粥類	(下顎と舌の運動による食塊形成能力および食塊保持能力)	・嚥下食ピラミッドL3 ・えん下困難者用食品許可基準II・III ・UDF区分4
離水に配慮した粥　など	舌と口蓋間の押しつぶし能力以上	・嚥下食ピラミッドL4 ・高齢者ソフト食 ・UDF区分3
軟飯・全粥　など	上下の歯槽堤間の押しつぶし能力　以上	・嚥下食ピラミッドL4 ・高齢者ソフト食 ・UDF区分2およびUDF区分1の一部

図3 段階的栄養摂取方法

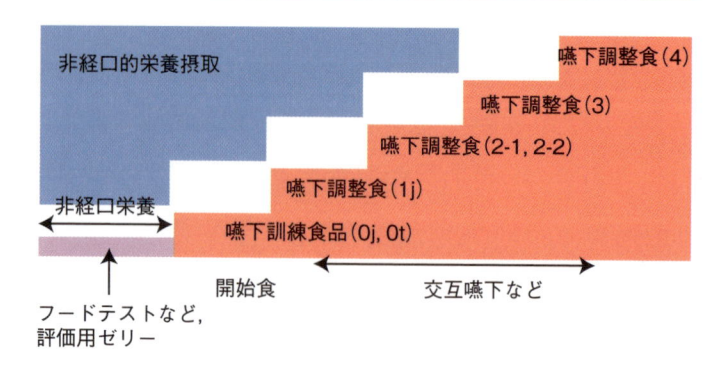

```
非経口的栄養摂取
                                                    嚥下調整食(4)
                                            嚥下調整食(3)
                                    嚥下調整食(2-1, 2-2)
                            嚥下調整食(1j)
    非経口栄養    嚥下訓練食品(Oj, Ot)
    ←―――→
                    開始食          ←―― 交互嚥下など ――→
 フードテストなど,
 評価用ゼリー
```

　段階食は1段階ずつ変更し,食事回数と食事形態を一度に変更しないようにします(改善や悪化したときの要因がわからなくなります).

　段階食(スライスゼリー,嚥下障害食,粥,常食)など,「学会分類2013」を参考に,嚥下の状態に合わせた食事形態を選択します(**図2**).

　栄養状態を悪化させないよう,静脈栄養や経腸栄養などと併用しながら,3食経口摂取に向けて段階的に食事形態を変更してきます(**図3**).全粥や嚥下食がゴールではなく,箸を使って常食が食べられるようにすることをゴールにします.

(小澤公人)

Q11 食事・服薬 どの程度のとろみが嚥下障害患者には有効ですか？

A 嚥下障害の重症度と，とろみの程度は必ずしも一致しません

もっとくわしく

とろみが強いと逆に口腔内や咽頭に残留して誤嚥のリスクが高まります．嚥下障害の重症度でとろみの程度が決まることはありません．とろみの特徴を理解して使用します．

観察のポイント
- ☑ どのタイプの嚥下障害があるのか
- ☑ 嚥下反射惹起の遅延の有無
- ☑ 喉頭挙上不全の有無
- ☑ 咽頭残留の有無

ケアのポイント
- ☑ 障害の程度や部分によって適切な濃度のとろみをつけることを心がける

とろみのつけ過ぎは誤嚥をまねく

嚥下反射惹起の遅延がみられたり，喉頭の挙上と食道入口部の開大のタイミングが合わない場合に，とろみをつけることが有効

図 とろみ調整食品の濃度

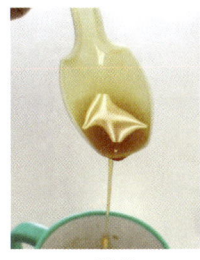

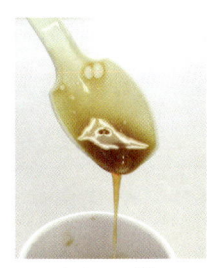

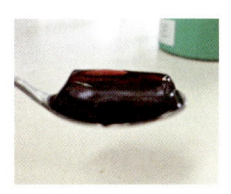

| 1％：サラダ油状 | 2％：ヨーグルト状 | 3％：ケチャップ状 | スライスゼリー |

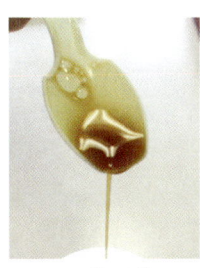

表1 とろみ調整食品の濃度の目安

濃度	状態	
0.5%	牛乳状	＊咀嚼や咽頭への送り込みの障害がある患者には，とろみをつけすぎると口腔内に残留しやすくなり，誤嚥する危険が高くなるため，注意する
1%	サラダ油もしくはネクター状	
2%	ヨーグルト状	

表2 とろみ調整食品の濃度の目安

	段階1 薄いとろみ 【Ⅲ-3項】	段階2 中間のとろみ 【Ⅲ-2項】	段階3 濃いとろみ 【Ⅲ-4項】
英語表記	Mildly thick	Moderately thick	Extremely thick
性状の説明 （飲んだとき）	・「drink」するという表現が適切なとろみの程度 ・口に入れると口腔内に広がる液体の種類・味や温度によっては，とろみが付いていることがあまり気にならない場合もある ・飲み込む際に大きな力を要しない ・ストローで容易に吸うことができる	・明らかにとろみがあることを感じがありかつ，「drink」するという表現が適切なとろみの程度 ・口腔内での動態はゆっくりですぐには広がらない ・舌の上でまとめやすい ・ストローで吸うのは抵抗がある	・明らかにとろみが付いていて，まとまりがよい ・送り込むのに力が必要 ・スプーンで「eat」するという表現が適切なとろみの程度 ・ストローで吸うことは困難
性状の説明 （見たとき）	・スプーンを傾けるとすっと流れ落ちる ・フォークの歯の間から素早く流れ落ちる ・カップを傾け，流れ出た後には，うっすらと跡が残る程度の付着	・スプーンを傾けるととろとろと流れる ・フォークの歯の間からゆっくりと流れ落ちる ・カップを傾け，流れ出た後には，全体にコーティングしたように付着	・スプーンを傾けても，形状がある程度保たれ，流れにくい ・フォークの歯の間から流れ出ない ・カップを傾けても流れ出ない（ゆっくりと塊となって落ちる）
粘度(mPa·s) 【Ⅲ-5項】	50-150	150-300	300-500
LST値(mm) 【Ⅲ-6項】	36-43	32-36	30-32

学会分類2013は，概説・総論，学会分類2013（食事），学会分類2013（とろみ）から成り，それぞれの分類には早見表を作成した．
本表は学会分類2013（とろみ）の早見表である．本表を使用するにあたっては必ず「嚥下調整食学会分類2013」の本文を熟読されたい．
なお，本表中の【 】表示は，本文中の該当箇所を指す．
粘度：コーンプレート型回転粘度計を用い，測定温度20℃，ずり速度50s^{-1}における1分後の粘度測定結果【Ⅲ-5項】．
LST値：ラインスプレッドテスト用プラスチック測定板を用いて内径30mmの金属製リングに試料を20ml注入し，30秒後にリングを持ち上げ，30秒後に試料の広がり距離を6点測定し，その平均値をLST値とする【Ⅲ-6項】．
注1．LST値と粘度は完全には相関しない．そのため，特に境界値付近においては注意が必要である．
注2．ニュートン流体ではLST値が高く出る傾向があるため注意が必要である．

日本摂食・嚥下リハビリテーション学会嚥下調整食分類2013．日摂食嚥下リハ会誌，17(3)，2013．より

表3 うまくとろみをつけるコツ

- ダマにならないように，マドラーなどを使用して混ぜ合わせる
- 必要最小限につける（食感と味を損なわないように配慮）
- いつも同じように仕上げる（計量スプーン，同一のコップを使用する）
  ＊誰がつくっても同じようになることが大切
- 仕上がる時間を待つ（とろみが安定するまでに2～3分の時間を要する）

となります．水分や食物が咽頭に達する時間を稼ぐことによって，誤嚥を防ぎます．

しかし，とろみが強すぎるとべたつきが多くなり，口腔内や咽頭に残留してしまい，誤嚥するリスクも高くなります．

嚥下障害の程度で濃度を調整する

とろみをどの程度の濃度にするかは，嚥下反射惹起の遅延や随意的な嚥下運動の障害の程度をアセスメントして判断していきます．これらは，反復唾液嚥下テスト（RSST）や改訂水飲みテスト（MWST）など（**Q10参照**）でスクリーニングして評価．咽頭期の障害を評価するのに有効です．

嚥下反射惹起の遅延など咽頭期に障害のある患者に対しては，遅延している程度に合わせて，とろみ調整食品の濃度を0.5～1.5％の範囲で調整します．2％以上のとろみをつけると，口腔や咽頭に残留や付着が強くなり，誤嚥のリスクが高まるため適しません（**図**）．再度，嚥下機能評価を行うなどの対応が必要となります．1.5％でも誤嚥・喉頭侵入やむせ込みがあるときには，とろみをつけたすのではなく，姿勢の調整や摂取方法を工夫したり，スライスゼリーを摂取するなどの工夫が必要です．

また，可能であれば，嚥下造影検査や嚥下内視鏡検査などの客観的な評価をしてから，とろみの濃度や食事形態，摂取方法を選択してください．

とろみ調整食品の濃度の目安ととろみをつけるときのコツを**表1，表2，表3**に示します．

（小澤公人）

ポイント
- 咽頭期に障害のある患者には，0.5～1.5％で調整します
- 1.5％でもむせ込みや誤嚥があれば，スライスゼリーに変更するなど工夫が必要です
- 2％以上のとろみは誤嚥のリスクが高まるのでNGです！

知っ得 column

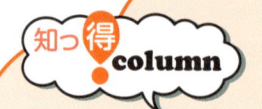

ユニバーサルデザインフードとは

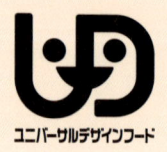

ユニバーサルデザインフード

日常の食事から介護食まで幅広く使用できる，食べやすさに配慮した食品を「ユニバーサルデザインフード」といいます．

これは，日本介護食品協議会が制定した規格で，適合した商品のパッケージには，ロゴマークと区分数値，区分形状が表示されています．

●区分表

区分		区分1 容易にかめる	区分2 歯ぐきでつぶせる
かむ力の目安		かたいものや大きいものはやや食べづらい	かたいものや大きいものは食べづらい
飲み込む力の目安		普通に飲み込める	ものによっては飲み込みづらいことがある
かたさの目安 ※食品のメニュー例で商品名ではありません．	ごはん	ごはん～やわらかごはん	やわらかごはん～全がゆ
	さかな	焼き魚	煮魚
	たまご	厚焼き卵	だし巻き卵
	調理例（ごはん）		
物性規格	かたさ上限値 N/m²	5×10^5	5×10^4
	粘度下限値 mPa·s		

※「ゾル」とは，液体，もしくは固形物が液体中に分散しており，流動性を有する状態をいう．
　「ゲル」とは，ゾルが流動性を失いゼリー状に固まった状態をいう．

かむ力や飲み込む力に応じて食品を選択しやすくなるよう、区分1：容易にかめる、区分2：歯ぐきでつぶせる、区分3：舌でつぶせる、区分4：かまなくてよい、の4段階に区分されています。このほかに飲み物などにとろみをつけるとろみ調整食品の区分もあります。

とろみ調整食品には、食べ物や飲み物に加えて混ぜるだけで、適度なとろみをつけることができるものや、ゼリー状に固めることができるものがあります。とろみの目安として、フレンチドレッシング状、とんかつソース状、ケチャップ状、マヨネーズ状の4段階で表示するなど、消費者がわかりやすいように工夫されています。

（寺見雅子）

区分3 舌でつぶせる	区分4 かまなくてよい
細かくてやわらかければ食べられる	固形物は小さくても食べづらい
水やお茶が飲み込みづらいことがある	水やお茶が飲み込みづらい
全がゆ	ペーストがゆ
魚のほぐし煮（とろみあんかけ）	白身魚のうらごし
スクランブルエッグ	やわらかい茶わん蒸し（具なし）
ゾル：1×10^4 ゲル：2×10^4	ゾル：3×10^3 ゲル：5×10^3
ゾル：1500	ゾル：1500

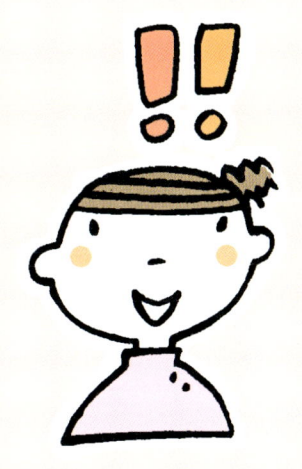

●とろみの目安の表示例

とろみの強さ	✚✜✜✜	✚✚✜✜	✚✚✚✜	✚✚✚✚
とろみのイメージ	フレンチドレッシング状	とんかつソース状	ケチャップ状	マヨネーズ状
イメージ図				
使用量の目安		1g	2g	3g

水・お茶100mlあたり

Q12 食事・服薬
よくむせる患者への内服介助するときの注意点は？

A 粉砕してヨーグルトに混ぜたり，ゼリーに埋め込みます

もっとくわしく

内服薬は，固形物と水分を一緒に嚥下するため誤嚥しやすい状況となります．誤嚥を防ぐために患者に合わせた投与方法を工夫することが必要です．

観察のポイント
- ☑ どの程度の嚥下機能があるのかを見きわめる
- ☑ 口腔内の残留の有無

ケアのポイント
- ☑ 投与方法や投与時間を工夫する
- ☑ 事前に医師または薬剤師に必ず確認し，連携をとる

　錠剤などの内服薬は，固形物と水分を一緒に嚥下するため物性が異なり，咽頭通過する速さが違い，最も誤嚥しやすい状況となります．これらが咽頭や食道に残留すると，誤嚥したり潰瘍をつくってしまう危険もあります．

　このような場合，よく行う方法として，粉砕してヨーグルトやゼリーに混ぜて嚥下させる方法があります（図1）．この場合，必ず事前に医師や薬剤師に粉砕してもよい薬かどうかを確認しましょう．

疲労する前に投与

　また，内服時間にとくに制限がなければ，疲労する前に内服したほうが誤嚥しにくいため，食事の途中で内服するようにします．食事途中の内服は，もし薬物が咽頭や食道に残留したとしても，その後の摂食で取り除かれるというメリットもあります．

図1　嚥下障害患者への内服薬の飲ませ方

スライスゼリーに錠剤を埋め込む方法

- 錠剤をゼリーに埋め込んで与薬する

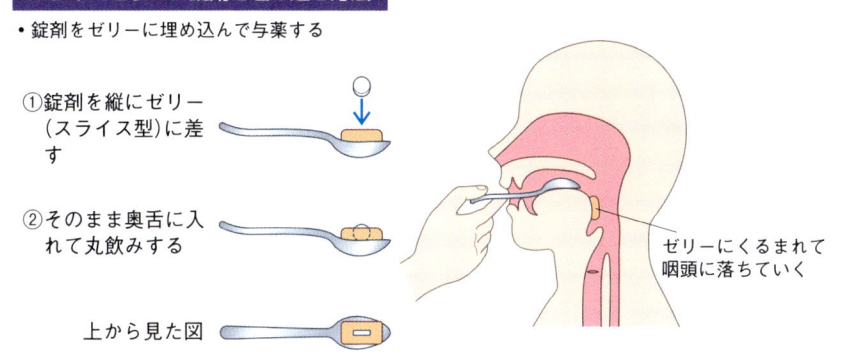

① 錠剤を縦にゼリー（スライス型）に差す

② そのまま奥舌に入れて丸飲みする

上から見た図

ゼリーにくるまれて咽頭に落ちていく

粉砕してヨーグルトに混ぜる方法

- 粉砕して，ゼリーやヨーグルトに混ぜる（この場合はゼリーなどと交互に嚥下させると口腔内や咽頭に残りにくい）

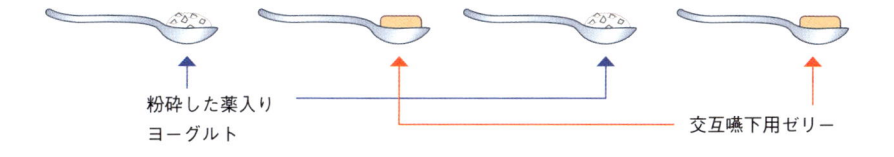

粉砕した薬入りヨーグルト　　　交互嚥下用ゼリー

簡易懸濁法での投与

　これらの方法で内服が困難な場合は，内服薬だけ経管で投与する場合もあります．このときには，簡易懸濁法（投与時に錠剤・カプセル剤をそのまま水に入れて崩壊・懸濁させる方法．図2）が便利です．

　カプセルを溶解させるため，約55℃の温湯に入れて自然放冷します．水に入れて崩壊しない錠剤の場合，コーティングを破壊して水に懸濁・崩壊しやすくする方法をとってもよいでしょう．ただし，この場合も事前に医師または薬剤師に必ず確認してから行うようにします．

（小澤公人）

図2 簡易懸濁法

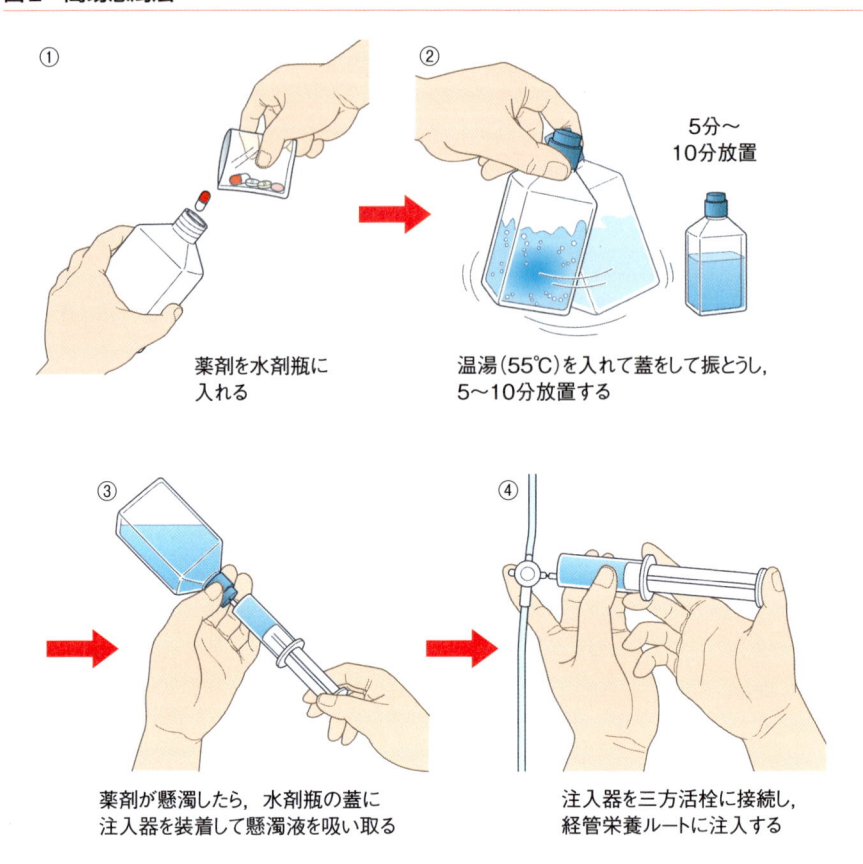

① 薬剤を水剤瓶に入れる

② 温湯(55℃)を入れて蓋をして振とうし，5〜10分放置する

5分〜10分放置

③ 薬剤が懸濁したら，水剤瓶の蓋に注入器を装着して懸濁液を吸い取る

④ 注入器を三方活栓に接続し，経管栄養ルートに注入する

Q13 食事・服薬
薬で嚥下障害に影響するものはありますか？

A 薬物の副作用が加齢による生理的変化と重なることで，摂食・嚥下障害をきたすことがあります

もっとくわしく

意識レベルや注意力を低下させる，唾液分泌低下を起こす，運動機能を障害する，粘膜障害を起こす，などの薬物は嚥下機能に影響を与えます．

観察のポイント
☑ 服用している薬物の種類と副作用を把握する

ケアのポイント
☑ 加齢による生理学的変化に配慮する

薬物の副作用による嚥下機能への影響

摂食・嚥下には，意識レベルや注意力や唾液の分泌，咀嚼・咽頭への送り込み，嚥下反射などの運動機能や，口腔内・歯牙の知覚や味覚などが関与しています．薬物の副作用によりそれらが障害され，摂食・嚥下障害をきたす場合があります．

とくに加齢による生理的変化と重なると，配慮が必要になります．

表は，摂食・嚥下機能に影響を与える薬物の一覧です．参考にしてください．

（小澤公人）

表　摂食・嚥下機能に影響を与える薬物一覧

摂食・嚥下機能への影響	薬効分類等		一般名
意識レベルや注意力を低下させる薬物	抗不安薬，睡眠薬		ジアゼパム，トリアゾラム，ゾルピデム
	抗うつ薬	三環系抗うつ薬	イミプラミン，アミトリプチリン
		選択的セロトニン再取り込み阻害薬（SSRI）	フルボキサミン，パロキセチン
	抗精神病薬	定型抗精神病薬	ハロペリドール，クロルプロマジン
		非定型抗精神病薬	リスペリドン，オランザピン
	抗てんかん薬		フェニトイン，バルプロ酸ナトリウム
	第1世代抗ヒスタミン薬		クロルフェニラミン，ジフェンヒドラミン
	中枢性筋弛緩薬		チザニジン，バクロフェン
唾液分泌低下（口腔内乾燥）を起こす薬物	末梢性抗コリン薬		アトロピン，ブチルスコポラミン
	中枢性抗コリン薬		トリヘキシフェニジル
	三環系抗うつ薬，定型抗精神病薬		イミプラミン，アミトリプチリン，ハロペリドール，クロルプロマジン
	第1世代抗ヒスタミン薬		クロルフェニラミン，ジフェンヒドラミン
	利尿薬		フロセミド
運動機能を障害する薬物	錐体外路症状	定型抗精神病薬	ハロペリドール，クロルプロマジン
		制吐薬	メトクロプラミド，ドンペリドン
		消化性潰瘍治療薬	スルピリド，クレボプリドリンゴ
	筋力低下	骨格筋弛緩薬	ダントロレン，チザニジン，バクロフェン
		抗不安薬，睡眠薬	ジアゼパム，トリアゾラム，ゾルピデム
粘膜障害を起こす薬物	非ステロイド系抗炎症薬		インドメタシン，イブプロフェン
	抗菌薬		ドキシサイクリン
	抗悪性腫瘍薬		フルオロウラシル，シクロホスファミド
	骨粗鬆症治療薬		アレンドロン酸ナトリウム

文献1）p.306，より

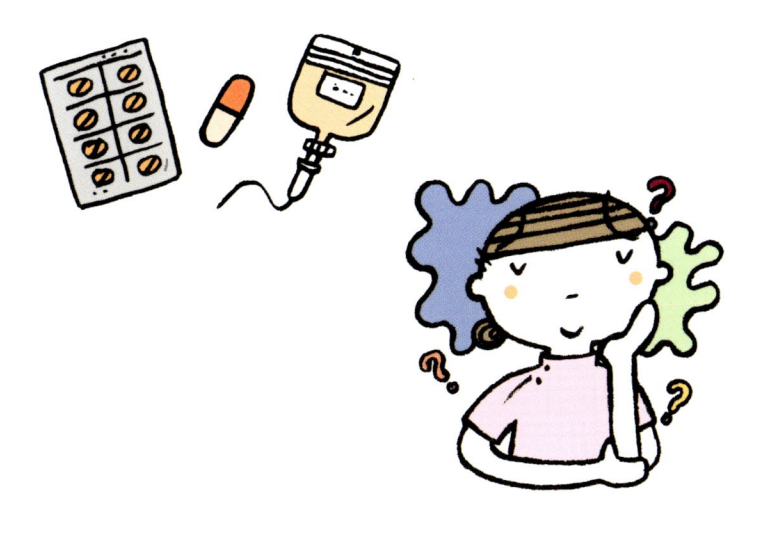

Q14 リハビリ・訓練

嚥下障害のある患者の日常生活のなかでどのようなことがリハビリになりますか？

A 日常生活動作の獲得への支援がリハビリにつながります

もっとくわしく

安定した坐位保持，摂食動作にかかわる筋力維持など日常生活動作の獲得への支援は，摂食・嚥下リハビリテーションの基本となります．

図 日常生活のなかで摂食・嚥下リハビリテーションにつながる例

	【先行期】 食物の形や量，質などを確認し，食べ方を判断したり，食べ物を口まで運ぶ段階				【準備期】 口腔内へ取り込んだ食物を咀嚼し，唾液と混ぜ，飲み込みやすい食塊にする段階
摂食・嚥下に必要な動作や機能の例	■覚醒が不十分な場合，食物の認知力が低下し，誤嚥のリスクにつながる．そのため，安全に食べるための覚醒が必要	■安全に食事をするためには安定した坐位姿勢が一定時間保てることが必要	■摂食動作として，箸やスプーンなどを使うために，上肢や指先のこまかい運動が必要		■食べ物の捕食や口腔保持，食塊の形成には，口唇，舌，頬などの運動が必要
日常生活のなかで行える援助の例	■睡眠と覚醒のサイクルを整え，1日の生活リズムをつくることで食事中の覚醒を促す	■坐位姿勢保持に向けた基礎体力づくりに努める ■離床（ベッドから離れてロビーで過ごす，テレビを見る，トイレへ行くなど）を促す援助は，食事に必要な体幹・四肢の筋肉および基礎体力アップや維持につながる	■歯磨きは，持った歯ブラシを口まで運ぶ上肢の運動と，歯ブラシを持つ指先の力，ブラッシングするための上肢と指先の協調運動が必要．これら一連の動作は食事動作に必要なものと似ている ■書字や絵を描いたり色を塗ったりする．箸を使う指先の運動は，これらの動作に共通している		■水を口腔内に保持し，口唇を閉じて頬を動かす含嗽（ぶくぶくうがい）は，口唇の閉鎖と舌を使って口の中に水を保持し，頬の動きによって行われる．そのため，捕食に必要な口腔保持，食塊形成に必要な口唇，舌，頬の運動につながる

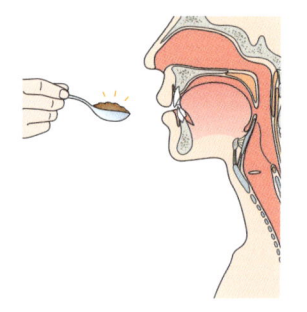

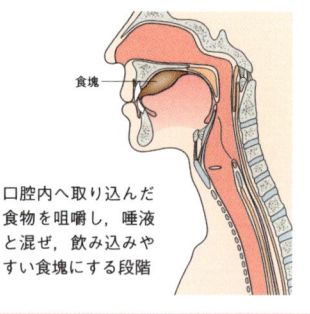

> **観察のポイント**
> ☑ 食事をする際の妨げとなる身体機能の障害の影響は？

> **ケアのポイント**
> ☑ 日常生活の自立度を維持・向上させる援助を実施する

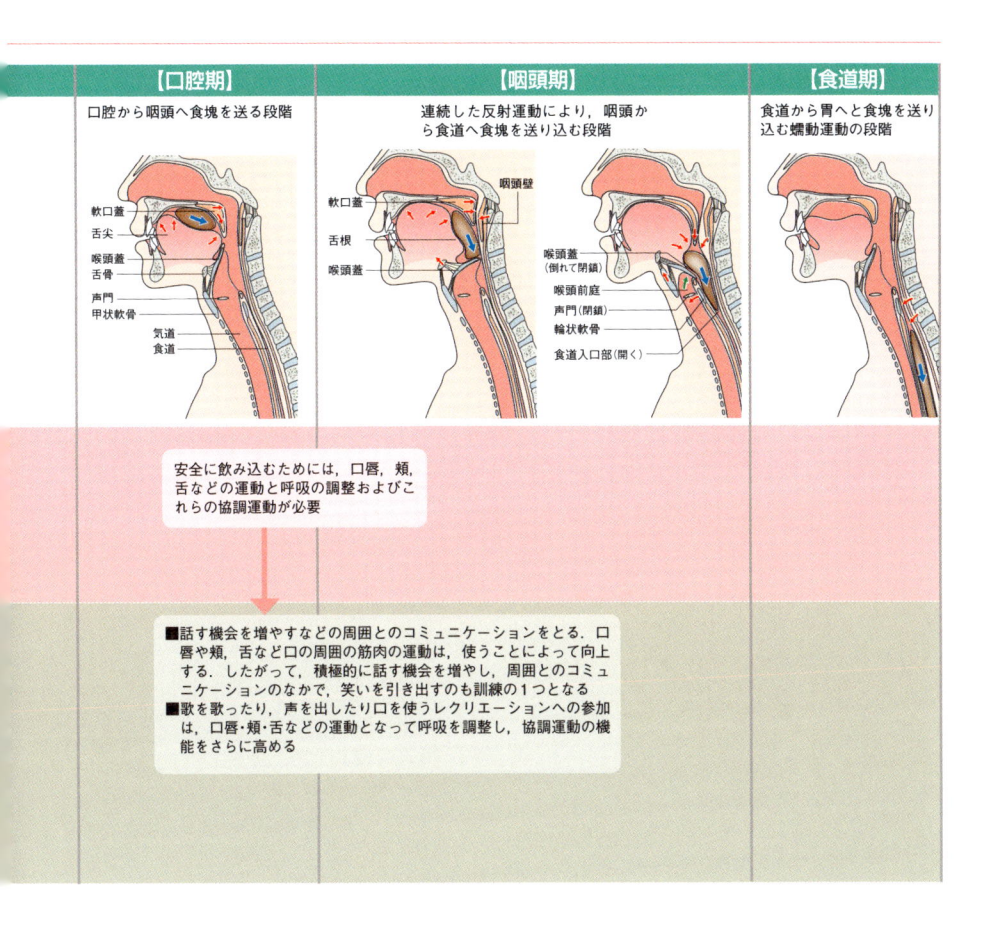

【口腔期】	【咽頭期】	【食道期】
口腔から咽頭へ食塊を送る段階	連続した反射運動により，咽頭から食道へ食塊を送り込む段階	食道から胃へと食塊を送り込む蠕動運動の段階
軟口蓋／舌尖／喉頭蓋／舌骨／声門／甲状軟骨／気道／食道	軟口蓋／舌根／喉頭蓋／咽頭壁　　喉頭蓋（倒れて閉鎖）／喉頭前庭／声門（閉鎖）／輪状軟骨／食道入口部（開く）	

安全に飲み込むためには，口唇，頬，舌などの運動と呼吸の調整およびこれらの協調運動が必要

■話す機会を増やすなどの周囲とのコミュニケーションをとる．口唇や頬，舌など口の周囲の筋肉の運動は，使うことによって向上する．したがって，積極的に話す機会を増やし，周囲とのコミュニケーションのなかで，笑いを引き出すのも訓練の1つとなる
■歌を歌ったり，声を出したり口を使うレクリエーションへの参加は，口唇・頬・舌などの運動となって呼吸を調整し，協調運動の機能をさらに高める

日常生活に根ざした訓練

　坐位の保持，歩行といった日常生活動作（ADL）は，摂食・嚥下リハビリテーションにもつながる共通の要素が数多くあります．

　何気なく行っている日常生活動作でも意識的に取り組むことで，摂食・嚥下障害へのリハビリテーション効果を高めることにつながります．援助方法の例を摂食・嚥下の5期モデルに沿って示します（**図**）．

　摂食・嚥下障害を呈した患者は，例外もありますが身体機能にも障害を伴うケースが多くみられ，身体機能の障害が原因で，食事をする行為の妨げとなる場合があります．

　摂食・嚥下障害とADLの自立度は密接な関係があり[1)2)]，全身の運動機能を高めることで，摂食・嚥下機能の向上に好影響をもたらすことがあります．

　そのため，日常生活の自立度の向上あるいは維持することが，摂食・嚥下障害のリハビリテーションへとつながっていくと考えられます．

〔檀上明美〕

Q15 リハビリ・訓練
摂食・嚥下訓練法の他動運動と自動運動は対象が決まっているのですか？

A 患者の状態によってどちらの方法が適しているかアセスメントします

もっとくわしく

嚥下障害や麻痺，意識障害の程度をアセスメントし，それに基づいて基礎訓練と摂食訓練の比重を決めます．

観察のポイント
- ☑ 何が原因で嚥下障害を起こしているのか？

ケアのポイント
- ☑ 自動運動で行うのか，または他動運動を行うかを患者の状態によって見きわめる

嚥下機能，全身状態の評価が重要

摂食・嚥下訓練の目的を**表1**に示します．摂食・嚥下訓練は，食物を用いずに基礎能力の向上をはかる基礎訓練（間接訓練）と，実際に食物を用いて摂食機能を高める摂食訓練（直接訓練）に大きく分けられます．

臨床場面における訓練内容は，患者の嚥下機能の評価だけでなく，嚥下障害や意識障害の程度，現疾患の状況や全身状態などを含めて評価を行ったうえで，基礎訓練と摂食訓練の比重を考えて決めます．

基礎訓練には，他動運動と自動運動の両方の要素が含まれます．

表1 嚥下訓練の主な目的

1	2	3
摂食・嚥下に関連する各器官の可動域の拡大	嚥下動作前の知覚感受性の改善	摂食・嚥下時の協調運動やタイミングの改善

文献1)より

表2　基礎訓練の例とその目的，方法

自動運動	目的	方法
口唇の運動	口唇周囲筋の強化	口唇を「ウ」「イ」と突出させたり，横引きさせたりするなど
舌の運動	舌の筋力増強 可動域の改善	舌を突き出したり，引っ込めたりする 左右の口角に舌の先をつけるなど
ブローイング	呼吸機能の改善 鼻咽腔閉鎖機能の改善 口唇閉鎖機能の改善	ストローの先を水の入ったコップに浸けて水の中にブクブクと息を静かに吐き出す．できるだけ長く行う．ただし，認知機能に問題がある人の場合は，巻き笛やスーフルを吹く
プッシング	声門閉鎖の強化	机や壁などを強く押して一瞬息を止めたあとに「ア」「エイ」などと声を出す
呼吸訓練	誤嚥防止	口すぼめ呼吸，腹式呼吸

文献4)を一部改変

　そのほとんどは自動運動の要素が多く(図)，指示に従う能力があって自分で訓練することが可能な患者ほど，効果が高いといわれています[1]．基礎訓練には表2にあげたようなものがあります．
　他動運動で行うものは，ストレッチやマッサージがあります．ストレッチやマッサージは，肩甲帯や頸部の嚥下筋のリラクセーションや拘縮予防が目的です．筋肉の緊張をほぐし，柔軟性をもたせ，訓練効果を高めるために行われます．そのため，嚥下訓練の準備段階として取り入れられることが多く，他動運動と自動運動のどちらの方法でも行うことができます．
　しかし，意識障害のある患者のように自分で訓練ができない場合は，他動運動を主とした方法になります．
　嚥下訓練の内容や方法には，どのような目的で，どのような訓練法を選ぶのか，明確にして行うことが大切です．嚥下障害を起こしている主な問題点を明確にしてかかわった場合，おのずと必要な訓練がみえてくるのではないでしょうか．

(檀上明美)

図　口唇と舌の自動運動

● 口唇

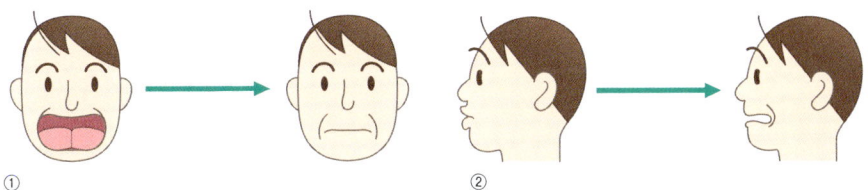

① 口唇の開大・閉鎖：口を大きく「パッ」と開け，次に「ギュッ」と閉じる

② 口唇の突出・横引き：「ウー」と口をすぼめ，次に両口角に力を入れて「イー」とできるだけ横に引く

● 舌

① 舌の前後運動：できるだけ大きく口を開けて，まっすぐに舌を突き出す．次に突き出した舌をグッと奥まで引く

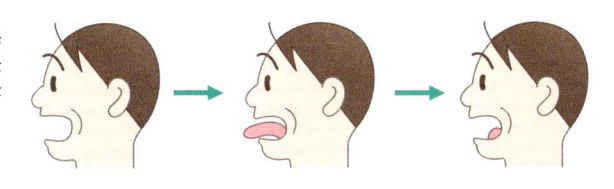

② 舌の上下運動：大きく口を開けて，舌先をできるだけ上げて上唇をなめる．次に舌の先を思い切り下げて，下唇をなめる

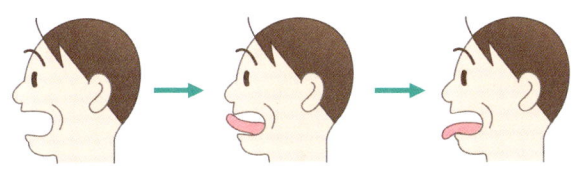

③ 舌の左右運動：左右の口角に舌の先で交互にしっかりと触れる

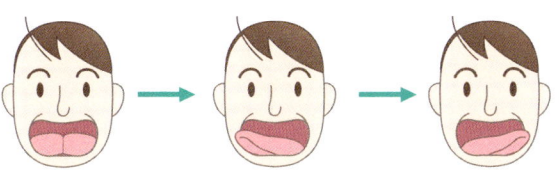

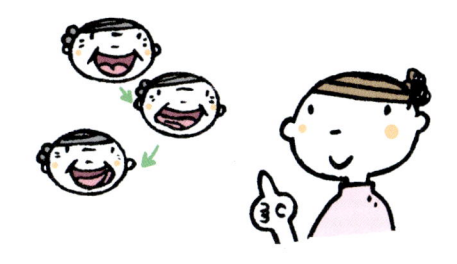

Q16 リハビリ・訓練

失語症があり，コミュニケーションがとれない患者への嚥下リハビリテーション方法は？

A 指示動作が行えなくてもできる訓練方法が主になります

もっとくわしく

他動運動主体の基礎訓練や模倣による反復訓練，食事環境の整備などは，指示動作が行えなくてもできます．

観察のポイント
- ☑ ADLの自立度をはじめ，失語症の種類，失行や保続などの合併についての情報収集

ケアのポイント
- ☑ 言語聴覚士と連携する
- ☑ 根気よく，あせらずに続ける

患者に最も適した方法を検討する

　失語症がある場合，状態によっては指示動作が行えないことがあり，訓練がスムーズに進まないことがあります．このような場合は，指示動作が行えなくてもできる他動運動を主体とした嚥下関連筋群のリラクセーションや筋緊張の調整を目的としたストレッチ，マッサージを行います．

　そのほか，嚥下関連筋群の運動と協調性の改善をはかる目的で，アイスマッサージを利用することもあります．また，模倣による反復訓練が有効な場合も多く，必要な摂食方法を模倣により身につけるのも1つの方法です．この場合，非言語的手段であるジェスチャーや絵，写真などを活用します．

　しかし，患者によっては，絵や写真などは抽象的で理解しにくい場合があるため，実際に行ってみせるなどジェスチャーを活用したほうが有効な場合があります．

　いずれにおいても，対象の患者に最も適した方法を検討する必

要があります．

安全な食事環境を整える

　訓練のほかにも大切なことがあります．それは「安全な食事環境を整える」ことです．

　水分にとろみが必要な場合や食形態に工夫が必要な状態のときに，手の届くところにとろみをつけていない水分が置いてあったり，誤嚥や窒息につながる食べ物を置いていたりすることは，事故につながる危険性が高くなります．家族や周囲の人たちが嚥下障害を理解し，統一した援助を行うことが大切です．

　嚥下障害は，誤嚥や窒息など生命の危機に直結したものであり，失語症のある場合，コミュニケーションがとれないことや，指示動作が行えないことにより，安全に食べるための手段や訓練が効果的に行えず，危険性が高まります．

　また，利き手交換が必要となることがあります．右半身麻痺の出現により，左手での取り込みの練習や自助具の調整が必要となることもあり，病前と比べて患者の食事環境は大きく変化するため，訓練が困難となります．

　安全に訓練を進めていくためには，ADLの自立度をはじめ，失語症の種類，**失行**や**保続**などの合併について，患者の情報収集や情報共有が重要となります．言語聴覚士と連携がとれる環境であれば情報交換を行い，患者の理解の程度やコミュニケーション手段として効果的なかかわり方を相談しておきましょう．

（檀上明美）

失行
運動麻痺や知覚麻痺，不随意運動がないのに目的にあった動作・行動が的確にできないこと．脳の器質病変が原因となる．

保続
異なった質問に対しても同じ答えを繰り返す障害．たとえば，氏名を尋ねられてきちんと答えられても，次に年齢を尋ねられると，同様に氏名で答えるなど．

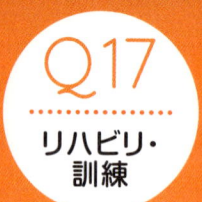

Q17 リハビリ・訓練 認知症患者への嚥下リハビリテーションのポイントは？

A 楽しんで参加できるリハビリテーションや食事場面での代償法の活用があります

もっとくわしく

通常の指導方法では認知症患者にストレスを加えることになり，イライラしたり，怒り出したり，拒否したりすることがあるからです．

観察のポイント

- ☑ 患者の精神状態は？
- ☑ 患者が落ち着いていて協力が得られそうな時間帯はいつか？

ケアのポイント

- ☑ 患者の趣味や興味があるものなどを家族から情報収集する
- ☑ 代償法を活用しながらすこしでも安全に食べるための援助を行う

楽しめる要素を取り入れる

　認知症が軽度〜中等度の場合，コミュニケーションをとることは可能です．しかし，記憶障害や見当識障害，判断力の低下などから日常生活を送るうえで，さまざまなストレスや不安をかかえながら過ごしています．そのため，イライラしたり，突然怒り出したり，拒否などにより訓練が思うように行えないこともあります．

　このような精神状態の場合，患者が落ち着いていて協力が得られそうな時間を選んで訓練を行うことが重要です．また，趣味や興味があるものなどを家族から情報収集し，楽しんで行える要素をリハビリテーションに取り入れると効果的です（**表1**）．意思疎通が困難であることが多い場合は，機能回復を目指すより，いまある機能を引き出しつつ，安全に食べられる方法の検討が求められます．指示に従えない場合は，患者自身が行うよりも看護師をはじめ介助者が実施する方法を選択したほうがよい場合もあります．

表1　楽しんで行えるリハビリテーションの例

リハビリテーションの例	効果
・歌をうたう ・早口言葉や言葉遊び	準備期から咽頭期で必要な，各部位の筋肉の運動と呼吸の調整，そして協調性の訓練につながる
・風車や巻き笛を吹くなど	口唇閉鎖や鼻咽腔閉鎖訓練になるとともに，口すぼめ呼吸などの要素もあり呼吸訓練としても使える

表2　代償法（嚥下法）による援助の例

状況	代償法	方法
・周囲がうるさく食事に集中できない ・十分咀嚼をせずに丸飲みしようとする	think swallow （嚥下の意識化）	・カーテンを閉めてテレビを消し，環境を整える ・咀嚼のリズムや食塊形成，口腔から咽頭へ食塊が流れていく一連の動作を意識させる
・窒息やむせが起こる ・早食い	一口量の調整	・早食いや一口量が多い場合は，安全に飲み込むことができる一口量を，口に入れる前から調節する ・スプーンを使用する場合，1回に口に入れる量が多くなりすぎないよう小さめのスプーンを使用する（大きさはティースプーンか，大きくてもデザートスプーンぐらいまで） ・食材を一口量に合わせて小さめに切っておく
・早食い	ペースコントロール	・付き添っている介助者が食べるペースをコントロールする
・同じものばかり食べる ・ガラガラ声になる	空嚥下	・食物を嚥下したあとで，もう一度嚥下を行うことよって喉頭前庭や梨状陥凹の残渣を食道へ移動させる
	交互嚥下	・食物とゼリーやとろみ水の飲み込みを交互に行う嚥下法，重度の場合は1口ごと，中等度の場合は数回の飲食物のあいだに，軽度の場合は全部の食事の終了時に，というように症状に応じて頻度を選択する

代償法の活用

　認知症の患者は，食べ物の大きさを自分の口の容量に合わせるのが難しいこともあり，大きな塊を口の中に入れ，噛まずに丸飲みしてしまうことがあります．また，口に詰め込んで早食いしたり，同じものばかり食べたりしがちです．

　認知症で嚥下障害がある患者の場合，誤嚥や窒息の危険性が高まるので，すこしでも安全に食べるために，誰かが付き添い，代償法（一口量の調整，ペースコントロール，交互嚥下など）を活用しながら援助することが必要です（**表2**）．

　代償法（嚥下法）は**表2**に示したほかにも，さまざまなものがあります．患者の問題点に合った方法，および患者ができるものを選びましょう．

（檀上明美）

Q18 リハビリ・訓練 誤嚥性肺炎を繰り返す患者へのリハビリテーションは？

A 口腔ケアや呼吸リハビリテーションがあります

もっとくわしく

誤嚥性肺炎＝食物の誤嚥とはかぎりません．不顕性誤嚥への対応や少量の誤嚥からリカバリするための呼吸機能までを含めた視点が必要です．

観察のポイント

- ☑ むせながら誤嚥を繰り返す「顕性誤嚥」はないか？
- ☑ むせることなく誤嚥を繰り返す「不顕性誤嚥」はないか？

ケアのポイント

- ☑ 口腔ケアの徹底
- ☑ 呼吸訓練，排痰訓練などの呼吸リハビリテーション

「顕性誤嚥」と「不顕性誤嚥」に要注意！

嚥下障害患者の誤嚥性肺炎の原因を考えたとき，注意しなければならないのが，むせながら誤嚥を繰り返す「顕性誤嚥」だけでなく，むせることなく誤嚥を繰り返す「不顕性誤嚥」の存在です．

そのため，食事中にむせていないからといって，安心はできません．また，高齢者の場合は，夜間または臥床での唾液の誤嚥によって誤嚥性肺炎を起こすことがあります．この場合の誤嚥も「不顕性誤嚥」と表現されています．

高齢者の約7割に後者の「不顕性誤嚥」が潜在し，誤嚥性肺炎の原因ともいわれています[1)2)]．また，誤嚥性肺炎は一度でも起こすと，肺炎を繰り返しやすくなります．

この「不顕性誤嚥」を含めた誤嚥性肺炎への取り組みが必要です．嚥下障害患者に対し，私たち看護師が取り組む内容として，嚥下訓練のほかには，リハビリテーションの要素を含めた口腔ケアと呼吸リハビリテーションがあります．

図1　リハビリテーションの要素を含む広義の口腔ケア

【口唇の他動運動】

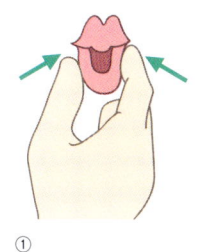

① 口角の両端を指ではさんで、パッと離す

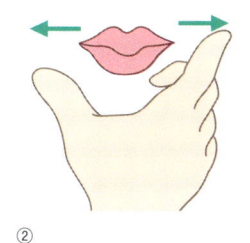

② 口唇をはさんで、パッと離す。上唇、下唇をそれぞれ3つに区分して真ん中・右・左と行う

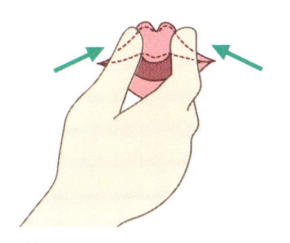

③ 上唇は上方へ、下唇は下方へと口唇の縁に沿って外へ広げ、その後、内側へつぼめる

【舌の抵抗運動】

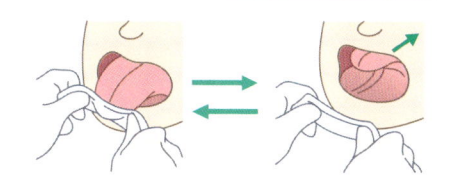

舌の前後の抵抗運動

① 訓練担当者はガーゼの両端を持ってガーゼをピンと張り、正面から水平に舌を押す。患者はそれに抵抗するように口唇から前に舌を突き出す

② 舌根部に力を入れてぐっと引き入れる

舌の左右側方抵抗運動

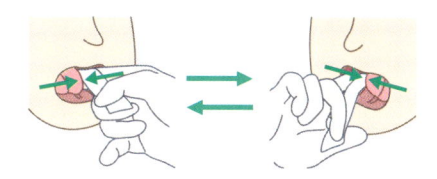

① 指を入れてから患者に抵抗する力を入れさせる
② 患者の力に合わせて訓練担当者の入れる力は加減する
③ 患者には舌の側面に指を入れるまで舌に力を入れないように指示しておく
④ 舌の側面から指を水平に当てて押す

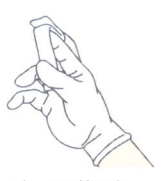

ガーゼの持ち方

舌根部上下抵抗運動

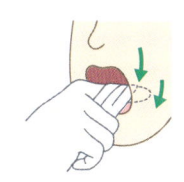

口腔内の舌根部に介助者の指を入れ、指の腹で上下に押す

舌尖の挙上抵抗運動

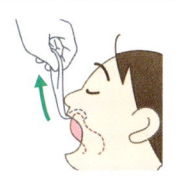

舌尖を挙上してガーゼを保持する。下顎、下歯列が舌に触って舌が持ち上がらないようにする

図2　排痰訓練（ハフィング）

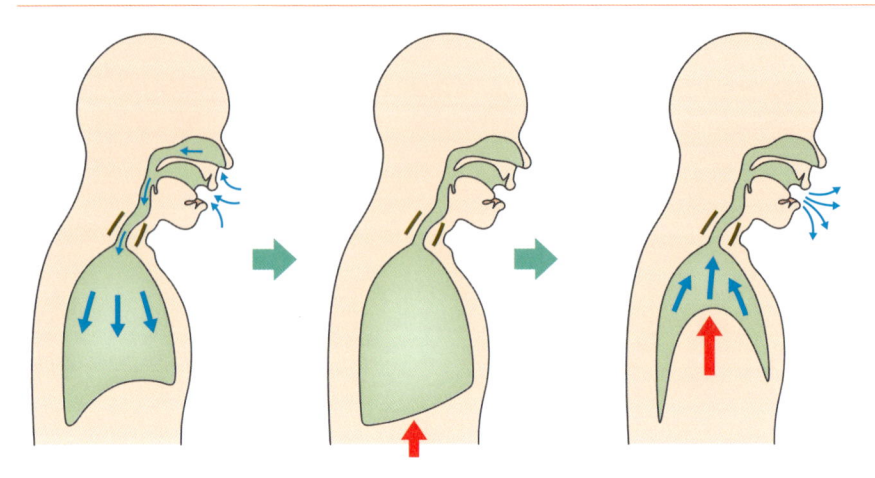

ゆっくりとした吸気　　　　　　　口と声門を開き，声を出さないようにしながら，「ハーッ」と強く最後まで吐ききる

図3　訓練への参加が難しい患者の呼吸訓練

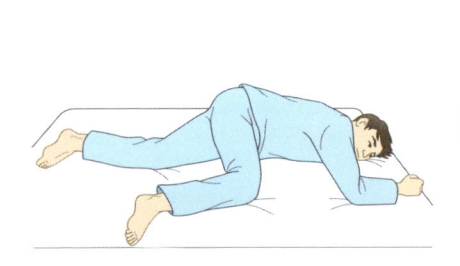

排痰体位（体位ドレナージ）
下になる腸骨棘と上腕骨大結節・肩峰で身体を支える．上になる上肢は上方にあげ，胸郭を広げる

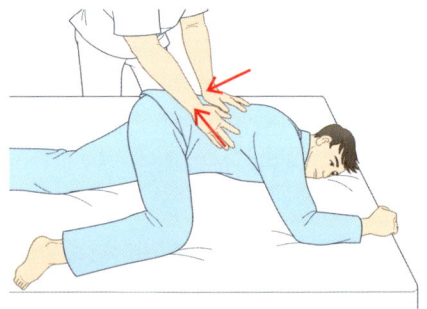

介助排痰（スクイージング）
呼気に合わせて胸郭を押さえながら矢印の方向に引き，呼気を絞り出す．吸気のタイミングに合わせて一気に手を離して胸郭を解放すると吸気流入が促進される

口腔ケアで細菌叢の正常化をはかる

むせの有無にかかわらず，口腔内細菌の誤嚥を減らすためには，口腔・咽頭の細菌叢の正常化をはかるための口腔ケアが必要です．

口腔ケアには，口腔清掃を主とした口腔ケアのほかに，口腔マッサージや口腔周囲筋，舌の運動など口腔機能の回復や維持を目的としたリハビリテーションの要素を含む広義の口腔ケア（図1）があります．

また，嚥下障害患者にとっては，口腔内環境が整うことで口腔内の知覚感受性を高める効果があります．最近では口腔ケアによる嚥下反射や咳嗽反射改善の効果も研究されています[3)4)]．

呼吸リハビリテーションで機能・協調性の向上をはかる

嚥下に問題がある場合，呼吸パターンが乱れ，気道分泌物を排出する能力が低下するなど，呼吸機能にも問題を生じていることが多くあります．

呼吸リハビリテーションを行うことで，呼吸機能や呼吸と嚥下の協調性の向上をはかり，安全な摂食訓練の支援と誤嚥性肺炎の予防，そして治療の効果を高めます．訓練の内容としては，呼吸訓練と排痰訓練が有効です．

ある程度訓練に参加できる場合は，呼吸訓練として口すぼめ呼吸や腹式呼吸，排痰訓練として咳嗽訓練やハフィング（図2）があります．ポイントは「普通の吸気」で行うことです．深く息を吸い込むと痰が吸い込まれやすくなります．

訓練への参加が難しい場合は，排痰体位（体位ドレナージ）や介助排痰（スクイージング）があります（図3）．

とくに食物を使った訓練を行っている場合，むせたときや気管に入りかかったものを「咳をして出す」ことがとても大切です．食事中に意識的に咳嗽させるのも，誤嚥を減らす手段となります．

高齢者では，いざというときに指示動作がスムーズに行えないことが多くなるため，ふだんからの咳嗽訓練が重要なポイントになります．

呼吸リハビリテーションは，軽症から重症までほとんどの患者に適応となります．誤嚥を防ぎ，肺炎を予防するために身につけておきたい知識と技術です．

（檀上明美）

Q19 吸引 咽頭残留物を効率よく除去する方法は？

A 咳払いや交互嚥下，複数回嚥下を行い，それでもうまく除去できない場合は吸引を行います

もっとくわしく

咽頭残留物をそのままにしておくと，気道に吸い込み，誤嚥する可能性があるため，除去する必要があります．

観察のポイント

- ☑ 食べているときに喘鳴はみられないか？
- ☑ 食後，口腔内に食物が残っていないか？

ケアのポイント

- ☑ 食事前後に口腔・咽頭ケアを行う
- ☑ 食事中は，咳払い，交互嚥下，複数回嚥下を促す
- ☑ 吸引

食事中の危険信号を見逃さない

経口摂取を始めたときに，食べながらゴロゴロと喘鳴が聞こえた場合，咽頭（梨状陥凹）付近に残留物があることが考えられます．このような状態をそのままにしておくと，吸気時に気道に吸い込んで誤嚥する可能性があります．

咽頭に入った食塊が，嚥下後も咽頭に残っている状態を「咽頭残留」とよびます．咽頭全体に散らばるような残留は，誤嚥のリスクにつながります．

こうした残留物を除去する方法として，咳払いやお茶ゼリーなどによる交互嚥下，複数回嚥下がありますが，それでも除去できないときに吸引を行います（**図1**）．

図1　咽頭残留物の除去方法

除去方法の種類	具体的な方法
咳払い	「ゴホン！」と咳払いを促す
交互嚥下	食物を嚥下後，異なる物性の食物を交互に摂取することで嚥下反射を促し，咽頭残留物を除去する
複数回嚥下	嚥下したあと，空嚥下を1回以上行うことで，咽頭の食物残留を減らす
梨状陥凹吸引	**吸引前** ・口腔ケア，咽頭ケアを行う **吸引開始** ①頸部を左右どちらかに回旋する ②頸部が伸展しているほうの梨状陥凹（図2参照）に向けてチューブを挿入する ③吸引圧をかけ，分泌物が多いところではゆっくり，引けないところでは素早く吸引する．

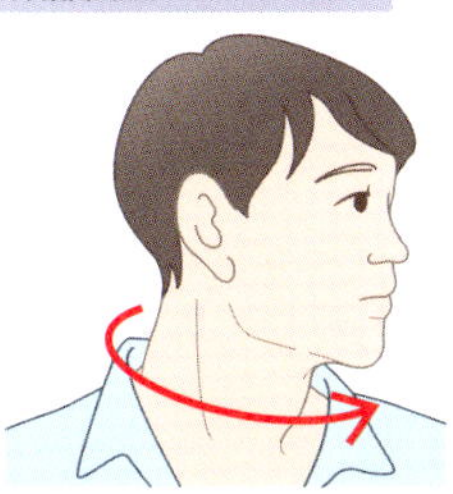

文献9）を参考に作成

頸部を回旋して梨状陥凹吸引を行う

　ちょっとした工夫をすることで，食物の貯留しやすい部位の吸引をすることができます．喉の奥には，食べ物が残りやすい「梨状陥凹」という部位があります（図2）．この部位の吸引のことを「梨状陥凹吸引」といいます．

　梨状陥凹吸引をするにあたって大切なことは「頸部回旋」をすることです．たとえば右の梨状陥凹に残留物がたまりやすい患者の場合，左に頸部回旋します（図1，図2）．これにより，右の咽頭腔と右の梨状陥凹が広がるため，吸引チューブを右の梨状陥凹に誘導しやすくなります．

　口からの吸引が困難な場合は鼻から吸引します．この場合も，**右**の梨状陥凹吸引をするときは，**左**に頸部回旋をして**右**の外鼻孔より吸引します．梨状陥凹は食道の入り口の左右に存在します．

図2 梨状陥凹

●右側に食塊が貯留した場合

右側に食塊が貯留している（右咽頭残留）

左側を向くと食塊が右側食道を通過しやすくなる．右の咽頭腔と右の梨状陥凹が広がるため，吸引チューブを右の梨状陥凹に挿入しやすくなる

ラベル：鼻腔／軟口蓋／舌／喉頭蓋／梨状陥凹／食塊／食道／気管

文献6)を参考に作成

●嚥下内視鏡の画像

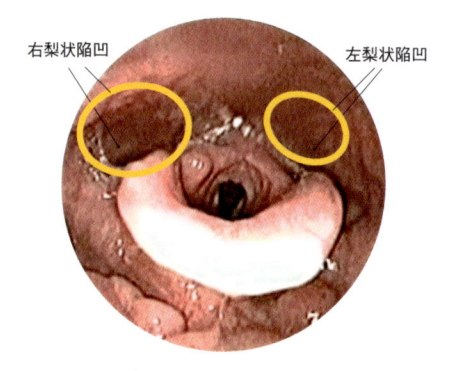

右梨状陥凹　左梨状陥凹

梨状陥凹は食道の入り口あたりに左右に分かれて存在する．梨状陥凹は「口から15cm程度奥にある」ことを念頭において吸引を行う

写真提供：西山耕一郎医師（西山耳鼻咽喉科医院，東海大学耳鼻咽喉科非常勤教授）

●咽頭を斜め下方から見た図

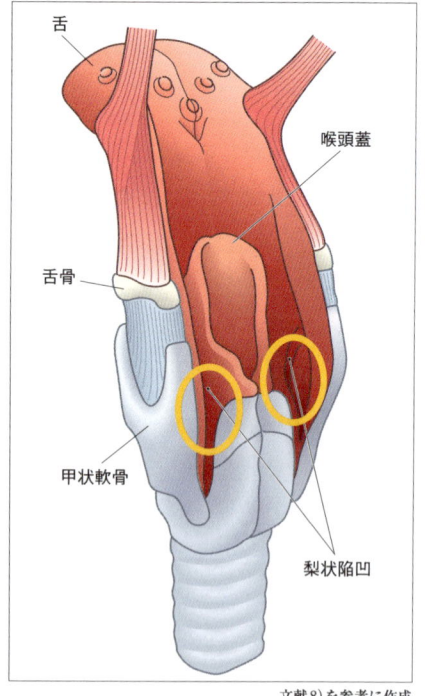

ラベル：舌／喉頭蓋／舌骨／甲状軟骨／梨状陥凹

文献8)を参考に作成

吸引を行う際は，左右のどちらかのみでなく，両サイドで行うことをおすすめします．

（岩腰紀子）

知っ得column 吸引時の注意点

　吸引は摂食・嚥下リハビリテーションを実施するにあたり，必ず行われる手技です．しかし，吸引は患者に対して侵襲のある行為のため，適切な対応をしなければ，苦痛を誘発するばかりでなく，合併症の誘発にもつながります．

　吸引は原則として口腔内から行います．しかし，開口困難例（意識レベルの低下した患者や認知症などで指示が理解できない場合）は鼻腔から吸引をせざるをえません．その場合，鼻出血には十分注意します．

　吸引器の圧は粘膜を傷つけないように100〜150mmHg（20kPa）程度に調節します．吸引時間については10〜15秒を1回の目安にして，吸引が不十分な場合は，患者の呼吸を整えてから再度行います．

　吸引を行うにあたっては，チューブの太さ・硬さの適切な選択が重要となります．また，そのほかにも患者の体格や鼻咽腔汚染状況，吸引物の性状や量，出血傾向等があればそれを加味したうえでチューブを選定しましょう．

Q20 吸引 誤嚥性肺炎が疑われる徴候は？

A 痰の量の増加や食事前後の声の質の変化などで誤嚥性肺炎を疑います

もっとくわしく

誤嚥性肺炎が疑われる徴候はさまざまあり，そのため「観察のポイント」であげた項目を意識して患者のケアをする必要があります．

観察のポイント

- ☑ 痰の量や性状
- ☑ 身体所見（食事前後の声の質の変化）
- ☑ 生化学データ（CRP上昇，白血球増多）
- ☑ 胸部X線写真やCT所見（肺胞性陰影の有無）
- ☑ 日常生活の観察
- ☑ SpO_2の下降

ケアのポイント

- ☑ 誤嚥性肺炎の徴候やサインをリアルタイムにキャッチして，その予防と対処を行う

誤嚥性肺炎の徴候をリアルタイムにキャッチ

筆者の病院は高齢者が多く，活動日（摂食・嚥下障害看護認定看護師としての活動日）には，高齢者や超高齢者に対する誤嚥性肺炎の評価を依頼されることが多くなりました．

患者のなかには，一度誤嚥性肺炎になると再入院を繰り返す場合が多くあります．こうした患者に対しては，誤嚥性肺炎の徴候やサインをリアルタイムにキャッチして，その予防と対処を行うことが重要となります．

以下に，「身体所見，症状」「生化学データ」「画像診断」「日常生活の観察」のそれぞれからわかる誤嚥性肺炎の徴候やサインについて解説します．

表1 身体所見，症状からわかる誤嚥性肺炎の徴候やサイン

観察のポイント		誤嚥性肺炎の徴候，サイン
身体所見，症状	食事前/中/後	・むせ ・咳嗽 ・呼吸状態悪化(呼吸促迫，チアノーゼ) ・湿性嗄声(咽頭残留) ・呼吸困難(疲労感) ・食欲不振
	喀痰の量・色・性状	・量の増加(多量の水溶性痰) ・黄色痰(色調の変化) ・膿性痰(粘稠)
	発熱の有無	・37.5℃以上が続く高体温
	胸部聴診音	・副雑音(側胸部／背部)〈肺下葉S^8，S^9，S^{10}〉
	頸部聴診音	・頸部振動音，湿性音，嗽音
	SpO_2	・食事中のSpO_2の低下(90%以下，安静時より3%低下)

表2 頸部聴診音の判定

嚥下音	判定
長い嚥下音や弱い嚥下音，複数回の嚥下音	・舌による送り込み障害，咽頭収縮の減弱，喉頭挙上障害，食道入口部の開大障害
泡沫音(bubbling sound)，むせに伴う喀出音	・誤嚥
嚥下音の間の呼吸音	・呼吸と嚥下の協調障害 ・喉頭侵入，誤嚥

嚥下後の呼吸音	判定
湿性音(wet sound)，嗽音(gargling sound)など	・咽頭残留，喉頭侵入，誤嚥
むせに伴う喀出音，喘鳴様呼吸音	・誤嚥

文献7)を参考に作成

身体所見，症状

　身体所見，症状からわかる誤嚥性肺炎の徴候やサインを**表1**に示します(頸部聴診音は**表2**)．このような症状がみられた場合は，経口摂取を一時中止する場合があります(**Q5**参照)．

　このなかで特筆すべきは「食事前後の声質の変化」です．嚥下後に患者に「アー」と声を出してもらうと「ゴロゴロ」とした湿性嗄声が聞

図1 痰が貯留しやすい部位

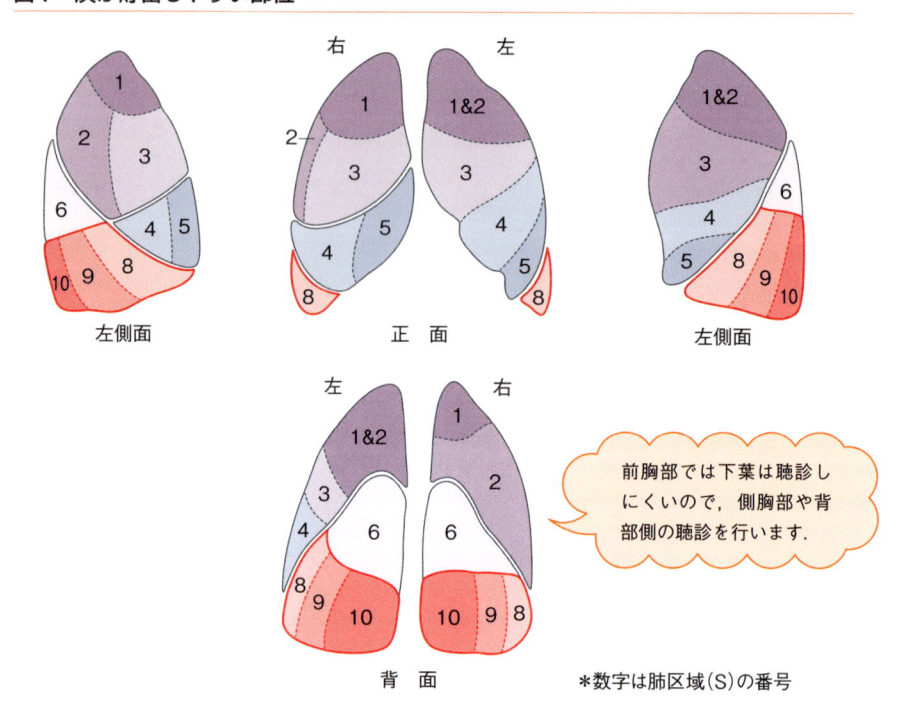

前胸部では下葉は聴診しにくいので，側胸部や背部側の聴診を行います．

＊数字は肺区域（S）の番号

かれます．こうした声が聞こえる場合は，喉頭前庭に唾液や水分，ときには食物残渣などが入り込んでいることが考えられます．

また，食事時間以外にも湿性嗄声や多量の水様性痰がみられる場合は，唾液の嚥下さえも不十分である「唾液誤嚥」の可能性があり，重度の嚥下障害と考えられます．

このような場合は，ベッドを30°程度にヘッドアップし，枕の使用にて頸部前屈位を保持するなど，体位の配慮が必要となります．おむつ交換などの処置時に一時的にベッドを水平位にしたとしても，すみやかに戻すよう配慮したいものです．

さらに，むせたり咳をしたりしながら食事をしている患者も咽頭残留物を吸い込んでいる可能性があると考え，咽頭残留物の除去を実施しましょう（Q19参照）．食後に吸引する場合は，刺激による嘔吐に注意する必要があります．

なお，仰臥位中心の生活の患者では，痰は重力により背側・下方に移動し，下葉（S^8，S^9，S^{10}．図1）の部位に貯留しやすくなりま

表3 生化学データからわかる誤嚥性肺炎の徴候やサイン

観察のポイント		誤嚥性肺炎の徴候，サイン
生化学データ	白血球数	異常高値（9,000/μL以上）
	CRP値	異常高値

表4 画像診断からわかる誤嚥性肺炎の徴候やサイン

観察のポイント		誤嚥性肺炎の徴候，サイン
画像診断	胸部X線検査 胸部CT検査	肺胞性陰影 写真提供：柏久美子※

※柏久美子：誤嚥性肺炎．Super Select Nursing 呼吸器疾患，p.121，2013．より引用

す．そのため，背部からの下葉の聴診がきわめて重要となります．臥床中の患者の場合は，背部に聴診器を挿入して聴診しましょう．

摂食場面では，経皮的酸素飽和度（SpO_2）が90％以下あるいは初期値（安静時）より1分間の平均で3％低下するときは摂食を中止します[6]．

生化学データ

生化学データからわかる誤嚥性肺炎の徴候やサインを**表3**に示します．

誤嚥性肺炎が疑われるのは，CRP値と白血球数です．誤嚥性肺炎になるとCRP値は高値を示し，白血球数も9,000/μL以上の異常高値を示す場合が多くみられます．

その他，注意すべき点として，臥床患者では尿路感染の可能性もあるので，検尿のデータも同時に把握します．

これら異常値がみられた場合は，ただちに主治医に報告し，患者の全身状態，尿の性状や量，バイタルサイン，生化学データ，検尿データの経時的な変化をモニタリングするなどの対応が必要です．

図2　誤嚥性肺炎を疑うサイン

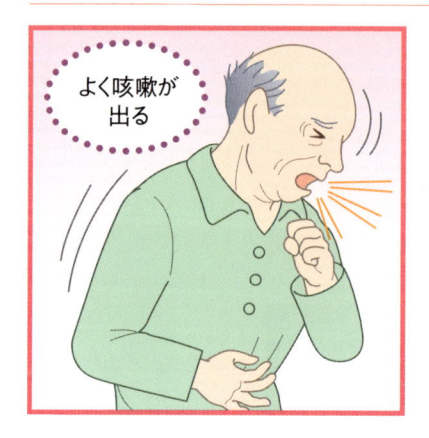

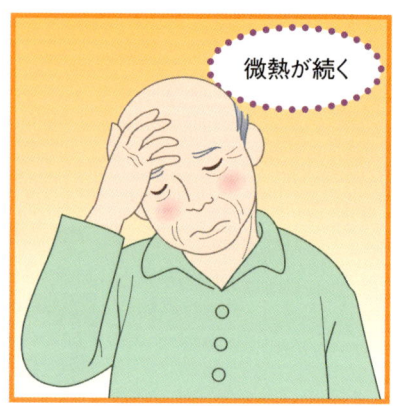

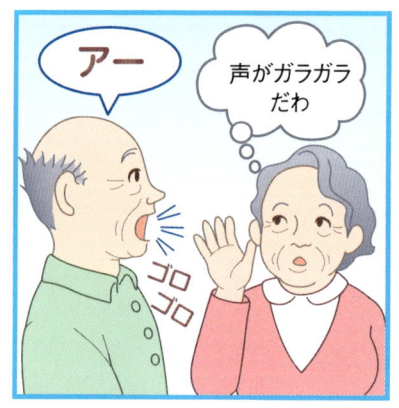

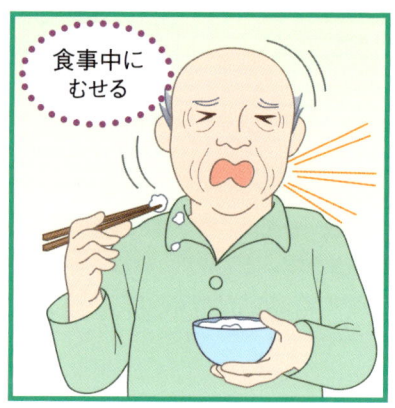

よく咳嗽が出る

微熱が続く

アー／ゴロゴロ　声がガラガラだわ

食事中にむせる

表5　日常生活からわかる誤嚥性肺炎の徴候やサイン

観察のポイント		誤嚥性肺炎の徴候, サイン
日常生活の観察（高齢者の場合）	発動性	低下（なんとなく元気がない, ぐったりしている）など
	食事時間	延長
	食事量・好み	拒食 嗜好変化
	覚醒度	低下（昼夜逆転, 傾眠傾向）
	集中力	低下

画像診断

　画像診断からわかる誤嚥性肺炎の徴候やサインを**表4**に示します．
　画像診断では，胸部X線写真やCT所見にて肺炎像（肺胞性陰影）がどの部位にみとめられるのかを確認します．
　これらによって肺炎像がみとめられた場合は，呼吸音を聴取し，排痰を促すために，体位ドレナージやスクイージング，咳嗽訓練を実施するなどしましょう（p.146参照）．

日常生活の観察

　図2に誤嚥性肺炎を疑うサインを示します．
　高齢者の場合は，「今日はなんとなく元気がない」「ぐったりしている」などの発動性の低下，昼夜逆転，傾眠傾向などの覚醒度の低下，集中力の低下，食事時間の延長，食思不振・拒食，嗜好の変化，などが生じてきます（**表5**）．
　このような場合，患者の呼吸状態，声，顔色，反応，経皮的酸素飽和度モニタ，バイタルサインを観察します．
　また，発動性や覚醒を促すために食前に口腔ケアや口腔周囲筋群のマッサージ・ストレッチをします．
　さらに，昼間の坐位時間を延長し，日中の覚醒と夜間の睡眠をはかります．食事時間の延長に対しては，最初の10～15分を自力摂取にあて，残りを介助するなどの対応が重要となります．

〔岩腰紀子〕

Q21 体位調整 — 嚥下障害患者の誤嚥を予防するための体位は?

A リクライニング位(30～60°),頸部前屈位とし,嚥下関連筋がスムーズに動く体位にしましょう

もっとくわしく

嚥下障害の程度によって,リクライニング位(30～60°)とし,頸部が前屈位となるようにします.リクライニング位・坐位でも姿勢が崩れないよう調節しましょう.食事をしていないときでも,頸部・肩部などが嚥下に不利な状態で廃用を起こさないようポジショニングに気をつけ,全身状態安定後はヘッドアップから離床をすすめましょう.

観察のポイント

- ☑ 頸部を伸展させた気道確保ポジションとなっていないか?
- ☑ 坐位姿勢でのバランスが不良ではないか?

ケアのポイント

- ☑ 嚥下や呼吸に不利な状態で拘縮や可動域制限を起こさない体位を保持する
- ☑ 呼吸筋の廃用予防に努め,患者の全身状態を確認しながら離床を進める

嚥下障害の程度に応じてリクライニング位(30～60°)を選択する

嚥下障害の程度にもよりますが,体幹姿勢をリクライニング位にすることによって,食塊は咽頭後壁をゆっくり流れ,梨状陥凹に貯留してから嚥下反射を惹起させることになります.嚥下反射惹起遅延がある場合には,ダイレクトに気管に入ってしまうことを防ぎます.気管が上・食道が下になるため,解剖学的にも誤嚥しにくくなります.

また,口唇や舌の運動機能障害により咽頭への送り込みに障害がある場合にも,重力の力を借りて咽頭に食塊を送り込むことができます.注意しなければいけないのは,サラサラした水分など,咽頭に早期流入しやすい飲食物を用いる場合は,坐位で摂取する

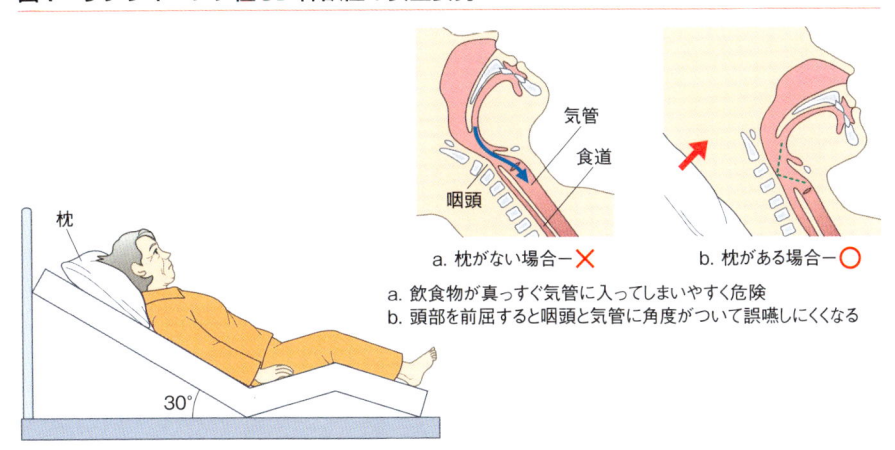

図1　リクライニング位30°仰臥位の安全姿勢

a. 枕がない場合—✕
b. 枕がある場合—◯

a. 飲食物が真っすぐ気管に入ってしまいやすく危険
b. 頭部を前屈すると咽頭と気管に角度がついて誤嚥しにくくなる

藤島一郎：脳卒中の摂食・嚥下障害．第2版，p.90，医歯薬出版，1998．より改変

ときより早いスピードで咽頭に流入してしまう場合があり，結果として嚥下反射とのタイミングがずれやすくなる場合もあります．

　リクライニング位にすることで傾眠傾向が強くなる場合や，舌根沈下により呼吸状態が悪化する場合もあるので，患者状態によって応じてリクライニング角度を調節します．

　一般的に，リクライニング角度は30°，45°，60°と区切り，嚥下障害が重度になるほど体幹角度30°にするなど，リクライニングを強くするほうがよい傾向にあるといわれています[1]．前述したように，リクライニング位に伴う意識レベルの変化や，嚥下障害の重症度，VEやVFなどの検査結果を総合的に判断して，リクライニング角度を決定します．むせ，発熱や喀痰量の増加，痰が膿性へ変化するなど誤嚥を疑う所見がみられず経過すれば，しだいにリクライニングを上げることを検討していきます．

体位調整時には頸部前屈位を必ず確認する

　ここで注意したいのが頸部の角度です．リクライニング位では頸部が伸展位になりやすく，これは気道確保時の体位と同じで，解剖学的にも咽頭と気管が一直線になるために食塊や唾液が気管へ流入しがちになります．

　また，喉頭挙上時にはたらく前頸筋群も緊張して，喉頭挙上の制限や食道入口部の開大も阻害されるため，咽頭残留や誤嚥の原

図2　一側嚥下

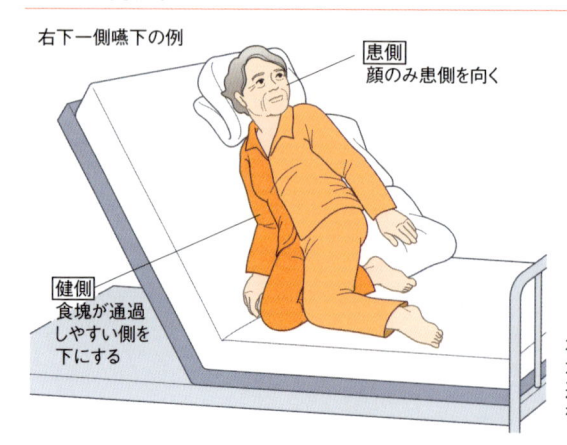

右下一側嚥下の例

患側　顔のみ患側を向く

健側　食塊が通過しやすい側を下にする

右仰臥位として頸部を左回旋し右梨状窩に送り込んだ上で，食塊を通過させる

聖隷三方原病院嚥下チーム編：訓練法. 嚥下障害ポケットマニュアル，第2版，p.59〜122，医歯薬出版，2003．より引用

因となります．

　そのため，体位調整時には頸部が前屈位になっているか必ず確認しましょう．目安としては，下顎と胸骨の間に3〜4横指入る程度になるように，枕やタオルなどで調整をしましょう（**図1**）．

　延髄外側症候群（ワレンベルグ症候群）などの球麻痺や，咽頭部腫瘍等の器質的な疾患などで，咽頭通過に左右差がある場合には，通過がよいほうを下にした側臥位をとる場合もあります．また，この姿勢に頸部回旋位をとって残留しやすいほうを塞いだまま嚥下する方法もあります（**図2**）．

坐位では姿勢の崩れが誤嚥につながる

　坐位での食事摂取は，気管が前，食道が後ろになるので，リクライニング位よりは誤嚥しやすくなるため注意が必要です．

　「坐位などを保持できない症例は，体のどこかで代償して姿勢を保持しようとし，多くは頭頸部にて代償する．その結果，頸部は過伸展してしまう」[2]といわれています．頸部が過伸展すれば喉頭挙上が制限され，誤嚥のリスクが高くなります．また，ベッド上での生活期間が長く，廃用症候群などで食事時に坐位を保持する耐久性がない場合は，姿勢が崩れやすく，姿勢が崩れるとバランスをとろうと必要以上に筋肉がはたらき，疲労から集中力が低下したり，食事摂取を拒否することにつながる場合もあります．

図3 坐位の注意点

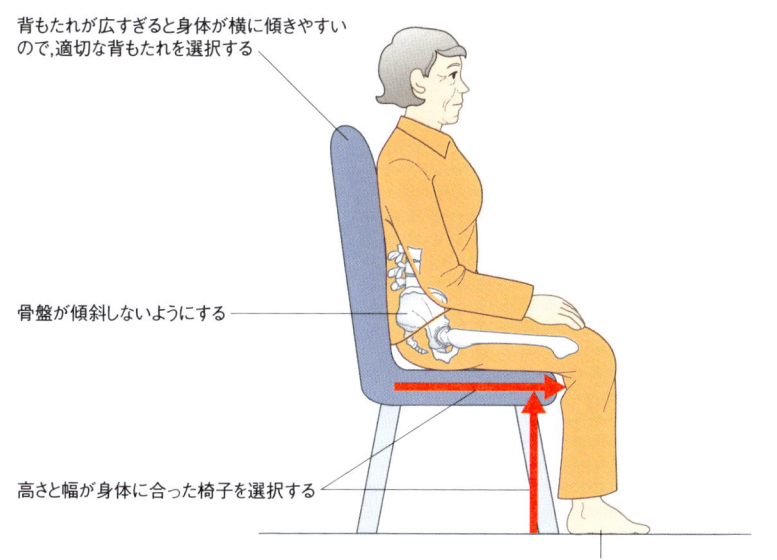

- 背もたれが広すぎると身体が横に傾きやすいので,適切な背もたれを選択する
- 骨盤が傾斜しないようにする
- 高さと幅が身体に合った椅子を選択する
- 足底が床にきちんと着くようにする.着かない場合は補正を行なう

藤谷順子：摂食・嚥下リハビリテーションマニュアル．JJNスペシャル52(才藤栄一編)，p.63,医学書院，1996.より改変

　食事時の姿勢を調整するときは，図3を参照にし，頭頸部や体幹が左右対称であるか，過度に屈曲位や伸展位をとっていないか等を確認しましょう．

廃用予防のための間接訓練や離床を行う

　安全に摂食・嚥下運動を行うためには，嚥下関連筋が正常にはたらくだけではなく，食事を安全に摂取するための姿勢保持機能，嚥下と呼吸の協調運動(飲み込む時に呼吸を止めることができる)が円滑に行え，誤嚥や喉頭侵入したときに咳嗽反射(吸気量の確保や呼気量の強さ)により喀出するための呼吸筋のはたらきが必要になります．

　したがって，嚥下や姿勢保持，呼吸に必要な器官が廃用性変化を起こしたり，嚥下や呼吸に不利な状態で拘縮や可動域制限を起こさない体位管理も誤嚥予防につながります．

　いわゆる「寝たきり」患者の多くに頸部が伸展位となり，口も開いたままで口腔内が乾燥しているのをよくみかけます．嚥下運動に不利な状態で拘縮させないよう頸部などのポジショニングに気

をつけ，頸部や肩部を含めた間接訓練を行うことも大切です．

また，臥床期間が長くなると胸郭の動きが硬くなり，一回換気量が減少し呼吸回数が多くなります．結果として，嚥下と呼吸のタイミングのズレや，喀出力低下が起こりやすくなります．ベッド上にいるときでも上体を挙上し，腹腔内臓器による横隔膜の圧迫を軽減することで吸気が行いやすくなり，呼吸筋の廃用予防につながります．

また，食事摂取の時間を約30分とすると，その時間姿勢を保持するだけの体力・耐久性が必要です．全身状態が落ち着いたらヘッドアップから離床をすすめるなど，食事摂取できる基礎体力づくりも視野に入れて，日常生活の援助に取り入れてみましょう．

（高松知なつ）

知っ得column 摂食時の姿勢

嚥下障害が重度の場合，気道を上に，食道を下にし，食塊がゆっくりと咽頭後壁を移動するような姿勢が誤嚥しにくい体位となります．これが30°リクライニング仰臥位で，さらに頸部前屈位をとります．

しかし，これはあくまでも訓練レベル，お楽しみレベルでの話です．経口摂取を主体とした食事姿勢は，スクリーニングテストや嚥下機能検査時に，どの体位で摂取することが望ましいかを確認したうえで決定しましょう．

●坐位とリクライニング位の比較

	メリット	デメリット
坐位	●自力摂取しやすい ●胃食道逆流を起こしにくい	●口唇閉鎖機能に障害がある場合は口唇からこぼれやすい ●舌による送り込み機能に障害がある場合は，送り込みが難しい ●嚥下反射の惹起遅延がある場合は誤嚥しやすい
リクライニング位	●口唇閉鎖機能に障害があっても，口唇からこぼれにくい ●舌による送り込み機能に障害があっても，重力が活用できるため，比較的楽である ●食塊が咽頭後壁をゆっくりと移動するため，嚥下反射の惹起遅延がある患者でも誤嚥しにくい	●自力摂取しにくい

Q22 体位調整
睡眠時にとくに誤嚥が起こりやすいのはどうしてですか?

A 嚥下反射や咳嗽反射が低下するからです

もっとくわしく

睡眠中は嚥下反射や咳反射が低下することで誤嚥しやすくなり,上部食道括約筋圧も低下し胃食道逆流しやすくなるからです.

観察のポイント
- ☑ 大脳基底核に梗塞巣などの障害がないか?
- ☑ パーキンソン病はないか?

ケアのポイント
- ☑ 就寝前に口腔ケアを行う
- ☑ 睡眠中でもヘッドアップ30°程度に挙上し,唾液誤嚥と胃内容物の逆流を防ぐ

夜間は不顕性誤嚥する可能性が高い

　誤嚥は,食物や水分が誤って気管に入ることだけではなく,睡眠中や意識障害があるときに唾液や胃内容物が気管に入ってしまうことによっても起こります.

　夜間睡眠中は嚥下反射や咳反射が低下し,若年成人を対象にした研究では,「睡眠中の嚥下の頻度は減少しており,その頻度は睡眠が深くなるに従い嚥下の頻度が低くなっていた」[1]との報告があり,疾患のない成人でも夜間は唾液等を誤嚥する可能性があります.

　嚥下反射と咳嗽反射を正常に保つ物質としてサブスタンスPという物質があり,大脳基底核の黒質線状体で産生されるドーパミンによって生成が促進されます.黒質線状体を障害する脳梗塞やパーキンソン病などでは,ドーパミンの産生が減少し,サブスタンスPの生成が低下することから,嚥下反射や咳嗽反射が低下し,不顕性誤嚥が生じやすくなるといわれています.

図1 肺炎を発症した患者の睡眠中の不顕性誤嚥について放射性同位元素を用いた検討

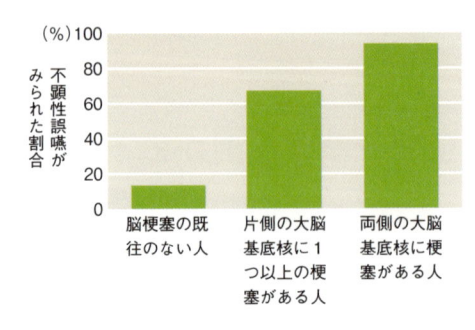

縦軸:不顕性誤嚥がみられた割合(%)
横軸:脳梗塞の既往のない人/片側の大脳基底核に1つ以上の梗塞がある人/両側の大脳基底核に梗塞がある人

文献1)より

Nakagawa[2]らによる肺炎を発症した患者の睡眠中の不顕性誤嚥について,放射性同位元素を用いた検討では,両側性に大脳基底核梗塞がある人では90%以上,片側性にある人では60%以上に不顕性誤嚥をみとめ,脳梗塞の既往のない人では20%以下という結果が得られています(**図1**).

よって,大脳基底核に脳梗塞などの障害がある患者,パーキンソン病のように黒質線状体に障害ある患者の場合では,さらに夜間の不顕性誤嚥をきたしやすいと考えられます.

また,睡眠時無呼吸症候群の患者では有意に嚥下反射が遅れて起きていたとの報告もあります[3].

そして,誤嚥をしたからといってすぐ肺炎になるわけではありません.就寝前の口腔ケアによって口腔内の細菌数を減らすことで,肺炎になるリスクを減らすことが大切です.

睡眠中もヘッドアップ30°程度に挙上する

咽頭と食道は上部食道括約筋(輪状咽頭筋)により,嚥下時以外は持続的に収縮しています.しかし,夜間睡眠時や高齢になるに従い,その圧が低下します.また,TLESRとよばれる一過性の逆流(いわゆる「げっぷ」のメカニズム)で,たまに空気と一緒に胃酸を逆流する場合があります.このTLESRについても,その頻度はREM睡眠時には増加するといわれています.

また,食道内を逆流しても通常は食道の機械的伸展刺激により,声帯は反射的に閉鎖します.しかし,この反射は70歳以上の高齢

図2 ヘッドアップ30°

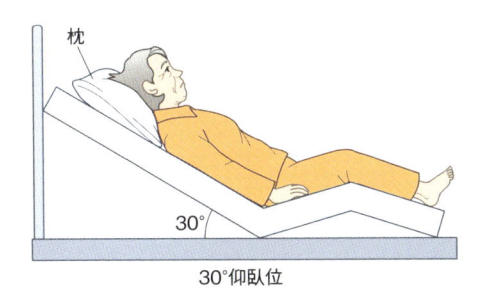

30°仰臥位

者では半分程度しか起こらないといわれています[4]．よって，睡眠時には胃食道逆流に伴う誤嚥が起こりやすくなっている状況と考えられます．

そのため，睡眠中でもヘッドアップ30°程度に挙上し（**図2**），唾液誤嚥と胃内容物の逆流を防ぐケアが必要です．しかし，ヘッドアップで睡眠が阻害される場合や褥瘡予防のためには少しヘッドダウンし，身体がズレないようにクッションで姿勢が安定するように配慮します．このときも頸部が伸展位とならないような注意が必要です．

（高松知なつ）

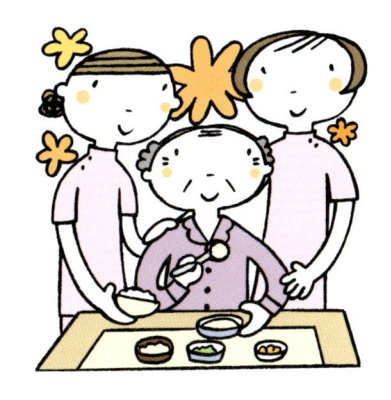

Q23 体位調整
唾液でよくむせる患者に適切な体位は？

A ヘッドアップ30°で頸部前屈位をとるか，完全側臥位や前傾側臥位などで顔を下に向ける体位を選択します

> **もっとくわしく**
> ヘッドアップ30°頸部前屈位でも唾液嚥下が困難な場合は，唾液誤嚥を防ぐために体外にドレナージする必要があるからです．

観察のポイント
☑ 咽頭と気管が伸展しておらず，頸部に角度がついているか？

ケアのポイント
☑ 頸部を軽く前屈位にするか，完全側臥位や半腹臥位にする

咽頭と気道に角度をつけて食道へ導く

唾液でむせている場合，唾液を食道へ導く方法と，口腔外へ導く方法とがあります．

唾液を食道へ導く方法としては，ベッドを30°ヘッドアップし，咽頭から気管へのルートに角度がつくようにします．解剖学的に気管と食道の関係からみると，仰臥位の場合，気管が上で食道が下になります．仰臥位の状態では，胃食道逆流の危険性も潜んでいるので，患者の状態が許すのであれば，ヘッドアップ30°程度にしておくほうがよいでしょう．

また，ヘッドアップ30°は，嚥下反射が起きるのが遅い人でも梨状陥凹（Q19参照）というスペースに食物などをためて嚥下できるというメリットがあります．唾液を誤嚥する患者の場合でも同様のことが考えられ，梨状陥凹に唾液を貯留させ，唾液を嚥下できるというチャンスが生じると考えられます．また，この梨状陥凹のスペースは両側で3mL程度です．

図　前傾側臥位

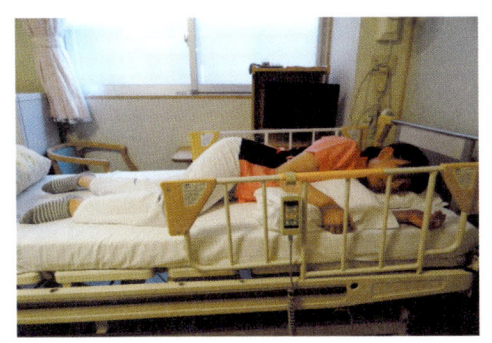

顔を下に向けることで口腔内の唾液が口腔外へ排出できる

　このとき注意しなくてはいけないのが，頸部の角度です．頸部が伸展位のままでは，咽頭と気管が一直線になりやすいので，唾液が気管に流れる可能性が高くなります．しかし，頸部を軽く前屈位とすることによって咽頭と気管に角度がつき，誤嚥しにくくなります（**Q21**の図参照）．

完全側臥位や前傾側臥位で唾液を口腔外へ排出

　しかし，このヘッドアップ30°の頸部前屈位でも唾液誤嚥を防ぐのが困難な場合は，完全側臥位や前傾側臥位（図）とし，顔を下へ向け，口腔内の唾液が口腔外へ排出できるようにします．
　この体位は咽頭および喉頭が口腔より高い位置になり，不顕性誤嚥の予防に有用といわれています．仰臥位の場合では，誤嚥物の多くは下肺野背側部を中心に流入し，下側肺障害を引き起こすおそれがあり，また，不顕性誤嚥のように誤嚥物が末梢に達してしまった場合には喀出法の効果があまり期待できません．前傾側臥位は，下背野の換気効率を高め，このような貯留物の喀出を促す効果（体位ドレナージ）もあるといわれています．

（高松知なつ）

Q24 体位調整
経管栄養注入後,すぐに臥床させてはいけないのはなぜ?

A 胃食道逆流に伴う誤嚥や嘔吐防止のためです

もっとくわしく

嚥下障害の患者への補助栄養として経管栄養を行うことがあります.注入後の臥床は,蠕動運動を介さない双方向への胃内容物の動きによる胃食道逆流が起こりやすくなってしまいます.

観察のポイント

☑注入後,すぐに臥床せず上半身を起こした体位をとっているか?

ケアのポイント

☑腹部が圧迫されないような体位をとり,栄養剤の注入中・後で体位が崩れないよう,クッションで体位を固定する

経管栄養剤と蠕動運動の関係

　経管栄養(ここでは経鼻経管栄養と胃瘻栄養のことをさす),とくに液体栄養剤を注入している患者の場合,栄養剤に適切な粘度がないために,生理的な消化管運動である蠕動運動に乗った順方向への食物の本来の流れが障害されます.そのため,蠕動運動を介さない双方向(十二指腸および食道)の動きによる胃食道逆流が起こりやすくなるといわれています(**図1**).

　胃内容が逆流しないためには,下部食道括約筋圧が保たれ,胃十二指腸排出能が保たれていることを前提として胃内圧上昇が防止され,食道内容排出能も保たれている必要があります[1].

　経鼻経管栄養や胃瘻の場合,食道と胃底部との鋭角(His角)が鈍角化することによって下部食道括約筋圧が低下し,胃食道逆流を起こすともいわれています(**図2**).

　平均的な胃内容排泄速度は200mL/時以下であり,経管栄養の

図1　半固形物と液体の蠕動運動

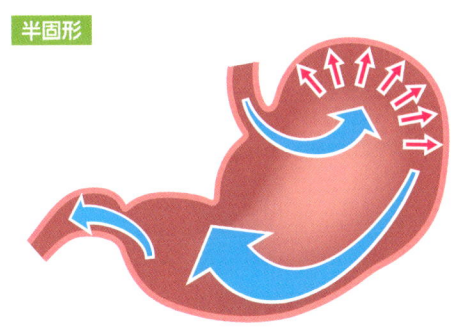

半固形

蠕動による排出パターン

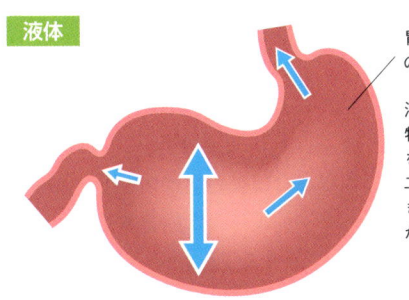

液体

胃内での双方向への液体の流れ

液体の場合，半固形物に比べ，蠕動運動を介さない双方向（十二指腸，食道）への動きにより胃食道逆流が起こりやすくなる

蠕動運動なし
押し出しによる排出パターン

図2　食道と胃底部との鋭角（His角）の鈍角化

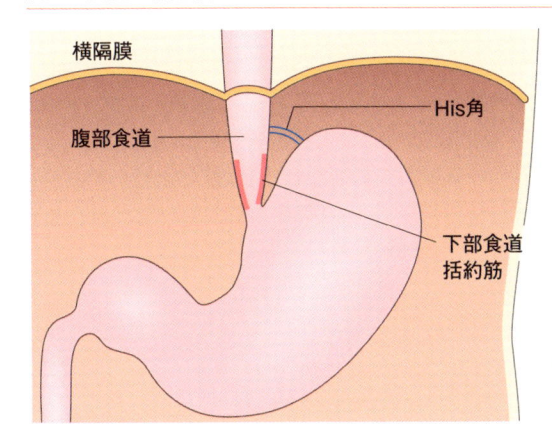

横隔膜
腹部食道
His角
下部食道括約筋

経鼻チューブの挿入や胃瘻の造設は，His角を鈍角化させ，下部食道括約筋圧の低下となる

図3　経管栄養中の理想の体位

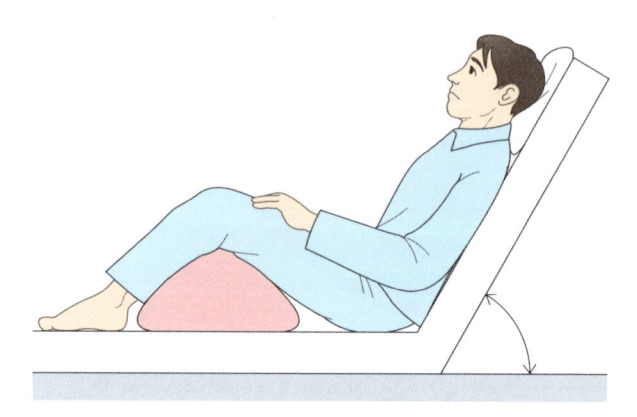

患者の状態が許すかぎりのヘッドアップとする

注入が終了したからといっても胃内には栄養剤が残っている状態です．そのため，食後もヘッドアップをした状態をキープして胃からの逆流を防止することが必要になります．

患者状態が許す可能なかぎりのヘッドアップとする

　ヘッドアップ時の体位にも注意が必要です．脊柱後彎の状態だと胃内圧上昇となり，逆流する可能性があります．
　ヘッドアップの角度は，患者の状態が許せば可能なかぎりのヘッドアップ（坐位，ヘッドアップ90°）をしたほうが，逆流の観点からいえばリスクは少なくなります．しかし，ヘッドアップにより腹部が圧迫され，胃内圧が上昇する体位とならないよう，患者の状態によってはリクライニング位（30°以上）を選択します．また，栄養剤の注入中・後で体位が崩れると，さらに腹部が圧迫されたり，仙骨部などの褥瘡好発部位の皮膚がずれ，褥瘡が発生する可能性があります．クッション等で体位を固定したり，背抜きや足抜きでズレ力をなくす工夫をするとよいでしょう（図3）．

（高松知なつ）

> 知っ得 column

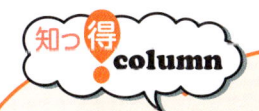

体位調整でも胃食道逆流が防止できない場合の対応
ペクチンを用いた半固形化

　体位調整でも防止困難な胃食道逆流の患者，とくに経鼻栄養チューブ留置中でいずれは離脱が見込まれる患者の選択肢として覚えておくとよい商品が，「ジャネフ スパウト付き REF-P1」(粘度調整食品)です．

　粘度が低くサラサラとしているため，細い経鼻栄養チューブ，PTEG，PEG，PEG-Jなどさまざまな状況に対応でき，多くの市販液体流動食と一緒に使用できます．

　「REF-P1」の入ったペットボトルに経鼻栄養チューブを使って牛乳を注入すると，もこもことした感じですみやかに半固形化が始まります．

(寺見雅子)

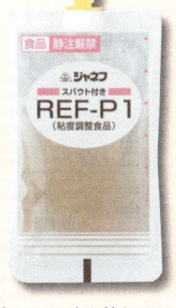

ジャネフ スパウト付き REF-P1
(キユーピー)

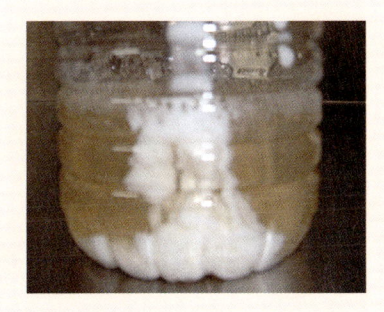

Q25 口腔ケア
口腔ケアの際，口を開けてもらえないときの対処法は？

A 原因を明らかにしたうえで，対応を選択します

> **もっとくわしく**
> 原因として，機能的障害，拒否反射，開口障害があり，対応が異なります．

観察のポイント
- ☑口を開けられない，開かない原因を明らかにする

ケアのポイント
- ☑リラクセーションやKポイントを活用する
- ☑すぐ開口できなくても，口腔の表面だけでもケアする
- ☑時間をかけて患者との関係性をつくるなど，地道な努力を積み重ねる

開口できない原因を探る

まずは，「なぜ口を開けてくれないのか（開けられないのか）」を明らかにする必要があります．

①筋の緊張，自力で開口不可，咬反射がある場合

Kポイント（上下奥歯の突きあたりのやや内側を刺激することで開口が起こるポイントのこと，**図1**）の刺激で開口を促すことも1つです．このほかにも頸部をすこし後屈させたり，指を下顎の歯列に沿わせて入れ，指を歯に平行に当てて下顎を押し下げるなどの方法があります．

②拒否反射で開けてくれない場合

口角炎や口腔内に炎症，粘膜の外傷の痛みがあることや，歯ブラシや吸引チューブの不快感が原因であることが考えられます．傷をつくるようなケアをしていないか，ブラッシングの圧が強くないかなど，技術面を見直すことが大切です．

③開口障害がある場合

図1　Kポイント

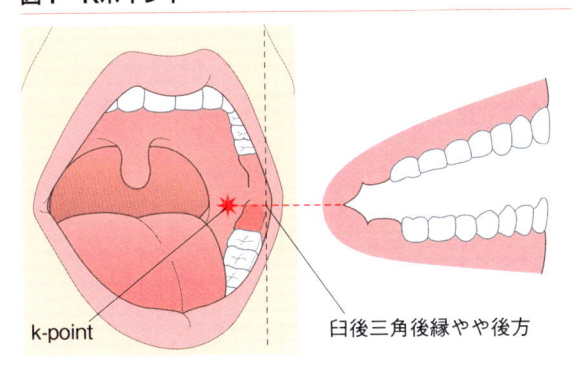

k-point

臼後三角後縁やや後方

図2　アングルワイダー

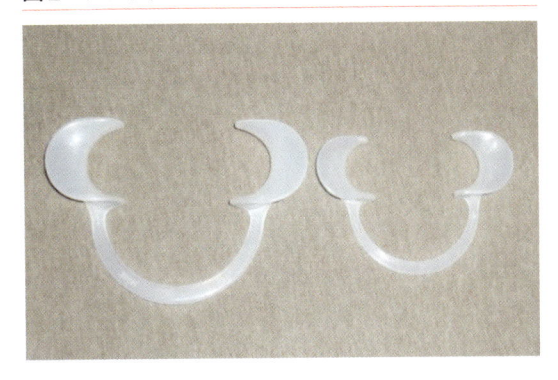

　開口障害は，顎関節および開口に必要な筋肉に問題がある場合に起こります．原因に対してアプローチすることが望ましいのですが，開かない状態のままでは，いっそう障害を悪化させます．顎関節を動かせるような開口訓練が望ましいといえます．

根気よく続けることが重要

　どのような場合でも，突然口腔に触れることは緊張を助長させます．まずはリラクセーションから入りましょう．そしてアングルワイダー（図2）やバイトブロック，オーラルバイト・スリムといった口腔ケア商品を活用することで，ケアを効率よく行うことが可能になります．またヘッドの小さな歯ブラシや，ブラシの柄の部分が細く挿入しやすく操作しやすい形状の物品を選択すること

図3 歯ブラシなどの物品例

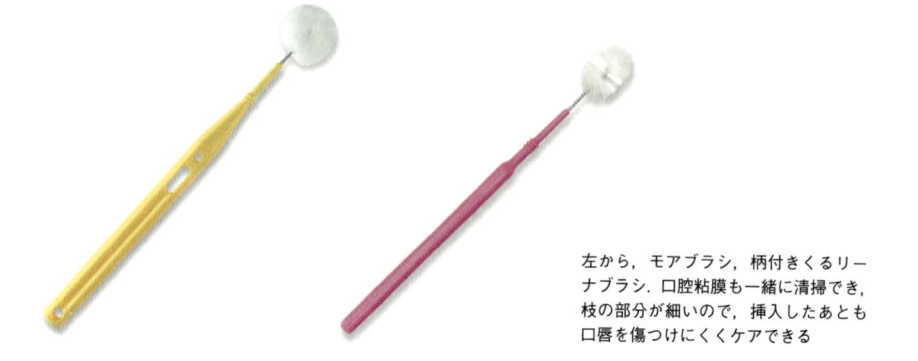

左から,モアブラシ,柄付きくるリーナブラシ.口腔粘膜も一緒に清掃でき,枝の部分が細いので,挿入したあとも口唇を傷つけにくくケアできる

もよいでしょう(**図3**).

　すぐに開口できなくても,口腔の表面だけでもケアし,できることから取り組みましょう.そして「声かけ」をして患者との関係性をつくるなど,地道な努力を積み重ねることも必要です.

　そして,どうしても看護師では口腔ケアが行えないときは,歯科医師や歯科衛生士に相談し協力を求めることも視野に入れるとよいでしょう.

(高橋 淑)

Q26 口腔ケア

誤嚥性肺炎予防の口腔ケアのポイントは？

A 細菌除去を意識して継続することが重要です

> **もっとくわしく**
>
> 口腔ケアを継続することにより咽頭細菌数を減少できるため，誤嚥性肺炎予防効果がみられます．

観察のポイント
- ☑ 口腔内の汚染の状態は？
- ☑ 適切な体位をとっているか？

ケアのポイント
- ☑ 汚れの除去を効果的に継続して行う
- ☑ 就寝前の口腔ケアや就寝中の体位を工夫する

誤嚥予防体位と剥がした汚れの除去を徹底

　誤嚥性肺炎では，口腔細菌の下気道への吸引が主な原因となります．つまり口腔内，咽頭に存在する細菌数のコントロールが重要になります．細菌除去を効果的に行い，それを継続していくことが必要です．

　口腔内に存在する細菌は多糖体に覆われ，強固な力で付着するバイオフィルムという状態（細菌が集団となって口腔内や義歯などに付着して層を形成する）で存在します（図）．バイオフィルムは歯牙や舌，口蓋，頰粘膜などに形成され機械的清掃でないと破壊できません．

　口腔ケア中の注意は，誤嚥を予防する体位（Q21参照）と，剥がした汚れの除去を徹底することです．口腔ケアにより誤嚥性肺炎を予防しようとしても，口腔ケアを行うことで誤嚥を起こしてしまっては逆効果です．

```
                        口腔内バイオフィルム
        ┌───────────────────┼───────────────────┐
   歯肉内縁上皮を          内毒素の侵入          下気道への
   介した血流への                                 浮遊菌の侵入
   浮遊菌の侵入
```

糖尿病
骨粗鬆症
胃潰瘍 ─┐ 宿主の免疫病
皮膚炎 │ 理学的応答も
腎炎   │ 関与している
関節炎 ─┘

循環系
　細菌性心内膜炎
　動脈硬化症
　血栓の形成
　（冠状動脈疾患）

発熱
妊娠トラブル
骨粗鬆症
糖尿病

誤嚥性肺炎

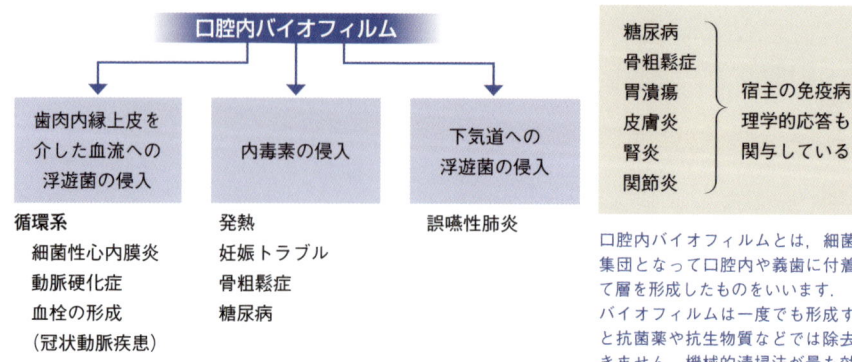

口腔内バイオフィルムとは，細菌が集団となって口腔内や義歯に付着して層を形成したものをいいます．
バイオフィルムは一度でも形成すると抗菌薬や抗生物質などでは除去できません．機械的清掃法が最も効果があります．基本的には，口を洗ったり口腔内を清掃したりするなどよりも，歯ブラシによるブラッシングを選択します

文献17)より

　患者本人が含嗽できない場合は介助者による洗浄を行います．しかし，確実に吸引できなければあえて洗浄せず，清掃により汚れを除去することも1つの方法です．

タイミングを考えた口腔ケアの実施が大切

　また，口腔ケアを行うタイミングも重要です．睡眠中は唾液分泌が低下して口腔乾燥をまねきやすく，細菌の増殖が起こります．そして睡眠中には少量ずつ唾液を誤嚥（**マイクロアスピレーション：微小誤嚥**）しているといわれているため，就寝前の口腔ケアや就寝中の体位の工夫（Q22参照）も誤嚥性肺炎発症の予防対策となります．

　誤嚥といっても，すべてにむせがでるわけではありません．就寝時のマイクロアスピレーションも**サイレントアスピレーション（不顕性誤嚥）**で，高齢者や嚥下障害のある人は咽頭の知覚低下などによりリスクが高くなります．

　誤嚥性肺炎は，このような不顕性誤嚥が原因となっていることも少なくありません．

（高橋 淑）

マイクロアスピレーション（微小誤嚥）
本人が気づかないうちに，口腔内の微生物が少量の唾液や飲食物とともに気道内に入ってしまうこと

サイレントアスピレーション（不顕性誤嚥）
むせのない誤嚥のこと

図　バイオフィルムの形成

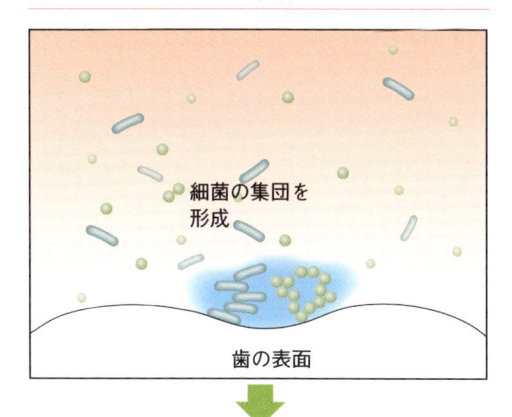

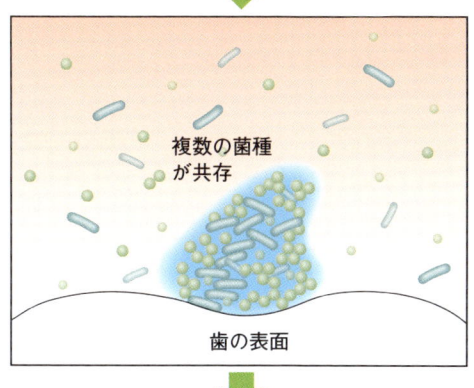

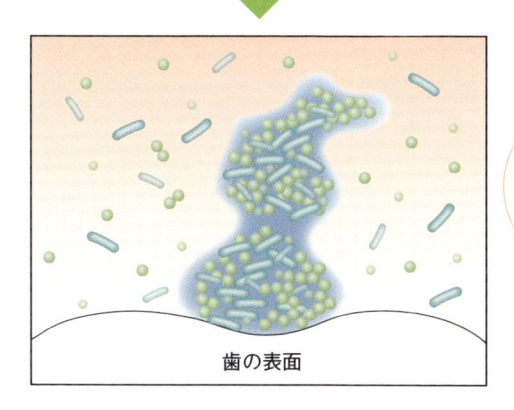

細菌の集団を形成

歯の表面

複数の菌種が共存

歯の表面

歯の表面

バイオフィルムは歯牙や舌，口蓋，頰粘膜などに形成されますが，機械的清掃でないと破壊できません!!

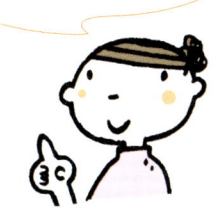

Q27 口腔ケア 口腔内の汚染がはげしい患者への口腔ケアは？

A 加湿・保湿をしっかりと行う口腔清掃がよいでしょう

もっとくわしく

唾液分泌の減少により口腔機能が低下し，口腔内汚染が助長されました．まず加湿・保湿し，口腔清掃を行います

観察のポイント
- ☑ 唾液分泌が減少するような状態でないかどうか？

ケアのポイント
- ☑ 口腔汚染の原因を考え，口腔内の清潔を保つ
- ☑ 汚れが著しい場合は一度に汚れを落とそうとしない

口腔内汚染の原因を把握してケアにあたる

本来，口腔内は唾液のさまざまな作用（**表1**）によって守られています．しかし，その唾液分泌がなんらかの原因・誘因によって減少してしまうことで口腔機能は低下し，口腔内汚染を助長させてしまいます．たとえば，**表2**に示すような特徴をもった患者は，口腔内が汚染しやすくなっています．

表1 唾液のはたらき

- 保湿　・潤滑　・浄化　・保護
- 消化　・味覚　・緩衝
- 歯の脱灰抑制，再石灰化促進
- 抗細菌，抗真菌，抗ウイルス
- 排泄
- 創傷治癒

表2 口腔内汚染しやすい患者の特徴

- ドライマウス
- 経口摂取をしていない
- 顔面，口腔に麻痺がある
- ADLが低下している
- 認知・高次脳機能障害がある
- 義歯がある
- 化学療法などの治療中である

それぞれの口腔内汚染がどのように起こっているのかを考え，不足部分を補う対処が望ましいと考えます．そしてどのような例においても，口腔内の環境を保てるようにケアすることが重要になります．

口腔内汚染が著しい場合，清掃だけにとらわれていませんか？

口腔ケアは清掃するにも加湿が重要です．清潔にしたあとは，再び汚染することを予防するためにも保湿が欠かせません．保湿により口腔機能が維持しやすく，汚染しにくくなります．

また，汚染状態がひどい場合"一度できれいにしたい！"という意識にとらわれていませんか？

汚染が著しい場合は，一度に汚れを除去しようとすると口腔粘膜を傷つけてしまいます．何度かに分け，ていねいにケアすることが必要になります．日々の積み重ねのケアが大切です．

〔高橋 淑〕

口腔ケア時の加湿と保湿

口腔ケアの手始めに加湿する方法

水道水や洗口液，2％重曹水をスポンジブラシ，ガーゼにひたして口腔内を湿らします．加湿用にスプレー容器を用いて手軽に加湿する方法もあります．

また，保湿剤を固着した汚染物質に塗布して，浸軟させてから除去するなど，保湿剤を応用することもよいでしょう．

口腔ケアの仕上げに保湿する方法

清掃・洗浄後には仕上げに保湿ジェル（商品名：オーラルバランス，ウェットキーピングなど）を薄く塗布します．保湿剤は，さまざまな種類の製品が市販されています．価格や使い勝手，特徴がそれぞれあるので，患者に合ったものを選択していきましょう．

また，室内の環境調整（寝室では16〜25℃の室温で，湿度は40〜65％）やマスクの着用，口腔機能訓練などで口腔内乾燥を予防することができます．口腔機能訓練は唾液の分泌を促進させることもできるため，より自然で機能回復に役立ちます．

Q28 口腔ケア
人工呼吸器装着患者への口腔ケアのポイントは？

A 人工呼吸器関連肺炎予防と口腔機能の廃用予防に着目した口腔ケアが重要です

もっとくわしく

挿管チューブという異物が挿入されているために,「息をする」「話す」「食べる」という本来の機能が長期間使用されず,口腔機能が廃用性変化を起こしてしまうからです.

観察のポイント
- ☑ 口腔内,挿管チューブ,バイトブロックなどに汚れが付着していないか？

ケアのポイント
- ☑ 口腔内だけでなく,挿管チューブやバイトブロックも機械的清掃が必要な部位と認識して,口腔ケアを行う

口腔機能の廃用を予防する

　人工呼吸器を装着し,絶食状態であっても口腔ケアは重要です.口腔を本来の機能(息をする,話す,食べる)として使用せずに異物が挿入されている状態のために,口腔機能低下やトラブルが発生しやすくなっています(**表1**).

　人工呼吸器管理が長くなれば口腔機能は廃用を起こします.口腔ケアにより粘膜や筋肉の萎縮を防ぎ,口腔機能維持をめざすことが人工呼吸器管理中の口腔ケアの位置づけといえます.

挿管チューブやバイトブロックの清掃も重要

　人工呼吸器関連肺炎(VAP)は,人工呼吸器管理に伴う重篤な合併症で,致死率も高いといわれています.VAP予防の観点からも口腔ケアは非常に重要な位置にあります.

　VAP予防もバイオフィルムの破壊と除去が重要で,細菌の塊である歯垢(プラーク)除去が有効といわれています.細菌が付着し

表1　人工呼吸器装着中の問題点

- 麻痺，経口挿管などの開口状態による口腔内乾燥
- 脳機能の低下，経口摂取中止による唾液分泌量の低下とそれに伴う自浄作用の低下
- 挿管チューブやバイトブロックなどの障害物による口腔ケアの困難に起因する口腔内細菌の増殖
- 嚥下・咳嗽反射の低下
- 口腔内損傷を受けやすい状態
- 胃管の存在や食道入口部の弛緩，蠕動運動の低下による胃食道逆流
- 抗菌薬使用による菌交代現象と真菌や院内感染菌の増殖
- 意識障害や鎮静による全身の運動機能低下，ADLの低下
- 人工呼吸器関連肺炎（VAP）

表2　人工呼吸器装着中の口腔ケアポイント

口腔内の状態を観察・アセスメント	乾燥・湿潤状態，汚染状態，出血・潰瘍などの損傷の有無，動揺歯・欠損歯の有無などを観察する．歯ブラシの形状や大きさ，保湿剤・研磨剤使用を検討し，口腔ケアの頻度と方法を検討する
ケアの前・中・後で挿管チューブのズレに注意	固定位置の目視確認，呼吸状態（一回換気量やSpO_2値，胸郭の上がり具合），リーク音の有無，固定の方法は適切か，日々のX線写真でチューブの先端位置を確認
口腔ケア中の誤嚥を防止する体位，頸部の角度を調整	体位：30°以上のヘッドアップ 頸部角度：軽度前屈および右か左かに顔を向ける．後屈していないことが大切
挿管チューブの移動でカフが脱気していないかチェック	カフ圧計で20～25mmHg（27～33cmH_2O）
アングルワイダーやバイトブロックを使用し，十分な照明を用いて視野を確保	視野の確保をすることで口腔内の状態を観察でき，効果的な清掃が行える．またブラッシングでの口腔損傷を予防できる
確実な吸引システム（剥がした汚れやケア中の分泌物，洗浄液の誤嚥を予防する）	吸引する人，洗浄する人を別々にしてタイミングを合わせて行うと，より安全で確実な吸引が行いやすい
口唇・口腔内を加湿し，粘膜損傷予防と汚れを除去しやすくする	水道水や洗口液などを用いてスプレーしたり，ガーゼ・スポンジで，口唇・口腔内を湿らせてから口腔ケアに入ると汚れを落としやすく，粘膜損傷を予防できる
ブラッシングでバイオフィルムを破壊	歯・舌・口腔内粘膜全体および挿管チューブを歯ブラシでこすってバイオフィルムを破壊する．バイトブロックは口腔ケアごとに清潔なものと交換する
乾燥予防対策（保湿ジェルなど）	保湿剤，リップクリームやワセリンを使用．口唇，口腔内に口腔ケア後に薄く伸ばして塗布する
歯科医師，歯科衛生士による専門的口腔ケアでプラークコントロール	動揺歯やう歯，歯槽膿漏など口腔内トラブルの相談や，専門的な口腔内清掃を依頼し，VAP予防をする．依頼・調整役として対応する

た部分を意識した口腔ケアを行うことが必要になります．挿管チューブやバイトブロックにもバイオフィルムは形成されます．挿管チューブも機械的清掃が必要な部位と認識して，口腔ケアを行うことがポイントです(表2)．

　また，細菌を下気道に持ち込まないよう，不顕性誤嚥を予防することもVAP予防における基本であり，重要な対策です．

（高橋 淑）

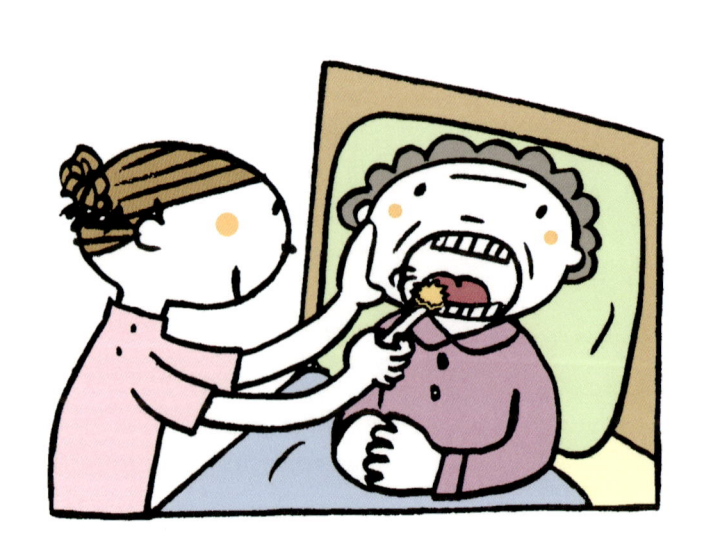

Q29 退院指導
自宅でできる摂食・嚥下リハビリテーションにはどんなものがありますか？

A 咳嗽訓練，構音訓練，顔面のリラクセーションとストレッチなどです

もっとくわしく

摂食・嚥下機能を維持するために，日常生活に密着した訓練を意図的かつ継続的に組み込みます．

観察のポイント
☑ 療養生活のなかで無理なく，毎日継続できるものは何か？

ケアのポイント
☑ 家族の協力を得て，実践するように患者・家族へも指導する

無理なく毎日継続できることが重要

自宅におけるリハビリテーションとは，その患者の摂食・嚥下機能を回復させることや退院時の摂食・嚥下機能を維持させることです．そして，患者・家族に負担をかけずに十分なコミュニケーションをはかることが重要となります．

療養生活のなかで無理なく，毎日継続でき，その結果として嚥下リハビリテーションにつながることが理想です．

①深呼吸，咳嗽訓練

まずは深呼吸をします．朝の空気を吸いましょう．鼻から息を吸って，いったん止めて口から息を思いきり吐き，最後に「ゴホン」と咳をします．気道分泌物排出の促進，胸郭拡張の増大，リラクセーションなどを目的とします．

②構音訓練

咳嗽する力の弱い患者や声量の小さい患者に対しては，カラオケや詩吟など，自分の好きな趣味を取り入れると声量が増大し，腹部の筋肉が増強します．

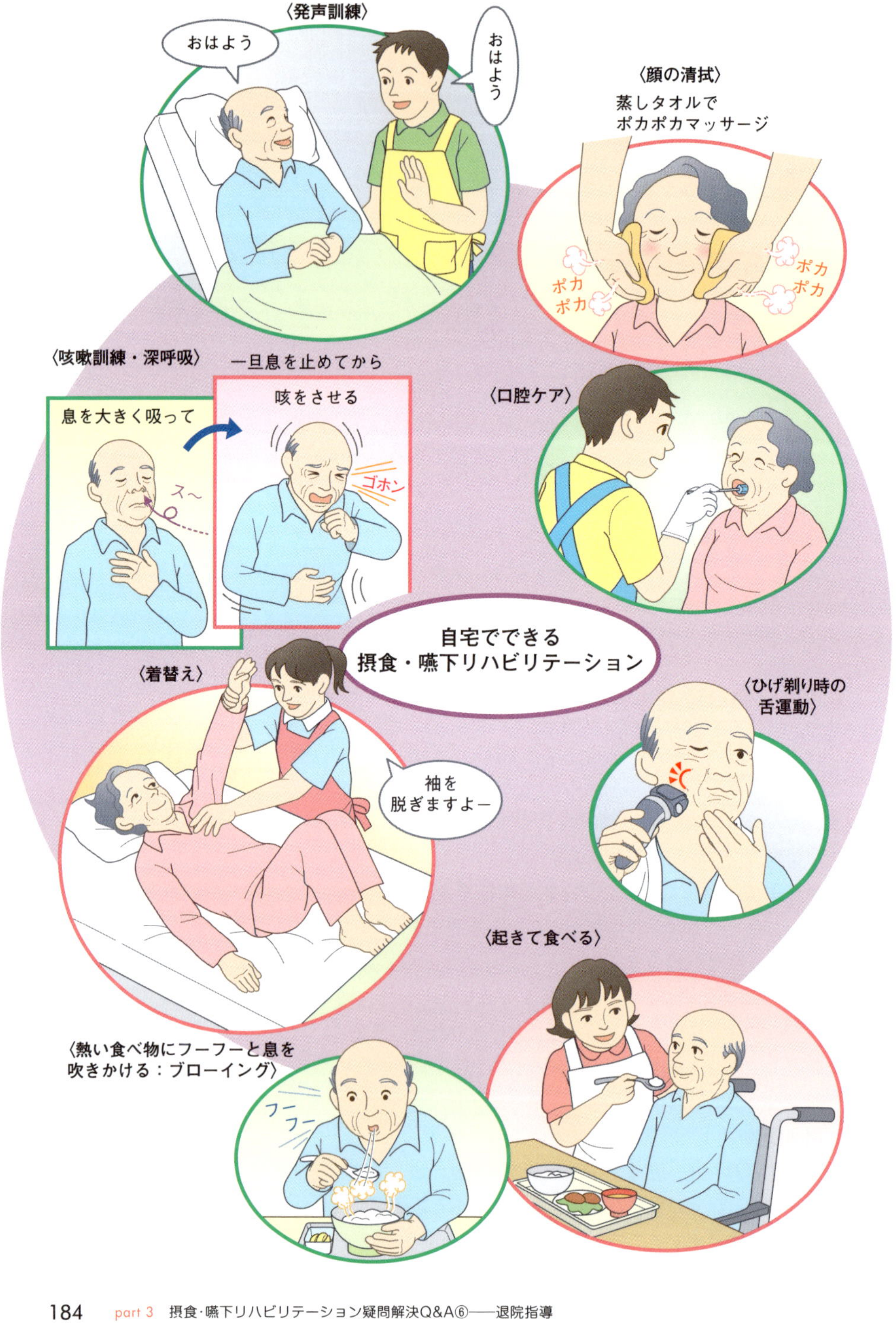
自宅でできる
摂食・嚥下リハビリテーション
〈発声訓練〉
おはよう
おはよう
〈顔の清拭〉
蒸しタオルで
ポカポカマッサージ
ポカ
ポカ
ポカ
ポカ
〈咳嗽訓練・深呼吸〉
息を大きく吸って
ス～
一旦息を止めてから
咳をさせる
ゴホン
〈口腔ケア〉
〈着替え〉
袖を
脱ぎますよー
〈ひげ剃り時の
舌運動〉
〈起きて食べる〉
〈熱い食べ物にフーフーと息を
吹きかける：ブローイング〉
フー
フー

また，ふだんの生活のなかでは，家族が朝起きて「おはよう」というあいさつや多くの日常会話が知らず知らずのうちに構音訓練となり，同時に摂食・嚥下時に使用する筋肉のトレーニングになっています．

③顔面のリラクセーションとストレッチ

毎朝，食事の前に蒸しタオルで顔を拭くことはリラクセーション効果があり，覚醒を促します．同時に唾液線の分泌が良好になり，嚥下関連筋（口輪筋，頬筋，笑筋，側頭筋，咬筋など）の他動的なストレッチとなります．

④口腔ケア

歯磨きや口腔ケアは，たとえば臥床中の患者では介助が必要となります．ベッドは30°のヘッドアップ，健側を下にして頸部前屈位で行います．このとき，スポンジブラシの水分を絞り，誤嚥しないように気をつけます．汚染が著しいときは除去しやすくするために，口腔内に保湿剤を塗布して待ち，浸軟させたあと，スポンジブラシや吸引付きブラシ，舌ブラシなどで機械的清掃を行います（p.78，Q26，27参照）．

家族のほか，訪問看護師，ヘルパーの協力が得られる場合は，口腔ケアの回数を増やすことができます．

舌や口腔内の知覚・運動機能などの口腔機能の維持・改善と，口腔内の刺激による脳機能の活性化をはかり，誤嚥による肺炎の再発予防をめざします．

⑤起きて食べる

起きて車椅子に乗ることは，体幹を保持するための筋力増強訓練となり，覚醒を促進させます．また食べたり飲んだりすること自体が，摂食訓練となります．さらに唾液の分泌も促進します．

通常，ベッドに臥床していることが多い場合でも特別な理由がなければ，ベッド上で食事をするのではなく，起きて車椅子や肘付椅子に座って食事をするようにしたいものです．

⑥着替え

在宅療養では，朝，夕の着替えをすることは，療養生活のリズムをつけるだけでなく，肩～頸部，肩甲骨周囲の広範囲な面積を占める僧帽筋や，胸鎖乳突筋，両上下肢の運動となり，関節可動域の拡大と維持につながります．

また，着替えのときに手を広げたりすることで胸郭が拡張するため，嚥下と関連の深い呼吸筋によい影響をもたらします．

⑦**ひげ剃り時の舌運動**

朝のひげ剃り時は，患者に自分の舌で頬の内側を押すように促します．舌の自動運動となります．

日常生活のなかの簡単な嚥下訓練

　筆者は，鼻咽腔閉鎖不全の患者・家族に，ブローイングの指導をする際に，ティッシュペーパーを細長く裂いたものを使用して，できるだけ静かに長く吹くことを指導しました．このようにしたことで，楽しく間接訓練ができ，入退院を繰り返していた患者が長期在宅療養生活が可能となった経験があります．

　また，熱いものを食べるときに「フー，フー」と息を吹きかけることは，口唇閉鎖訓練，声量の増量，咳嗽力のアップにつながります．

　このように，生活に密着した訓練を意図的かつ継続的に組み込み，家族の協力を得て，実践することが自宅でのリハビリテーションのコツとなります．

　退院後の在宅生活では，日中の離床時間が減少し，廃用や寝たきり状態を引き起こしやすくなります．そのため，入院時より積極的に家族に離床の重要性を認識してもらうよう努め，移乗などの介助指導を行うことで，活動性を高めることが重要となります．

〈岩腰紀子〉

Q30 退院指導
嚥下障害患者への退院指導のポイントは?

A 誤嚥,窒息,低栄養,脱水を防ぐための指導がポイントになります

もっとくわしく

摂食・嚥下障害は,誤嚥,窒息,低栄養,脱水が弊害となります.

観察のポイント
- ☑ 皮膚の乾燥,体温上昇,意識レベルの低下はみられないか?

ケアのポイント
- ☑ 誤嚥,窒息,低栄養,脱水をカバーする退院指導を行う

再入院とならないための退院指導

摂食・嚥下障害の患者は,誤嚥,窒息,低栄養,脱水(図1)などのリスクをかかえています.

これらをふまえて,退院後の再入院を防ぐための指導を行うことで再入院率を低下させることが重要になってきます.そのため

図1 摂食・嚥下障害による弊害

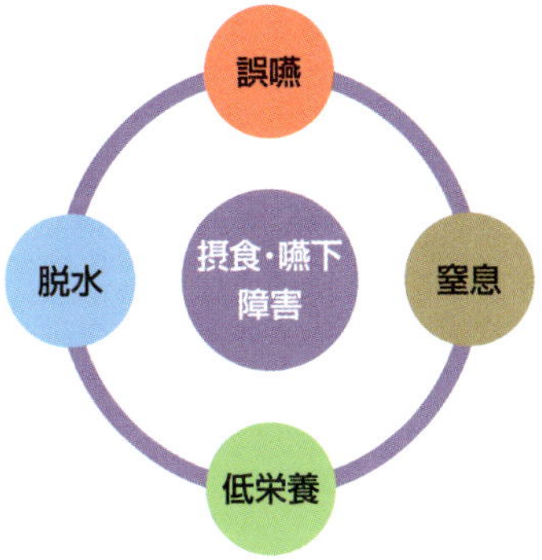

表　主食のエネルギー（100gあたり）

食物形態	エネルギー
普通飯	168kcal
全粥	71kcal
全粥のミキサーがけ（加える水分によって異なる）	36kcal
重湯	21kcal

文献2）より引用

図2　ご飯と全粥の比較

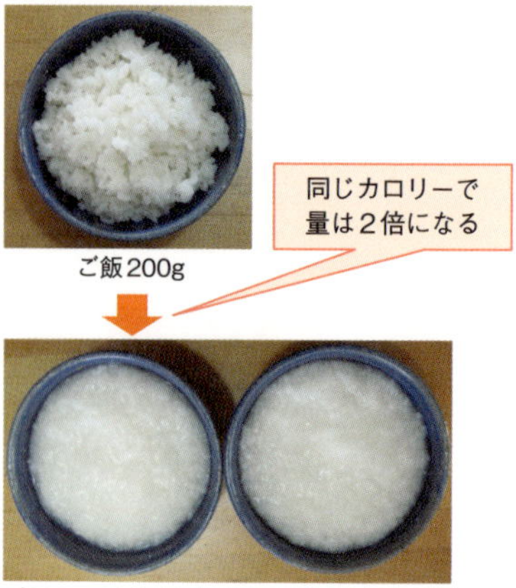

ご飯200g

同じカロリーで量は2倍になる

ご飯200gに水を600mL入れて鍋で煮ると全粥約500g（ご飯茶わん約2杯分）ができる

には在宅にスムーズに移行可能となる方法を考えて指導します．

①誤嚥

誤嚥しないようにするためには，退院前に家族（施設に帰る人には，施設の職員）に来てもらい，その人に合った環境調整と体位，食事形態，食事介助方法を指導します．

摂食時の姿勢は，入院中，言語聴覚士などと調整した方法を指導しますが，「言葉を並べた指導パンフレットよりも，患者さんの姿勢調整を撮影した写真を示すほうが一目瞭然でわかりやすい」という声が多く聞かれます．

②窒息

嚥下食をつくる注意事項として，窒息の危険性のある食材や献立を避けるように説明をします．嚥下障害のある患者に適した食事形態と誤嚥・窒息のリスク管理については，**Q9**，**Q10**を参照してください．

③低栄養

摂食・嚥下障害患者は，経口摂取が困難なために簡単に低栄養に陥ります．低栄養になると嚥下関連筋の量が減少し，嚥下機能が低下します．

ところが在宅では，低カロリーの食事になりやすい現状があります．たとえば，ペースト食では，経済性と利便性を考慮し，家

図3 濃厚流動食の半固形化

メディエフアミノプラス
(味の素)

＋

リフラノン
(ヘルシーフード)

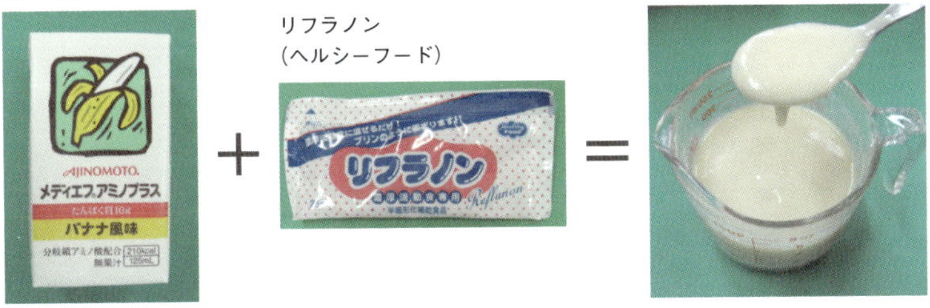

＝

アミノプラス1パック(125 mL・210kcal)にリフラノン1パックを混ぜてスプーンで混ぜると，容易に半固形化(ヨーグルト状〜プリン状)となる．在宅での経口栄養の補助食品となる

図4 市販の高カロリーゼリー(150kcal)

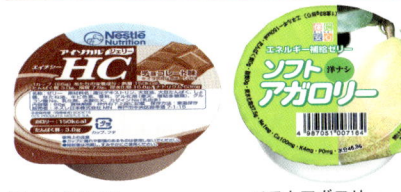

アイソカルHC
(ネスレ日本)

ソフトアガロリー
(キッセイ薬品工業)

族と同じ惣菜にだし汁，とろみ調整食品を入れてミキサーにかけて嚥下食をつくることを指導します．ミキサーをかけるためにだし汁でのばすので，量の割にカロリーは低くなります．また，主食はお粥が選ばれやすく，こちらも量の割にはカロリーは低めとなります(**表**，**図2**)．

最近では，経口摂取の補助として，濃厚流動食にとろみ調整食品を入れ，半固形化したものを利用することも普及してきました(**図3**)．また，1個150kcalの高カロリーゼリーも開発され，少量で効率よくカロリーを摂取できるようになりました(**図4**)．

④脱水

在宅では，水分がなかなかとれず，脱水傾向になりがちです．患者の必要水分量や1日の尿量(**Q4**の**表1**参照)を示し，退院後にも毎日水分摂取するように指導する必要があります．患者の観察項目は，皮膚などの乾燥の有無，口渇，体温上昇，意識レベルの

知っ得 column

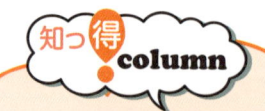

在宅療養における「ゼリー粥」作成の問題

退院時に問題となるのは、「ゼリー粥」のまま退院する患者です。在宅では、家族がこれまでつくった経験のない「ゼリー粥」をつくらなければならないことも多く、介護者への指導が難しいと思われます。

❶ゼリー粥

炊き立てのお粥にスベラカーゼ（酵素）を入れて撹拌することで、ゼリー粥が簡単に出来上がります。

お粥の量に合わせてスベラカーゼの量をクッキングスケールで測定するのは手間がかかるので、あらかじめ、どれくらいの全粥にどれくらいの量のスベラカーゼを入れるのかを、管理栄養士や看護師が具体的に指導することが望ましいと思われます。たとえば、「2食分のゼリー粥をつくるときには、お粥400gにスベラカーゼ6g（小さじ2杯）を入れる」など、具体的な数値を示して患者や家族に指導します。

●ゼリー粥のつくり方

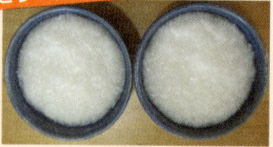

①できたてもしくは70℃以上の全粥をミキサーに入れる。温度が低くなったときは、鍋や電子レンジなどでまんべんなく加熱する。

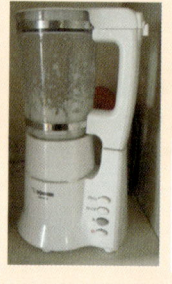

②1〜2％のスベラカーゼをミキサーに入れ、1分以上撹拌する。

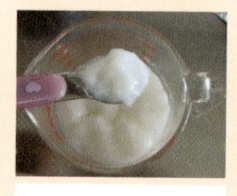

③70℃前後になると固まり始める。

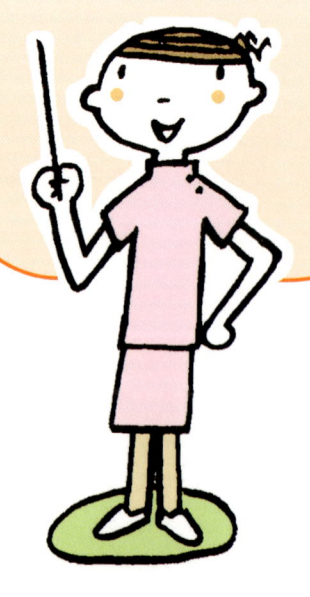

❷つぶ粥ゼリー

　全粥にスベラカーゼを加えてつくった，つぶ状のゼリー粥です．調理にミキサーを使わないので簡単にできます．

〈メリットと注意点〉

　つぶ粥ゼリーは，米粒のまわりをゼリーでコーティングしたような状態です．したがって，ゼリー状の重湯がご飯粒を包むので口腔内でまとまりやすくなります．また，スベラカーゼの作用が，食べている間に唾液でサラサラになりむせたり，咳き込んだりすることを防ぎます．さらに，全粥の栄養価はそのままで，お粥のつぶ感が残っているため，患者の食べる楽しみにつながります．

　つぶ粥ゼリーは，ペースト粥やゼリー粥から軟飯やご飯に進める前に取り入れたい主食形態ですが，嚥下障害が重度の場合は，つぶ粥ゼリーを嚥下することが困難な場合もあるので，適切な嚥下評価が必要です．

●つぶ粥ゼリーのつくり方

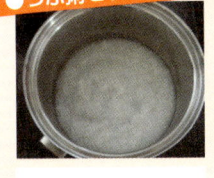

①炊き立て，または70℃以上に鍋等で熱した全粥にスベラカーゼを0.7%〜1.0%入れる．

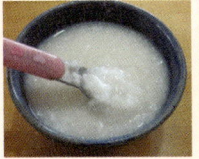

②しゃもじやスプーン等で1分間混ぜる．しばらくするとお粥がサラサラとしてきて米粒が小さくなってくる

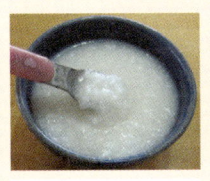

③70℃前後になるとゆるく固まり始める．

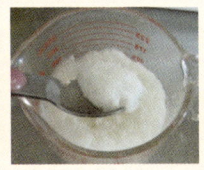

④つぶ状のゼリー粥ができる．

❸調理に必要な物品と問題点

　調理に必要な物品は，お粥，スベラカーゼ（酵素），温度計，デジタルクッキングスケール（はかり），ミキサー，鍋などです．高齢者夫婦の老老介護では，このような調理器具をそろえることも難しく，つくれたとしても後片づけが負担になります．

引用・参考文献

1）「スベラカーゼつぶ粥」を作ろう！
　http://www.food-care.co.jp/sbk_tubu001.html（2014年7月4日参照）
2）藤島一郎ほか監：スベラカーゼパンフレット．フードケア．

図5 水分補給商品

そのまま飲めるタイプ

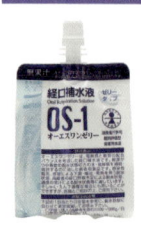

OS-1 ゼリー
（大塚製薬工場）

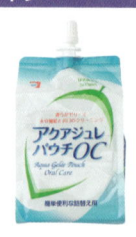

アクアジュレパウチOC
（フードケア）

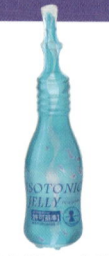

アイソトニックゼリー
（ニュートリー）

家でつくるタイプ

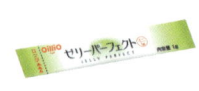

ゼリーパーフェクト
（日清オイリオグループ）

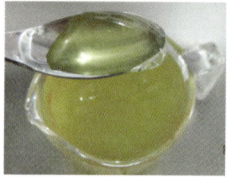

お茶ゼリー

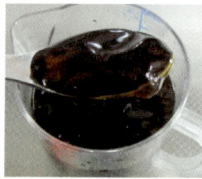

コーヒーゼリー

飲み物にゼリーパーフェクトを加え，よくかきまぜ，電子レンジで数分加熱後冷やすだけで完成

家でつくるタイプのつくり方

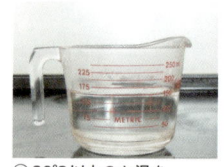

①80℃以上のお湯をカップに入れる

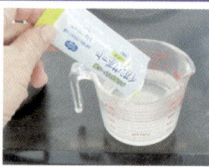

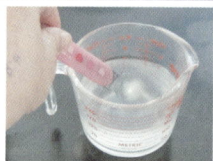

②イオンサポート（粉末，ヘルシーフード）を入れる

③よくかき混ぜる

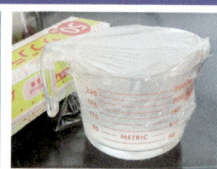

④ラップをして冷蔵庫で冷やし，2時間後に完成

低下，尿量減少，食欲低下，倦怠感に注意することです．
　お茶は毎日飲むには適した飲料です．しかし，いつもお茶ゼリーばかりでは飽きてしまいます．そのため，手軽に水分摂取ができる市販品や，介護力がある場合は，家庭でつくるタイプの水分補給商品を紹介します（図5）．

嚥下食の調理と介護負担

　実際に在宅で調理するのは，ほとんどが介護者です．食事以外に機能障害をもっているケースも少なくなく，その介護はほんと

図6　冷凍の嚥下支援食品

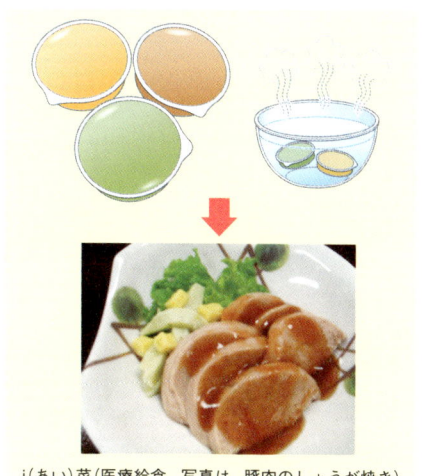

i(あい)菜(医療給食．写真は，豚肉のしょうが焼き)
40℃くらいの湯をはったボールで40分で解凍する．家庭的な味で飽きない．物性もよく，安価

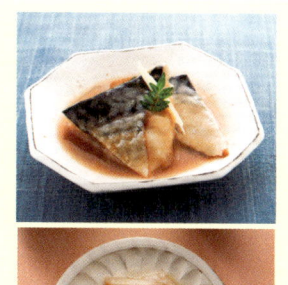

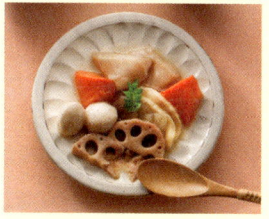

あいーと(イーエヌ大塚製薬．写真は，さばの味噌煮と筑前煮)
電子レンジで3～10分温めるだけ．見た目は普通の食事だが，ふわっと舌で崩れる

うに大変です．調理に十分な時間をかけることもできないため，市販品を賢く利用したいものです．たとえば，「配食サービス」や「冷凍の嚥下支援食」(**図6**)です．なお，市販品の選択では，味や物性のよさ，簡便さ，コスト，品数の多さなどが求められます．

退院後の安定した療養生活に向けて

　高齢社会に伴い，最近は老老介護や独居なども多くみられます．介護者の年齢，理解力，介護疲れ，経済力などへの考慮が大切です．

　これらの内容を退院時にしっかりと指導されたケースでは，前述の誤嚥，窒息，低栄養，脱水などのトラブルが減り，安定した療養生活を長く送ることができるようになると思われます．

　また，退院後に，入院中は病院任せだったケアを家族がすべて行うことは，介護負担の増大につながり，受け入れが困難となる場合もあります．

　これらをふまえ，入院中から「家族が実際に実行できるかたちでの退院」の支援体制づくりが重要だと思われます．

（岩腰紀子）

引用・参考文献

●Q1
1) 浅田美江編, 大田喜久夫ほか：摂食・嚥下にかかわる解剖学的構造と機能の基礎知識. 摂食・嚥下障害患者の食べたいを支える看護. 臨牀看護, 3月臨時増刊, 2009.
2) 鎌倉やよい：嚥下障害ナーシング. 医学書院, 2000.
3) 向井美惠, 鎌倉やよい編：摂食・嚥下障害の理解とケア. Nursing Mook 20, 学習研究社, 2003.
4) 聖隷三方原病院嚥下チーム：嚥下障害ポケットマニュアル. 第3版, 医歯薬出版, 2011.

●Q2
1) 医療安全全国共同行動企画：経鼻栄養チューブの挿入と管理（教育用DVD）.
2) 浅田美江：経管栄養チューブに伴う嚥下の問題. ナーシングトゥデイ：23(10), 2008.

●Q3
1) 鎌倉やよい, 浅田美江：摂食・嚥下障害と看護と介護. 才藤栄一, 向井美惠監：摂食・嚥下リハビリテーション. 第2版, 医歯薬出版, 2007.
2) 向井美惠, 鎌倉やよい編：摂食・嚥下障害の理解とケア. Nursing Mook 20, 学習研究社, 2003.
3) 田中靖代：直接（摂食）訓練の技法と留意点. 臨牀看護, 3月臨時増刊, 2009.
4) 岡田澄子：直接訓練の概念・開始基準・中止基準. 日本リハビリテーション学会編：摂食・嚥下リハビリテーションの介入Ⅱ——直接訓練・食事介助・外科治療, 医歯薬出版, 2011.
5) 浅田美江：日常生活でナースが気づきたい！摂食嚥下機能の「最初のアセスメント」. エキスパートナース, 30(7)：20～28, 2014.

●Q4
1) 藤谷順子：摂食・嚥下障害とリスク管理. 才藤栄一, 向井美惠監：摂食・嚥下リハビリテーション. 第2版, 医歯薬出版, 2007.
2) 馬場尊：摂食・嚥下障害の評価・検査・診断. 才藤栄一, 向井美惠監：摂食・嚥下リハビリテーション. 第2版, 医歯薬出版, 2007.
3) 今田智美：NST（チーム）における摂食・嚥下障害看護認定看護師の役割. 臨牀看護, 3月臨時増刊, 2009.
4) 足立香代子：実践 栄養管理パーフェクトマスター. 学研メディカル秀潤社, 2010.
5) 若林秀隆ほか編著：サルコペニアの摂食・嚥下障害——リハビリテーション栄養の可能性と実践. 医歯薬出版, 2012.

●Q5
1) 藤谷順子：摂食・嚥下障害とリスク管理. 才藤栄一, 向井美惠監：摂食・嚥下リハビリテーション. 第2版, 医歯薬出版, 2007.
2) 向井美惠, 鎌倉やよい編：摂食・嚥下障害の理解とケア. Nursing Mook 20, 学習研究社, 2003.
3) 浅田美江：日常生活でナースが気づきたい！摂食嚥下機能の「最初のアセスメント」. エキスパートナース, 30(7)：20～28, 2014.

●Q6
1) 大前由紀雄, 杉浦むつみ, 茂木立学：超高齢者の嚥下機能——加齢に伴う嚥下機能の変化. 日本気管食道科学会会報, 54：1～7, 2003.
2) 古川浩三：嚥下における喉頭運動のX線学的解析——特に年齢変化について. 日耳科87：169～181, 1984
3) 才藤栄一, 向井美惠監：摂食・嚥下リハビリテーション. 第2版, 医歯薬出版, 2007.
4) 野添匡史ほか：高齢者の呼吸機能と理学療法. PTジャーナル, 43(10)：869～876, 2009.

● Q7
1）清水昌彦，鳥羽研二：高齢者の脱水と精神症状．老年精医誌，16(6)：653，2005．
2）守屋佑貴子，長谷川浩：脱水症．内科，108(6)，2011．
3）才藤栄一，向井美惠監：摂食・嚥下リハビリテーション．第2版，p.230～231，医歯薬出版，2007．
4）日本老年医学会：老年医学系統講義テキスト．西村書店，2013．
5）大内尉義ほか：新老年学．第3版，p.1507～1510，東京大学出版会，2010．

● Q8
1）J A Logemann，道健一，道脇幸博監訳：Logemann摂食・嚥下障害．医歯薬出版，2000．
2）才藤栄一，向井美惠監：摂食・嚥下リハビリテーション．第2版，医歯薬出版，2007．
3）才藤栄一ほか：摂食・嚥下障害リハビリテーションマニュアル．JJNスペシャル，医学書院，1996．

● Q9
1）境田康二，青木重憲，安田貢ほか監：2011 American Heart Association. BLSヘルスケアプロバイダー受講者マニュアル日本語版，大日本印刷，2011．
2）才藤栄一，向井美惠監：摂食・嚥下リハビリテーション．第2版，医歯薬出版，2007．
3）井上登太編：誤嚥性肺炎ケアをする人のための必要知識．ブイツーソリューション，2008．
4）石原英樹監：ロールプレイで学ぶ呼吸ケア・呼吸管理のキーポイント．呼吸器ケア夏季増刊，2009．

● Q10
1）金谷節子編著：ベッドサイドから在宅で使える嚥下食のすべて．医歯薬出版，2006．
2）日本摂食・嚥下リハビリテーション学会嚥下調整食分類2013．日摂食嚥リハ会誌，17(3)：255～267，2013．

● Q13
1）才藤栄一，向井美惠監：摂食・嚥下リハビリテーション．第2版，医歯薬出版，2007．

● Q14
1）藤島一郎編：よくわかる嚥下障害．改訂第2版，p.84，永井書店，2005．
2）大熊るり，藤島一郎：重度の摂食・嚥下障害に対する対策．総合リハビリテーション，25(10)：1185～1190，1997．
3）藤島一郎編：ナースのための摂食・嚥下障害ガイドブック．中央法規，2005．
4）向井美惠編著：摂食・嚥下障害ベストナーシング．学研メディカル秀潤社，2010．

● Q15
1）道健一，道脇幸博監訳：Logemann摂食・嚥下障害．p.163，医歯薬出版，2000．
2）藤島一郎編：よくわかる嚥下障害．改訂第2版，永井書店，2005．
3）馬場尊，才藤栄一編：摂食・嚥下リハビリテーション．新興医学出版社，2008．
4）鎌倉やよい編：嚥下障害ナーシング．フィジカルアセスメントから嚥下訓練へ．医学書院，2000．

● Q16
1）小山珠美，所和彦監：高次脳機能障害ナーシングガイド．改訂版，日総研，2005．
2）藤島一郎：脳卒中の摂食嚥下障害，医歯薬出版，1995．
3）吉岡佐知子ほか：疑問解決Q＆A．エキスパートナース，24(3)：12～13，2008．

●Q17
1）才藤栄一，向井美惠監：摂食・嚥下リハビリテーション．第2版，医歯薬出版，2007．
2）向井美惠，鎌倉やよい編：摂食・嚥下障害の理解とケア．Nursing Mook 20，学習研究社，2003．
3）田中ちさと監：認知症患者のケアで困っていること．エキスパートナース，22(15)：28〜58，2006．
4）六角僚子：認知症ケアの考え方と技術．医学書院，2005．
5）野原幹二編著：認知症患者の摂食・嚥下リハビリテーション．南山堂，2012．

●Q18
1）佐々木英忠：エビデンス老年医療．医学書院，p.31〜33，2006．
2）才藤栄一，向井美惠監：摂食・嚥下リハビリテーション．第2版，医歯薬出版，p.223〜225，2007．
3）Yoshino A et al：Daily oral care and risk factors for pneumonia among elderly nursing home patients. JAMA, 286：2235-2236, 2001.
4）Watado A et al：Daily oral care and cough reflex sensitivity in elderly nursing home patients. Chest, 126：1066-1070, 2004.
5）菊谷武監：基礎から学ぶ口腔ケア．学習研究社，2007．
6）才藤栄一，向井美惠監：摂食・嚥下リハビリテーション．第2版，医歯薬出版，p.195〜199，2007．
7）黒澤一，佐野裕子：呼吸リハビリテーション．学習研究社，2006．

●Q19
1）藤島一郎：脳卒中の摂食・嚥下障害．第2版，p.55〜56，医歯薬出版，2006．
2）藤島一郎編：目で見る嚥下障害．p.54〜69，医歯薬出版，2006．
3）湯浅龍彦，野崎園子編：神経・筋疾患 摂食・嚥下障害とのおつきあい．p.54〜57，全日本病院出版会，2007．
4）藤島一郎，柴本勇：摂食・嚥下障害患者のリスクマネジメント．p.93，中山書店，2009．
5）鎌倉やよい：嚥下ナーシング．p.56〜61，医学書院，2004．
6）向井美惠，鎌田やよい：摂食・嚥下障害の理解とケア．p.112，学研メディカル秀潤社，2003．
7）布宮伸，茂呂悦子：見てわかる医療スタッフのための痰の吸引．p.40，学研メディカル秀潤社，2010．
8）山田好秋：よくわかる摂食・嚥下のメカニズム．p.iv，医歯薬出版，2006．
9）聖隷三方原病院嚥下チーム：嚥下障害ポケットマニュアル．第2版，p.155〜156，医歯薬出版，2003．

●Q20
1）聖隷三方原病院嚥下チーム：嚥下障害ポケットマニュアル．第3版，p.83〜88，医歯薬出版，2011．
2）戸原玄：訪問で行う摂食・嚥下リハビリテーションのチームアプローチ．p.77〜78，全日本病院出版会，2007
3）浅田美江：ナースの行う摂食・嚥下・口腔ケア．ナースが気付きたい！ 誤嚥を起こすリスクの高い患者，エキスパートナース，24(3)：34〜42，2008．
4）和田敬子：誤嚥・窒息の予防と対処の方法 摂食・嚥下障害患者の"食べたい"を支える看護．臨牀看護，35(4)：538〜546，2009．
5）小山珠美：脳損傷に伴う摂食嚥下 経口摂取 標準化ガイド．日総研，2005．
6）向井美惠，鎌倉やよい：摂食・嚥下障害ベストナーシング．p.35，学研メディカル秀潤社，2010．
7）日本摂食・嚥下リハビリテーション学会：第3分野 摂食・嚥下障害の評価．p.28，医歯薬出版，2011．
8）米丸亮ほか：ナースのための呼吸音聴診トレーニング．p.8，南光堂，2001．
9）大宿茂：聴診器でできる頸部聴診法の実際と病態別摂食・嚥下リハビリテ

ーション．日総研，2009．
10）鎌倉やよい：嚥下ナーシング．p.65，医学書院，2004．
11）藤谷順子，鳥羽研二：誤嚥性肺炎——抗菌薬だけに頼らない肺炎治療．p.4〜5，医歯薬出版，2011．

● Q21
1）重松孝ほか：摂食・嚥下リハビリテーションupdate——摂食訓練update．MEDICAL REHABILITATION，136：31〜37，2011．
2）太田清人：頸部・体幹・姿勢のコントロール．MEDICAL REHABILITATION，57：26〜33，2005．
3）小泉千秋ほか：姿勢・呼吸の評価と理学療法．MEDICAL REHABILITATION，88：21〜28，2008．
4）清水充子：摂食・嚥下リハビリテーションの実際——直接訓練（摂食訓練）．摂食・嚥下障害ベストナーシング，学研メディカル秀潤社，2010．

● Q22
1）佐藤公則ほか：睡眠中の嚥下と呼吸．音声言語医学，52：132〜140，2011．
2）Nakagawa T, et al：High incidence of pneumonia in elderly patients with basal ganglia infarction. Arch Intern Med, 157：321-324, 1997.
3）山口泰弘ほか：睡眠時無呼吸と嚥下機能の新たな関連．日本臨床生理学会雑誌，43(2)，2013．
4）藤島一郎編著：よくわかる嚥下障害．第2版，永井書店，2005．
5）角保則：口腔ケアの肺炎予防効果．総合リハビリテーション，37(2)：116〜121，2009．
6）岩切勝彦：食道運動機能からみた逆流症食道炎の病態と治療——Nizatidineの一過性LES弛緩に及ぼす影響．日経メディカル，10，2006．

● Q23
1）田上裕記ほか：呼吸からみた誤嚥性肺炎のリハビリテーション——臨床編．難病と在宅ケア，15(11)，2010．
2）和田敬子：誤嚥・窒息の予防と対処の方法．臨牀看護，35(4)：538〜546，2009
3）向井美惠ほか：摂食・嚥下障害の理解とケア．Nursing Mook 20，学習研究社，2003．
4）神津玲ほか：摂食・嚥下障害に対する呼吸理学療法．Modern Physician，26(1)，2006．
5）馬渕敏：誤嚥性肺炎の治療と再発予防のコツ——呼吸リハビリテーション．MEDICAL REHABILITATION，65：160，2013．

● Q24
1）稲田晴生：胃食道逆流症．MEDICAL REHABILITATION，57：172〜177，2005．
2）合田文則：胃瘻からの半固形短時間摂取法ガイドブック．医歯薬出版，2006．
3）大熊るり：経管栄養の合併症——誤嚥性肺炎．医歯薬出版，2011．

● Q25〜28
1）日本口腔ケア学会：口腔ケア基礎知識——口腔ケア4級・5級認定資格基準拠．創栄図書印刷，2008．
2）岸本裕充ほか：行いたい行わない口腔ケア．エキスパートナース，26(5)：45〜58，2010．
3）菊谷武ほか：口をまもる生命をまもる——基礎から学ぶ口腔ケア．学習研究社，2007．
4）北川義正ほか：口腔ケアの基礎知識．ナーシングトゥデイ，24(1)：19〜23，2008．
5）松村真澄：口腔ケア実践の基本技術．ナーシングトゥデイ，24(1)：24〜29，2008．
6）安彦善裕：ドライマウス患者の口腔ケア．ナーシングトゥデイ，24(1)：34〜36，2008．

7）スーディK. 和代：感染予防と口腔ケア．ナーシングトゥデイ，24(1)：37～39，2008．
8）岩谷孝子ほか：人工呼吸器装着患者の口腔ケア．ナーシングトゥデイ，24(1)：46～49，2008．
9）晴山婦美子ほか：看護に役立つ口腔ケアテクニック．医歯薬出版，2008．
10）照林社編集部：最新口腔ケア．照林社，2009．
11) Kikuchi R, Watanabe N, et al : High incidence of silent aspiration in elderly patients with community-acquired pneumonia. American Journal of Respiratory and Critical Medicine, 50 (1) : 251-253, 1994.
12）石川昭ほか：社会福祉施設等入所者口腔内状態改善研究モデル事業報告書．厚生省・平成10年度老人保健強化推進特別事業，1998．
13）弘田勝彦ほか：プロフェッショナル・オーラル・ヘルス・ケア．日本老年医学会雑誌，34(2)：125～129，1997．
14）米山武義ほか：要介護高齢者に対する口腔衛生の誤嚥性肺炎予防効果に関する研究．日本歯科医学会雑誌，20：58～68，2001．
15）岸本裕充：ナースのための口腔ケア実践テクニック．照林社，2009．
16）渡邊裕：口腔ケアの疑問解決Q&A．Nursing Mook 68，学研メディカル秀潤社，2011．
17）奥田克爾：口腔内バイオフィルム感染症への新たな挑戦．歯界展望，99(5)：1061～1068，2002．

●Q29
1）小山珠美：安全においしく食べるためのガイドブック．オーラルケア，2006．
2）白坂誉子，市村久美子：脳血管障害における摂食・嚥下障害リハビリテーション．月刊ナーシング，28(10)：8～35，2008．
3）鎌倉やよい，藤本保志，深田順子：嚥下障害ナーシング——フィジカルアセスメントから嚥下訓練へ．医学書院，2004．
4）紙屋克子：誤嚥性肺炎を予防する口腔ケア上巻．オーラルケア，2008．
5）藤島一郎，柴本勇：摂食・嚥下障害患者のリスクマネジメント．中山書店，2009．
6）小山珠美：脳損傷に伴う摂食嚥下障害 経口摂取標準化ガイド．日総研，2005．
7）聖隷三方原病院嚥下チーム：嚥下障害ポケットマニュアル．第3版，医歯薬出版，2011．

●Q30
1）小山珠美：脳損傷に伴う摂食嚥下障害——経口摂取標準化ガイド．日総研，2005．
2）西尾正輝：摂食・嚥下障害の患者さんと家族のために．第3版，p.25，インテルナ出版，2008．
3）若林秀隆：リハビリテーション栄養ハンドブック．医歯薬出版，2010．
4）聖隷三方原病院嚥下チーム：嚥下障害ポケットマニュアル．第3版，医歯薬出版，2011．
5）金谷節子：ベッドサイドから在宅で使える嚥下食のすべて．医歯薬出版，2006．

Part 4

摂食・嚥下外来と地域連携

摂食・嚥下外来と地域連携の実際

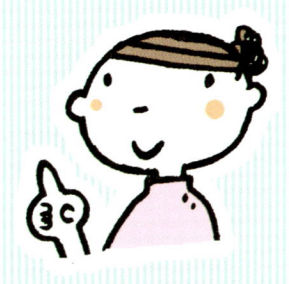

摂食・嚥下外来と地域連携

摂食・嚥下外来と地域連携の実際

摂食・嚥下外来の開設と基本方針

　新横浜リハビリテーション病院は,「思いやりと信頼の医療を提供し,地域の人々が幸福に暮らせるよう支援します」を病院理念に,2007年11月に開院しました．回復期リハビリテーションの専門病院ですが,外来部門は,近隣地域の住民に対するサービスを目的として設置されています．

　そこで,リハビリテーション病院という特色を生かした専門的な活動はできないかと考え,摂食・嚥下サポートチームにおいて摂食・嚥下外来の開設準備を進めてきました．まずは,在宅・施設等で摂食・嚥下障害患者のケアを担当する方々を対象とし,院長名でアンケートを実施し,市場調査を行いました．この結果をもとに,『地域のニーズに合った摂食・嚥下外来』となるよう,基本方針を決定しました．

●摂食・嚥下外来の基本方針
①新横浜リハビリテーション病院の設備と技術を活用し,**地域医療を後方よりサポート**する．
②患者の抱え込みをせず,嚥下機能評価や指導を中心とした**コンサルテーション機能を充実**させる．
③患者や家族のみならず,同伴する訪問看護師,訪問ST,ケアスタッフ,ケアマネジャーなどと**双方向の連携**を積極的に行う．

　摂食・嚥下外来では多職種が協働しているため,役割分担と情報の共有が重要です．過去のケースの蓄積から必要な情報を整理して,初診時の看護記録のフォーマットを作成しました．これをSTや管理栄養士も電子カルテ上で閲覧できるようにしています（**資料1**）．ST

資料1

摂食・嚥下外来初診記録

記入者（　　　）

患者氏名				初診日	年　月　日	
				ID		
生年月日		性別	年齢	診断名		
バイタルサイン	初診			【嚥下機能検査】 □嚥下造影（VF） □嚥下内視鏡（VE）		
血圧	／	／				
体温				【その他の検査】 □胸部X線写真　□腹部X線写真 □CT　　　　　　□血液検査		
脈						
呼吸						
SpO₂						
身長	cm	BMI		【必要栄養量】 　　×　　×　　＝　　kcal 【必要水分量】 　　×　　＝　　mL		
体重	kg	体重減少率				
健康時体重	kg	（男）（女）				
尿回数	回/日	□オムツ				
便回数	回/日	□下剤				
主訴				【初診時の状況】 同伴者： 移動手段： 会話の反応： RSST：　　回/30秒 MWST：		
特記事項	□気管切開　□PEG　□CV					
紹介元				電話番号		
連携先				電話番号		
日常生活の状況 □経口摂取 □経管栄養 □経静脈栄養				【脳神経系フィジカルアセスメント】 Ⅴ Ⅶ　口唇閉鎖 　　頬膨らませ： Ⅸ・Ⅹ　咽頭反射： 　　MPT：　　秒 Ⅻ　挺舌 　　舌運動		

嚥下機能検査の予定と同意書確認				看護介入
検査名	予定日	時間	同意書	□フィジカルアセスメント　□看護指導 □摂食機能療法　□口腔ケア □地域連携　→　職種： 　□直接　□連絡票　□メール
①				
②				
③				

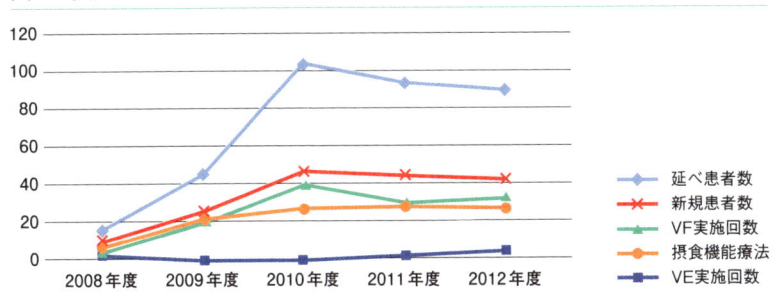

図1　摂食・嚥下外来の実績

（凡例：延べ患者数、新規患者数、VF実施回数、摂食機能療法、VE実施回数／2008年度～2012年度）

表1 摂食・嚥下外来の診療内容(初診)

リハ科専門医による診察	・紹介状および受診目的の確認 ・問診，視診，触診，頸部および胸部聴診 ・スクリーニングテスト(RSST, MWST)など
検査	・嚥下機能検査：VE(必要時) ・血液検査，胸部X線検査，腹部X線検査，頭部CT検査(必要時)など
生活状況の確認	・バイタルサインおよびSpO₂の測定，吸引の有無 ・栄養および水分の摂取方法と摂取量 ・体重，身長，BMI，排泄状況，活動状況など

表2 摂食・嚥下外来の診療内容(再診)

リハ科専門医による診察	・初診時に実施した検査結果の説明 ・問診，視診，触診，頸部および胸部聴診 ・スクリーニングテスト(RSST, MWST)など
検査	・嚥下機能検査：VF・VE(必要時)
指導	・口腔ケア物品の選択とケア方法 ・適切な食形態の選択・入手方法・調理方法 ・環境調整，姿勢調整，食事介助方法 ・自宅でできる簡単訓練 ・食事介助や日常生活上の注意点など

は電子カルテ上で医師記録と看護記録を確認し，栄養科にVF検査食を依頼しています．また，急ぎの用件では院内PHSも活用します．

摂食・嚥下外来5年間の実績

　摂食・嚥下外来は2009年1月に開設しましたが，**図1**のように新規患者数および延べ患者数は最初の3年間で大きく増加しました．地域に密着した広報活動と，2010年9月～2011年3月まで担当医2名態勢で週2回の外来が行えたことが影響していると思われました．2011年度以降は担当医1名態勢で週1回の外来に戻りましたが，延べ患者数を若干減らしたものの，その後は横ばいで推移しています．嚥下造影検査および摂食機能療法の実施回数は新規患者数に依存していました．

　表1は摂食・嚥下外来初診時の診療内容です．リハビリテーション科専門医による診察および検査を中心に生活状況の確認も行っていきます．嚥下造影検査は，2回目の受診時に行い，同伴する家族やケアマネジャー，STなどのうち，希望者は検査に立ち会い，検査説明および指導を行います(**表2**)．その場でミニカンファレンスになることもあります．

　5年間の新規患者170名のうち，男性は94名(55%)，女性は76名(45%)でした．年齢は70～80代が大部分を占めていました．主な疾患群では，脳血管疾患を既往にもつ患者が95名(56%)，神経・筋疾患を既往にもつ患者は12名(7%)，呼吸器疾患を既往にも

図2　新規患者の属性：在宅or施設

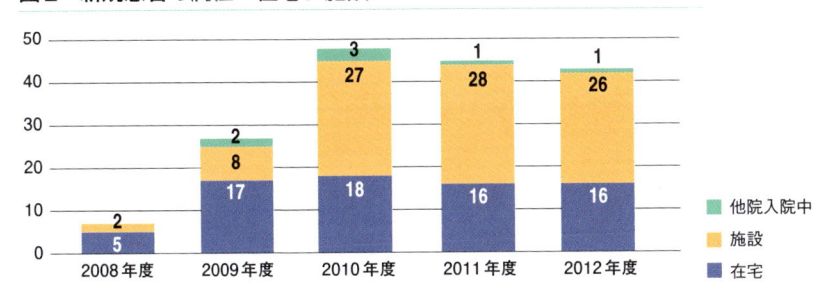

	2008年度	2009年度	2010年度	2011年度	2012年度
他院入院中		2	3	1	1
施設	2	8	27	28	26
在宅	5	17	18	16	16

図3　摂食・嚥下外来の紹介元

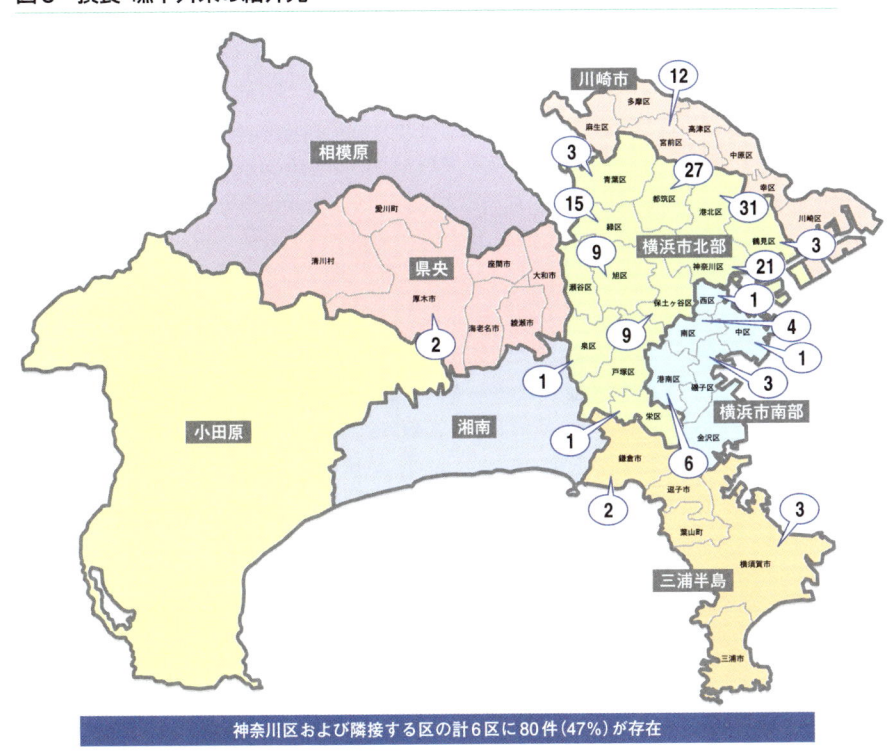

神奈川区および隣接する区の計6区に80件（47％）が存在

つ患者は6名（3％），その他は57名（34％）でした．

　開設当初の予測では在宅の患者に摂食・嚥下外来のニーズがあると思われていましたが，新規患者の内訳では，在宅よりも介護老人保健施設や有料老人ホームなどの施設入所の方が多く受診していました（**図2**）．この理由として，経口摂取の挑戦にあたり施設

図4　摂食・嚥下外来の受診目的

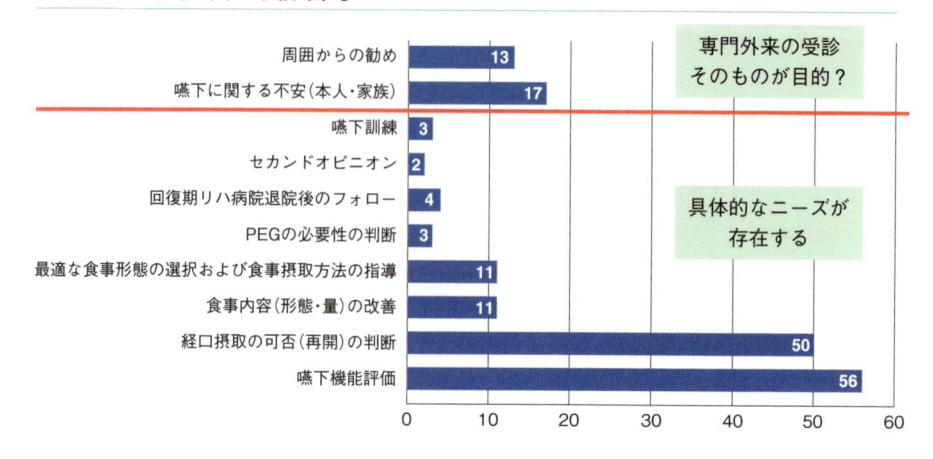

項目	件数
周囲からの勧め	13
嚥下に関する不安（本人・家族）	17
嚥下訓練	3
セカンドオピニオン	2
回復期リハ病院退院後のフォロー	4
PEGの必要性の判断	3
最適な食事形態の選択および食事摂取方法の指導	11
食事内容（形態・量）の改善	11
経口摂取の可否（再開）の判断	50
嚥下機能評価	56

上段（周囲からの勧め、嚥下に関する不安）：専門外来の受診そのものが目的？
下段：具体的なニーズが存在する

側が嚥下機能評価を求めたことや，PEG造設前のセカンドオピニオンとしての受診が考えられました．紹介元をみてみると，当院の存在する横浜市神奈川区および隣接する区の計6区に80件（47%）が存在していました（図3）．

摂食・嚥下外来の受診目的をみてみると，本人および家族の嚥下に関する不安や周囲からの勧めにより，専門外来の受診そのものが目的と思われる受診もありますが，絶飲食中の患者の経口摂取再開を切望する受診や嚥下機能評価希望の受診が目立ちました（図4）．

平均受診回数は2.1回で，嚥下機能評価に基づく食形態および姿勢の選択を行い，経口摂取開始時の注意点や中止基準などを指導したうえで，報告書にそれらの内容を記載して，本人の持ち帰り，もしくは郵送により紹介医に戻しました．家族やケアスタッフ用にも具体的な注意ポイントを記載したパンフレットをわたし，在宅や施設において治療やケアが継続しやすいように配慮しました．

初診時の患者状況を確認してみると，経口摂取のみで栄養を確保しながら，摂食・嚥下障害に関する何らかの不安をかかえて受診した患者は92名（54%），胃瘻，腸瘻，経鼻栄養チューブなどの経腸栄養手段をもつ患者が74名（44%），中心静脈栄養ラインをもつ患者が4名（2%）でした．経腸栄養手段をもつ患者74名のうち47名（63.5%）および中心静脈栄養ラインをもつ患者4名中3名が絶飲食の状態でした（図5）．

当院では，患者の抱え込みをせず，嚥下機能評価や指導を中心

図6 代替栄養手段の有無（初診時）

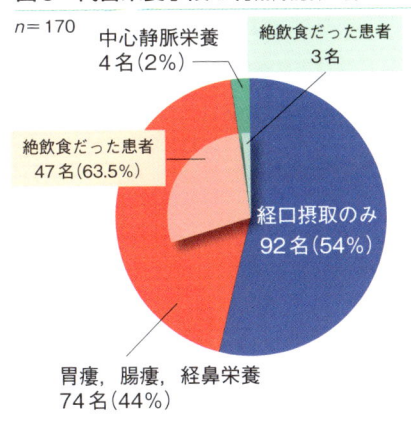

n=170
- 中心静脈栄養 4名（2%）
- 絶飲食だった患者 3名
- 絶飲食だった患者 47名（63.5%）
- 経口摂取のみ 92名（54%）
- 胃瘻，腸瘻，経鼻栄養 74名（44%）

図6 経腸栄養手段をもつ患者の経過

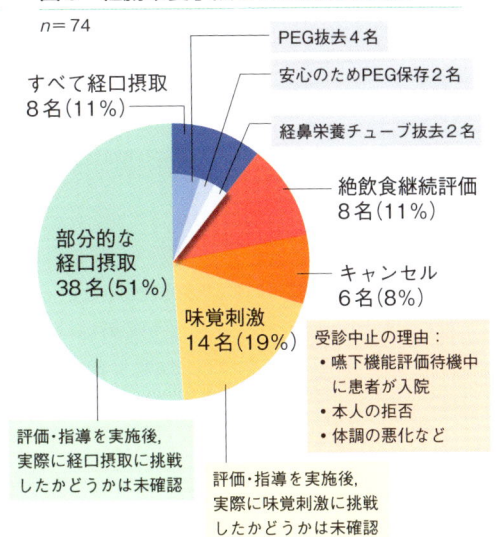

n=74
- すべて経口摂取 8名（11%）
- PEG抜去 4名
- 安心のためPEG保存 2名
- 経鼻栄養チューブ抜去 2名
- 絶飲食継続評価 8名（11%）
- キャンセル 6名（8%）
- 受診中止の理由：
  ・嚥下機能評価待機中に患者が入院
  ・本人の拒否
  ・体調の悪化など
- 味覚刺激 14名（19%）
- 評価・指導を実施後，実際に味覚刺激に挑戦したかどうかは未確認
- 部分的な経口摂取 38名（51%）
- 評価・指導を実施後，実際に経口摂取に挑戦したかどうかは未確認

としたコンサルテーション機能を充実させているため，帰結が不明な部分も多くありますが，経腸栄養手段をもつ患者（図6）では，すべて経口摂取まで移行できたものは8名で，胃瘻抜去4名と経鼻栄養チューブ抜去2名が確認できました．

嚥下機能評価の結果，「絶飲食の継続指示」は8名（11%），「味覚刺激は可能」が14名（19%），「部分的な経口摂取が可能な状況」が38名（51%）でした．評価後にレベルが下がった患者がいない前提では，初診時に絶飲食だった経腸栄養手段をもつ患者47名のうち33名（70%）は「何らかのかたちで味覚刺激以上の対応が可能」に，19名（40%）は「何らかのかたちで経口摂取が可能」という評価になりました．"食べられるのに食べさせていない"ケースが多く見受けられるという現状が浮き彫りになりました．

受診中止も8%あり，その理由は，「嚥下機能評価待機中に患者が入院した」「家族は希望しているが本人が拒否している」「体調が悪化したため延期」などでした．

中心静脈栄養ラインをもつ患者の場合は，4名中3名が「初診時に絶飲食の状況」でした．嚥下機能評価の結果，1名は「絶飲食の継続指示」でしたが，もともとゼリーを食べていた患者を含む3名が「部分的な経口摂取可能」との評価となりました．数か月ぶりに経口摂取を再開した2名はGFOゼリーを1日1個1か月間摂取し，発熱

やSpO_2の低下，喀痰の増加も認められず，全身状態もよい状態で排便の確認までできました．ここまで確認した後は，元疾患を診療している主治医の判断として診察終了となっています．

地域連携に向けての取り組み

当院の地元密着型診療状況の背景には，近隣地域の特徴をリサーチしつつ，神奈川摂食・嚥下リハビリテーション研究会（横浜北地区）と連携をとってきたプロセスが存在します．

❶横浜市菅田地域ケアプラザの特徴

菅田地域ケアプラザでは，①ディサービス，②地域活動・交流，③地域包括支援センター，④居宅介護支援センターなどのさまざまなサービスを行っています．菅田・羽沢地域は，特別養護老人ホーム5，介護老人保健施設4，有料老人ホーム1，高齢者グループホーム12，精神障害者グループホーム11，合計33もの施設が存在するという「福祉の里」ともいわれる特色をもつ地域です．

10周年記念事業として神奈川区菅田町認知症高齢者支援マップ作成の実績があり，通常は法人が異なると交流のない福祉施設同士が「菅田・羽沢地区福祉施設等連絡会」に集う機会があるということがわかりました．

❷横浜市片倉三枚地域ケアプラザの特徴

一方，片倉三枚地区は在宅が中心であるという特色をもった地域です．10周年という節目の年に，「地域支援ネットワーク緑」において，地域の高齢者が住みなれた土地で健康に安心して日々の生活を送るために，地域の高齢者を支える関係者同士の連携構築と専門知識の習得をめざした取り組みが行われていました．

これらの情報をもとに，施設職員に対する食支援の研修を神奈川摂食・嚥下リハビリテーション研究会（横浜北地区）がサポートし，適切な嚥下機能評価の実施を新横浜リハビリテーション病院が摂食・嚥下外来において担当していくというスタイルです．

摂食・嚥下外来の有効活用
嚥下機能の再評価で食べるチャンスや食べ続けるための戦略を手に入れる

当院の摂食・嚥下外来を受診する際の条件は2つです．1つめは「主治医からの紹介状を持っていること（小児を除く）」，2つめは「外来受診が可能であること」です．多くの患者に門戸を開くためにあえ

図7　受診方法

```
主治医に摂食・嚥下外来で嚥下機能評価をしたい旨を伝え，紹介状の記入を依頼する．
                              ▼
        新横浜リハビリテーション病院に電話して予約する．
                外来予約専用：045-474-5500
                              ▼
吸引や酸素の準備が必要な場合やストレッチャーで来院する場合は，予約時にその旨を伝える．
                              ▼
            予約時間の30分くらい前に到着できるよう来院する．
```

- 初診時は，日常生活の状況を説明できる人が付き添ってください．
- 嚥下機能評価日はデジタルカメラの持参をお勧めします．

（新横浜リハビリテーション病院）

図8　神奈川在宅緩和医療研究会

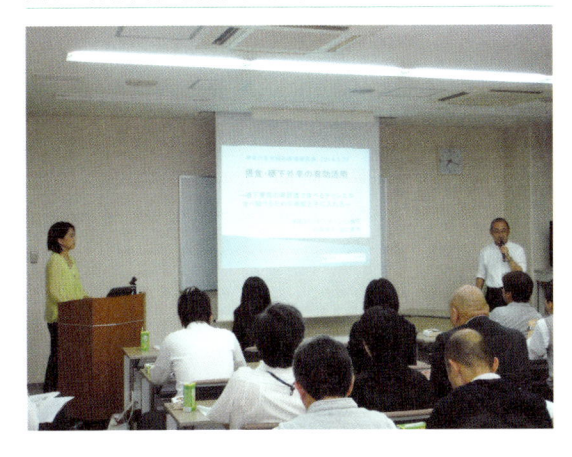

てハードルは低くしました．受診方法は，図7に示します．

　2014年5月，神奈川在宅緩和医療研究会とのコラボレーションが実現し(図8)，5年間の実績からみえてきた課題の1つである在宅医との連携が手の届くところまできています．

　図9に治療・ケアに携わる方に向けての摂食・嚥下外来担当医からのメッセージ「治療とリハビリテーション」を示します．

　次に，摂食・嚥下外来の事例を紹介します．

　摂食・嚥下外来の地域における認知度は少しずつ上がってきてはいるものの，嚥下障害のある方のケアプランのなかに「摂食・嚥下

図9 摂食・嚥下外来担当医からのメッセージ http://www.syr-h.com/30_04_08.html

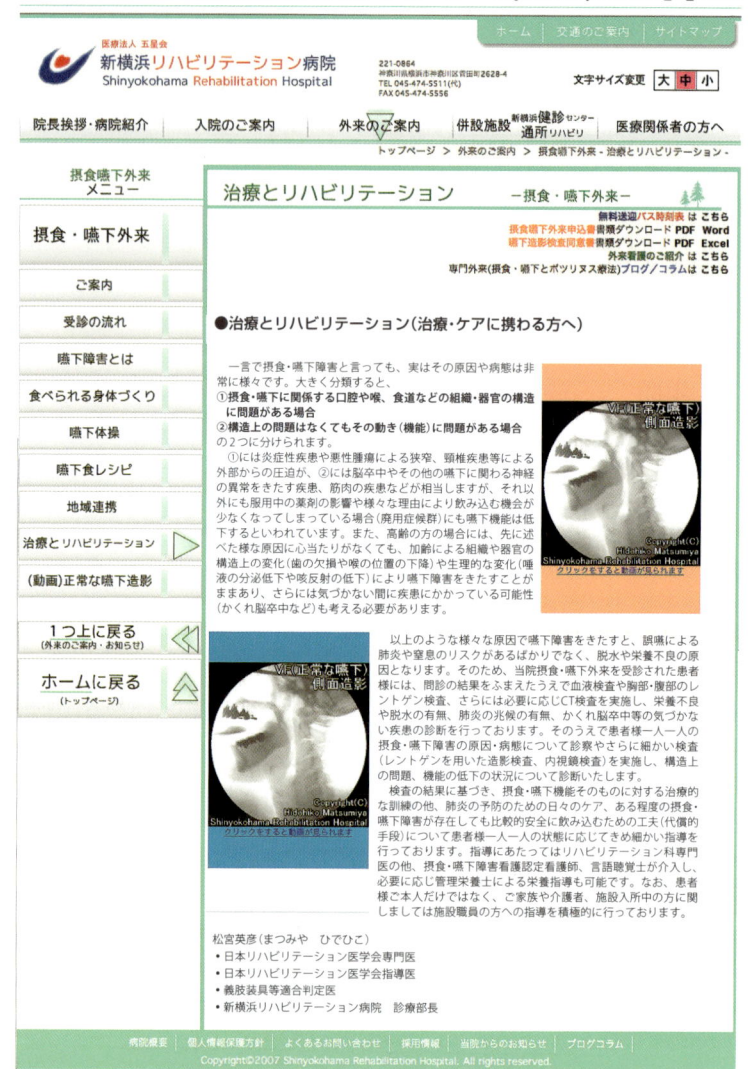

「外来の受診」や「嚥下機能評価に基づく食形態の選択」という言葉が当たり前のように書き込まれるようになるまでには，道のりはまだ長そうです．

　私たちはこれからも，リハビリテーション専門病院という特色を活かして，地域に根差した活動を地道に続けていきたいと思います．

事例にみる摂食・嚥下外来と地域連携の実際

ケース1　在宅療養中のCOPDの患者

　入院中に胃瘻を造設，在宅酸素療法を導入して退院後，外出禁止との指示があり，一度も外出はしていませんでした．唯一，許可された初めての外出が摂食・嚥下外来の受診で，うきうきしながら出かけたのはよいのですが，患者・家族ともに酸素ボンベの扱いに慣れておらず，「酸素が来ない！」と診察室で大あわてして，SpO_2が88％まで低下したというエピソードのある印象的な患者です．

　栄養状態のアセスメントのため立位で体重測定をしたところ，心拍数は120/分まで上昇するという全身状態でした．この患者はCOPDに伴う嚥下障害で胃瘻を造設し，栄養管理を行いつつ，1食のみ経口摂取をしていました．

　嚥下造影検査（VF）の結果，軟菜レベルの食事までが安全に摂取可能と判断されました．胃瘻からの経管栄養を併用しながら，ゆっくりと経口摂取量を増やし，3か月後に胃瘻からの離脱が完了しました．

ケース2　胃がん術後，陳旧性脳梗塞の患者

　誤嚥性肺炎を繰り返すため，経口摂取を中止して中心静脈ポートを留置．TPNを行っていましたが，「ほんとうに口から何も食べられないのか？　TPNのラインが気になって思うように動けないので，なんとかならないか」とのことで摂食・嚥下外来を受診されました．

　VFの結果，嚥下機能は比較的保たれていると判断されました．

　3か月という長期の絶食期間があったため，GFOゼリーを作成し，1日1個の摂取から始めました．40個分を食べきった時点で発熱はなく，1回/月だった排便が2〜3回/週のペースで確認できるようになりました．

　再度，VFを行いましたが嚥下機能はほぼ問題ないことが確認できたので，この時点で市販のゼリーに変更し，その後の食事の変更は，主治医の判断として嚥下外来は終了となりました．

ケース3　施設入所中の仮性球麻痺および廃用症候群の患者

　胃瘻から栄養はとっていましたが,「口からも食べたい」との要望があり,施設も「安全に食べられる食事内容を教えてほしい」「施設職員に介助方法を教えてほしい」とのことで摂食・嚥下外来を受診されました.

　VFを行ったところ,咀嚼や舌による送り込みが悪く,嚥下反射の遅延をみとめました.反射惹起後は喉頭蓋の反転,喉頭挙上は悪くはありませんでしたが,常に喉頭蓋谷に食塊残留をみとめました.残留食塊は複数回嚥下で徐々にクリアされましたが,とろみ水分による交互嚥下はあまり有効ではありませんでした.

　この結果を参考に,施設の管理栄養士,食事介助を担当する職員,主治医とともに継続可能な方法を検討した結果,ゼリー,プリン,ヨーグルト,具なし茶碗むしのいずれか1個を1日1回提供して,それをローテーションするなら,施設のこれまでの食事のなかから継続可能とのことでした.

　施設職員へは,①摂食姿勢：坐位,②介助方法：1口ごとに複数回嚥下を促す,③経口摂取中止の条件：37.5℃以上の発熱,④口腔ケアの方法：ブラッシング後に「くるリーナブラシ」使用,⑤口唇・舌の運動（歌・会話・詩吟など）,を指導しました.

　1か月,発熱なく経過することができたら,主治医の判断でお粥とミキサーを加える計画でした.発熱はなく順調に経過できましたが,施設職員にとって食事介助の負担が1日1品で限界とのことで,このまま継続となっています.

ケース4　施設入所中の多発性脳梗塞の患者

　施設では味のない嚥下訓練用のゼリーを,おやつの時間にのみSTまたは看護師の介助で摂取していましたが,「コーンスープが飲みたい」とのことで来院しました.

　VFの結果,奥舌運動が不良で,嚥下反射の惹起遅延もみとめました.リクライニング30°でゼリー,濃いとろみ,薄いとろみを試行したところ,薄いとろみで誤嚥をみとめました.本人希望のコーンスープ味では舌運動・反射の改善をみとめたため,訓練時は味つきのものがよさそうだということになりました.

そこで，嚥下訓練にあたっての条件として，
①姿勢調整：リクライニング30°，頸部前屈位
②食形態の工夫：市販のコーンスープ1袋（クルトン抜き）＋湯150mL＋トロミアップパーフェクト1g
③中止基準：37.5℃以上の発熱と色のついた痰
という内容を施設スタッフに説明しました．患者は，「コーンスープが飲めたら元気が出そうです」と言って帰っていきました．

4か月後，「お粥が食べたい」と再来院し，VFの再検査を行いました．リクライニング45°頸部前屈位で，ミキサー，ミキサー粥，全粥を試行したところ，口腔内の処理が難しく，ほとんど咀嚼せずに丸のみ状態でした．嚥下反射の惹起は比較的スムーズになっていましたが，全粥の形態になると咽頭残留が増え，一口量が増えると咽頭残留はさらに増える状況でした．しかし，ゼリーでの交互嚥下で残留食塊はクリアしていました．

そこで，嚥下訓練にあたっての条件は，
①姿勢調整：リクライニング45°，頸部前屈位
②食形態の工夫：ミキサーもしくはミキサー粥をゼリーとの交互嚥下で
③中止基準：37.5℃以上の発熱と色のついた痰
という内容に変更し，施設スタッフに説明しました．ミキサー粥の提供が可能な施設であったことが幸いでした．

ケース5　高血糖高浸透圧症候群後の遷延性意識障害で入院歴のある患者

配偶者の死去をきっかけに食事が食べられなくなり，経鼻栄養チューブを挿入して経管栄養となった後，経口摂取はまったくしていませんでした．発語はほとんどなく，コミュニケーションはYES-NOで行っていました．

経口摂取に向けて嚥下機能評価を希望し，リクライニング車椅子で来院しました．咽頭反射は両側減弱し，トロミ水を口腔内に入れたところ口角からこぼれてしまう状況でした．しかし，湿性嗄声や痰がらみは，ふだんからみられないとのことでした．採血結果でHbA1c 8.4でした．

リクライニング45°→60°にてVFを実施したところ，口腔内の食塊処理にムラが大きく，ゼリー，ミキサー，全粥で良好，ソフト食・軟菜・常食の形態で不良でした．嚥下反射の惹起は遅延し，

軟菜・常食にて食塊の口腔内残留，咽頭・喉頭蓋谷に残留をみとめました．ゼリーでの交互嚥下は有効で，検査上，明らかな喉頭侵入や誤嚥はみとめませんでした．
　そこで，嚥下訓練にあたっての条件は，
①姿勢調整：リクライニング60°，頸部前屈位
②食形態の工夫：お粥，ミキサー，ゼリー
③介助方法：一口量の調整（デジタルカメラで一口量を撮影），ゼリーとの交互嚥下で
としました．
　また，口腔ケアに関しては，下の口腔前庭に食物残渣があるため注意すること，ぶくぶく含嗽でもむせがあるため当面はスポンジブラシで対応することとしました．
　3か月後，経鼻栄養チューブは抜去され，普通型車椅子で来院しました．表情もしっかりしています．
　食事は，主食：全粥ハーフ食で8割〜10割，副食：ミキサーは2〜3割摂取し，痰の増加，発熱はありません．「ミキサーはまずいのであまり食べない」とのことでした．血糖値の変動あり，低血糖でブドウ糖を飲んだことがあったとのことでした．副食をキザミあんかけに変更し3か月間経過観察することになりました．糖尿病のコントロールもきちんとしておくため，施設職員と相談して糖尿病の専門外来へ紹介しました．
　3か月後，普通型車椅子で来院しましたが，体重測定のための手放し立位が可能になっていました．施設では転倒もあるとのことです．「毎日，お粥がいやになった．ふつうの食事が食べたい」と患者本人が訴えました．施設職員の話によると，「ふつうの人の一食分を食べて発熱は一度もない．よくしゃべるようになった．自分で動くようになったので，転倒もある」とのことでした．糖尿病も経過良好とのこと．食事は全粥キザミで継続，水分とろみ，むせなく順調に摂取できていました．軟飯，軟菜一口大程度のものに変更し，食事摂取のスピードや一口量などに注意して3か月後再診となりました．
　3か月後，「食事はふつうのご飯と一口大のおかずを食べている．ストローでとろみなし水分を問題なく飲んでいる．近くの部屋の人がおせんべいをくれるが，施設職員が回収している」とのことでした．本人としては，「おせんべいが食べたい」とのことでした．体重50.6kgと増加しています．おせんべいは，小さく割ってよくか

んでお茶と一緒なら可となりました．以後，何かあったら受診ということで，嚥下外来は一度終診となりました．

（寺見雅子）

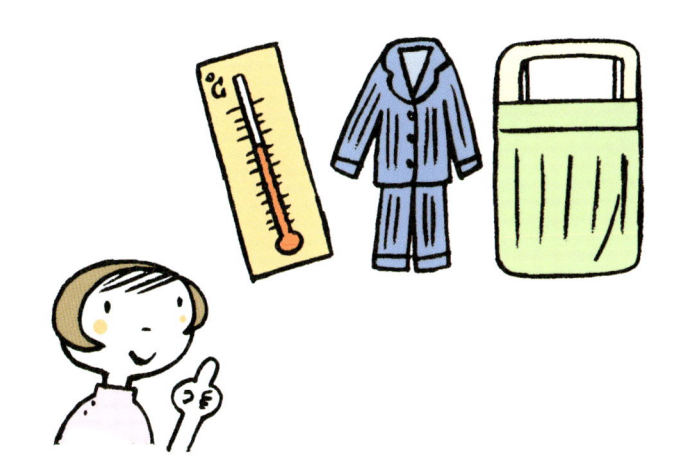

新横浜リハビリテーション病院の摂食・嚥下外来

嚥下造影検査

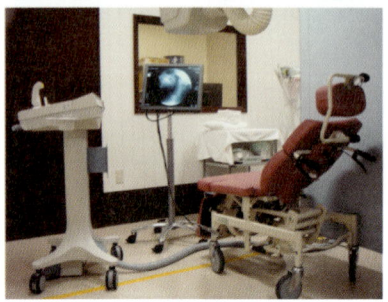

X線テレビ室(透視室)で検査する

嚥下内視鏡検査

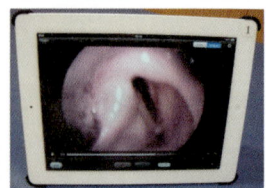

ポータブル光源装置とエアスコープを使用して，診察室または処置室で検査する

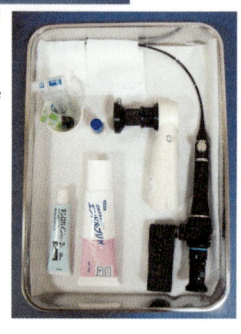

摂食・嚥下外来診察室

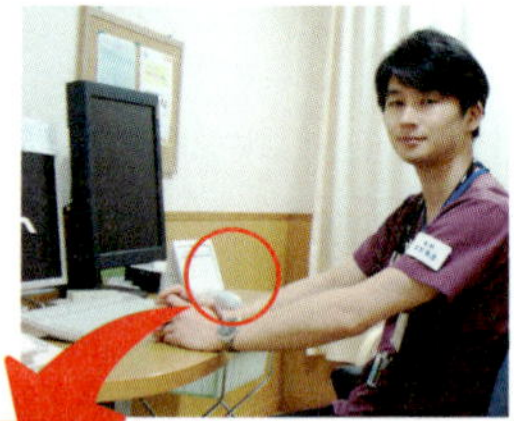

リハビリテーション科専門医

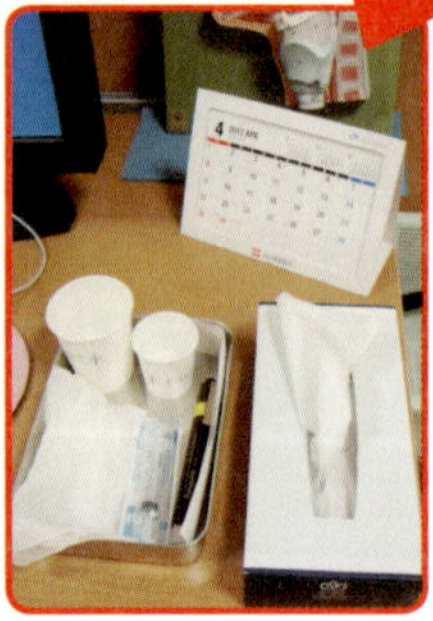

このあたりに初診セットを準備する

摂食・嚥下外来初診セット

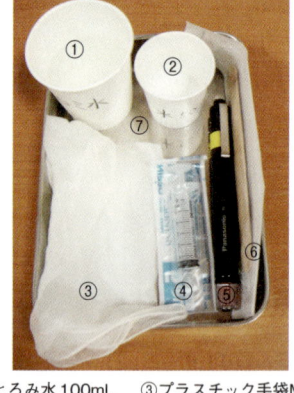

① 1%とろみ水100mL（水100mL＋トロミアップパーフェクト1g）
② 水50mL
③ プラスチック手袋M
④ 5mLシリンジ
⑤ ペンライト
⑥ 舌圧子
⑦ トレイ

Appendix

摂食・嚥下リハビリテーション商品カタログ

摂食・嚥下リハビリテーションで用いられる，カップゼリー，嚥下調整食，とろみ調整食品，水分補給ゼリー，便利な食器，特殊な歯ブラシ，粘膜ケアグッズ，舌ブラシ，洗口液，保湿剤を紹介します．

（寺見雅子）

●学会分類2013（食事）

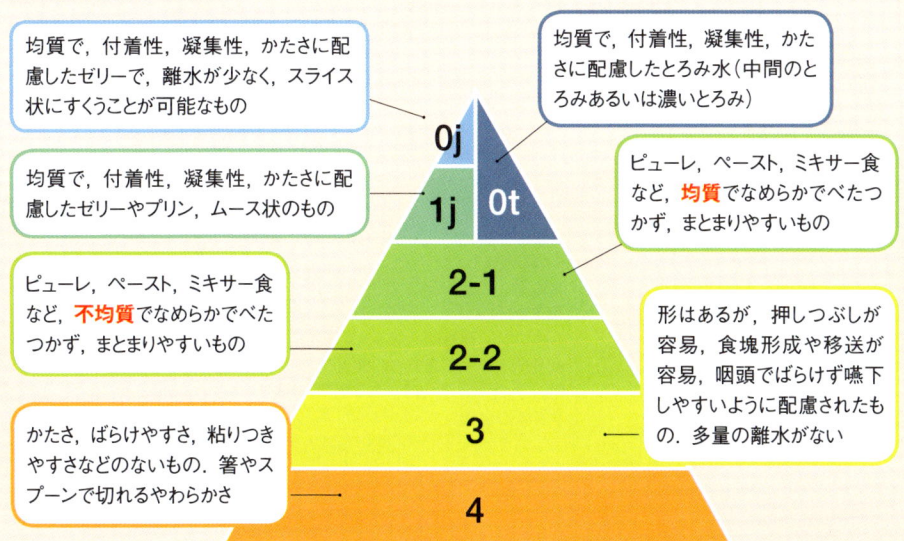

- 0j：均質で，付着性，凝集性，かたさに配慮したゼリーで，離水が少なく，スライス状にすくうことが可能なもの
- 0t：均質で，付着性，凝集性，かたさに配慮したとろみ水（中間のとろみあるいは濃いとろみ）
- 1j：均質で，付着性，凝集性，かたさに配慮したゼリーやプリン，ムース状のもの
- 2-1：ピューレ，ペースト，ミキサー食など，均質でなめらかでべたつかず，まとまりやすいもの
- 2-2：ピューレ，ペースト，ミキサー食など，不均質でなめらかでべたつかず，まとまりやすいもの
- 3：形はあるが，押しつぶしが容易，食塊形成や移送が容易，咽頭でばらけず嚥下しやすいように配慮されたもの．多量の離水がない
- 4：かたさ，ばらけやすさ，粘りつきやすさなどのないもの．箸やスプーンで切れるやわらかさ

「日本摂食・嚥下リハビリテーション学会嚥下調整食分類2013」より

カップゼリー

嚥下訓練，栄養補助食品として便利

商品名	メーカー	原材料名	味	嚥下調整食分類2013*	容量	価格（税別）
エンゲリードミニ グレープゼリー	大塚製薬工場	濃縮ぶどう果汁，砂糖，寒天，ゲル化剤（増粘多糖類），クエン酸ナトリウム，クチナシ色素，乳酸カルシウム，香料，酸化防止剤（ローズマリー抽出物）	あっさり	0j	29g	80円
ブイ・クレスゼリー カップタイプりんご	ニュートリー	ブドウ糖，発酵乳，ガラクトオリゴ糖，りんご果汁，乾燥酵母，ゲル化剤（増粘多糖類），V.C，香料，乳酸カルシウム，V.E，酸味料，クエン酸鉄ナトリウム，甘味料（アセスルファムカリウム），ナイアシン，パントテン酸カルシウム，V.A，V.B$_6$，V.D，V.B$_2$，V.B$_1$，葉酸，V.B$_{12}$（原材料の一部に乳，りんごを含む）	あっさり	0j	74g	オープン価格
おいしいプロテインゼリー	バランス	砂糖，コラーゲンペプチド，りんご濃縮果汁，にんじん濃縮果汁，もも濃縮果汁，オルニチン，パン酵母，乳酸カルシウム，トレハロース，ゲル化剤（増粘多糖類），ピロリン酸鉄，酸味料，香料，V.C，グルコン酸亜鉛，ナイアシン，V.E，パントテン酸カルシウム，V.B$_1$，V.B$_2$，V.B$_6$，V.A，葉酸，V.D，V.B$_{12}$（原材料の一部に大豆，もも，りんご，ゼラチンを含む）	あっさり	1j	74g	2,880円（24個）
アイソカル・ジェリーArg 青りんご味	ネスレ日本	ショ糖，乳清蛋白（乳成分を含む），デキストリン，大豆油，酵母，アルギニン，酸味料，ゲル化剤（増粘多糖類：りんごを含む，寒天），香料，乳化剤，甘味料（ステビア），クチナシ色素	中間	1j	66g	オープン価格

※容量〜亜鉛は1カップの数値です

「嚥下訓練としてどのような食材を使えばよいかわからない」「所属施設では嚥下訓練食がつくられていない」という場合に便利なカップ(パック)ゼリーです．個人の嚥下機能に合わせて選択し，ステップアップしていくことが重要です．嚥下障害患者は，低栄養に陥りやすいことは容易に想像がつくと思います．なかでも蛋白質の不足は筋力低下や創傷治癒遅延，易感染状態につながりますので，栄養補助食品としても使える製品を覚えておくとよいでしょう．

エネルギー (kcal)	水分 (g)	蛋白質 (g)	脂質 (g)	糖質 (g)	食物繊維 (g)	ナトリウム (mg)	カリウム (mg)	カルシウム (mg)	亜鉛 (mg)	特徴，備考
19	24	0	0	4.6	―	9	7	―	―	スライスゼリーをつくりやすい，使い切りタイプ．口腔内で見やすい色合い
57	59	0.5	0	13.5	0.6	22	41	41	8.4	ビタミン11種類，鉄，亜鉛，セレン等を配合．マンゴー，キャロットもある
88	50.8	7.2	0	15（炭水化物）		25.9	30.4	200	5.0	ミネラル5種類，ビタミン11種類配合（赤ぶどう味，ミックスフルーツ味，いちご味，パイン&オレンジ味，バナナ&ピーチ味の6種類）
80	45	4	1.2	13.5	0.5	42	4	200	7.0	アルギニンを2500mg含有．ベッド上など長く同じ姿勢でいる人に．みかん味，きいちご味あり

＊日本摂食・嚥下リハビリテーション学会医療検討委員会：嚥下調整食分類2013．日摂食嚥下リハ会誌，17(3)，2013.

カップゼリー

商品名	メーカー	原材料名	味	嚥下調整食分類2013*	容量	価格(税別)
エンジョイカップゼリー あずき味	クリニコ	乳製品，デキストリン，植物油，乾燥酵母，酸味料*，ゲル化剤（増粘多糖類），香料，色素，クエン酸鉄ナトリウム，グルコン酸亜鉛，乳化剤，甘味料（スクラロース），グルコン酸銅 ＊あずき味、コーヒー味、キャラメル味には含まれない	中間	1j	70g	オープン価格
ソフトカップ チーズ味	キッセイ薬品工業	牛乳，卵，乳製品，砂糖，マルトデキストリン，ポリデキストロース，ラクトスクロース，ゼラチンペプチド，香料，V.C，クエン酸第一鉄ナトリウム，ナイアシン，V.E，V.B$_2$，V.B$_1$，V.A，V.D	やや濃厚	1j	75g	130円
トウフィール （パック）	日清オイリオグループ	大豆，ごま油，デキストリン，ガラクトオリゴ糖，ゲル化剤（増粘多糖類），V.E	中間	1j	205g	220円
エプリッチ （パック）	フードケア	脱脂粉乳，砂糖，粉飴，植物油脂，ゼラチン，デキストリン，カゼインナトリウム，加工でんぷん，乳化剤，安定剤（カラギナン），pH調整剤，香料，着色料* ＊プレーンには含まれない	濃厚	1j	220g	オープン価格

※容量〜亜鉛は1カップの数値です

エネルギー (kcal)	水分 (g)	蛋白質 (g)	脂質 (g)	糖質 (g)	食物繊維 (g)	ナトリウム (mg)	カリウム (mg)	カルシウム (mg)	亜鉛 (mg)	特徴，備考
80	51.9	3.5	2.2	11.6	―	58	170（参考値）	120（参考値）	5	1個当たり鉄5.0mg，銅0.18mgも配合．栄養機能食品．いちご味，りんご味，マンゴー味，コーヒー味，キャラメル味もあり
120	―	5.0	3.4	17.4（炭水化物）		50	131	92	―	ビタミンとミネラル（カルシウム，鉄）も補給できる．プレーン，バナナ味，黒糖味，アーモンド味，マンゴー味もあり
205	167.5	10.5	12.7	10	3.1	11	484	41	0.8	豆腐感覚でおかずとして使用できる．無菌充填のため，常温でも保存可能．ごまトウフィール，うまみだし味あり．1パックに蛋白質10g以上，エネルギー約200kcal配合
350	150.4	12.1	15.2	40.3	1.1	160	308	206	0.8	冷蔵庫で12時間以上冷やし，ゼリーを固めて使用する．10種類の味

＊日本摂食・嚥下リハビリテーション学会医療検討委員会：嚥下調整食分類2013．日摂食嚥下リハ会誌，17(3)，2013．

嚥下訓練，退院指導に便利
嚥下調整食

商品名	メーカー	嚥下調整食分類2013*	容量	価格(税別)
やわらか倶楽部 ほたて風味	全病食	1j	70g	オープン価格
食事は楽し なめらかチキンクリームシチュー	和光堂	2-1	100g	200円
快食応援団 なめらかおかゆ	ヘルシーフード	2-1	200g	175円（希望小売価格）
ワンステップミール ごはんにあうソース うに風味	キユーピー	2-1	10g	18.75円（750円/40個入り）

嚥下障害者用の食事は調理に時間と手間がかかります．食事は毎日のことですから，介護者にとってしだいに負担となってくることが予測されます．私たちの食卓にもたよいお惣菜がのぼるように，市販の嚥下調整食を上手に組み合わせることも選択肢に入れておきましょう．ここでは在宅介護に重宝しそうなパック（カップ）製品や，近年進化が著しい冷凍嚥下支援食品を紹介します．

エネルギー (kcal)	特徴，備考
46	原材料：帆立貝柱すり身，きんとき鯛すり身，パーム油，帆立貝エキス，調製豆乳粉末，デキストリン，食塩，加工油脂，魚醤，ゲル化剤（加工デンプン，増粘多糖類），甘味料（ソルビトール），リン酸カルシウム，セルロース，調味料（アミノ酸等），ｓ乳化剤，香料〈原材料の一部に乳成分を含む〉
113	蛋白質5.0g，脂質6.3g，炭水化物9.1g，ナトリウム250mg，V.B₁0.5mg，食物繊維5.0g，食塩相当量0.6g．シリーズ全37種類のラインナップ
76	原材料：米粉（国産），砂糖，ゲル化剤（増粘多糖類），乳酸カルシウム 水分181g，蛋白質1.2g，脂質0.4g，糖質16.7g，食物繊維0.1g，灰分0.4g，ナトリウム48mg，カリウム46mg，カルシウム30mg，リン20mg，鉄0.2mg，食塩相当量0.1g．コシヒカリを使用した粒なしペースト状のおかゆ．なめらかおじやもある
60	原材料：植物油脂，還元水あめ，しょうゆ，卵黄，食塩，卵黄油，うにソース，酵母エキスパウダー，ソルビトール，酒精，カロチノイド色素，香料，調味料（アミノ酸等），〈原材料の一部に小麦，鶏肉，豚肉を含む〉

※容量，価格，エネルギーは1パックの数値です．
※各商品の価格は，送料を含む通販価格のものもあり，あくまでも参考価格です．医療施設等で購入する場合は各メーカーにお問い合わせください．

＊日本摂食・嚥下リハビリテーション学会医療検討委員会：嚥下調整食分類2013．日摂食嚥下リハ会誌，17(3)，2013．

嚥下調整食

商品名	メーカー	嚥下調整食分類2013*	容量	価格(税別)
i(あい)菜 豚肉の生姜焼き	医療給食	3	60g	160円
ソフトかれい	ベスト	3	48g	150円
あいーと 鮭の照焼き柚子風味	イーエヌ大塚製薬	3	57g	450円
らくらく食パン	タカキヘルスケアフーズ	3	90g	約120円 (在宅価格)
やさしい献立 鶏だんごの野菜煮込み	キユーピー	4	100g	180円

エネルギー (kcal)	特徴, 備考
128	冷凍品 水分38.6g, 蛋白質7.8g, 脂質9.2g, 炭水化物3.7g, 灰分0.8g, ナトリウム192mg, 食塩相当量0.5g. i菜シリーズは, 鯖の味噌煮, ひじきの白和え, 菜花のごま和えなど全27種. 自然解凍でそのまま食べられる
53	冷凍品 原材料：かれい, 山芋, 卵白, 植物油脂, 砂糖, 食塩, 増粘多糖類・乳化剤, 増粘多糖類, 着色料, 水
116	冷凍品 原材料：銀さけ, みりん, しょうゆ, 砂糖, ゆず果汁, 香料, とろみ調整食品(キサンタン), V.C, pH調整剤, 着色料(カラメル), 甘味料(ソルビトール), 酵素, ナイアシン, パントテン酸Ca, $V.B_1$, 調味料(アミノ酸), $V.B_6$, 酸化防止剤(V.E), V.A, 葉酸, V.D, $V.B_{12}$ (原材料の一部に小麦, 大豆を含む)
130	冷凍品 スプーンですくって食べられる軟らかさ. 個包装なので, 食べたいときに食べる分だけ解凍でき衛生的. ほんのりコンソメ風味の「あっさり味」, すこし甘めの「コーヒー味」がある
43	原材料：野菜(はくさい, だいこん, にんじん), 鳥つくね, 豆腐, 米発酵調味料, でんぷん, しょうゆ, しいたけ, かつお節エキス, 酵母エキスパウダー, かつお節エキスパウダー, チキンエキス, こんぶエキスパウダー, 食塩, 砂糖, 調味料(アミノ酸等), 卵殻カルシウム, pH調整剤, 豆腐用凝固剤,〈原材料の一部に小麦・さばを含む〉

※容量, 価格, エネルギーは1パックの数値です.
※各商品の価格は, 送料を含む通販価格のものもあり, あくまでも参考価格です. 医療施設等で購入する場合は各メーカーにお問い合わせください.

＊日本摂食・嚥下リハビリテーション学会医療検討委員会：嚥下調整食分類2013. 日摂食嚥下リハ会誌, 17(3), 2013.

とろみ調整食品

飲み込みやすくむせにくくする

商品名	メーカー	分類	原材料名	安定までの時間
トロミアップパーフェクト	日清オイリオグループ	キサンタンガム系	デキストリン，とろみ調整食品（増粘多糖類，CMC）	30秒〜2分
トロミパワースマイル	ヘルシーフード	キサンタンガム系	デキストリン，増粘多糖類	2〜3分
ネオハイトロミールスリム	フードケア	キサンタンガム系	デキストリン，増粘多糖類	水20℃に対して撹拌後約5分
新スルーキングi	キッセイ薬品工業	キサンタンガム系	デキストリン，増粘多糖類，乳化剤	1〜5分

「食事がだめなら，せめて水でも……」という言葉をしばしば聞きます．しかし，水やお茶などの液体は咽頭を通過するスピードが早いため，嚥下障害のある人にとっては，実は難易度の高いものなのです．水やお茶などを飲み込みやすく，むせにくくするために使用するのが，とろみ調整食品です．とろみ調整食品は進化を続け，最近では，味の変化が少なく，透明感のある仕上がりになっています．しかし，臨床現場では，分量を多く入れすぎたり，ダマができたりしている光景も見かけます．ここでは知っているようで知らないとろみ調整食品の商品比較を行います．

使用量の目安	容量/1パック	価格/100g（税別）	特徴，備考
100mL当たり/フレンチドレッシング状：1.0g，とんかつソース状：2.0g，ケチャップ状：3.0g	2.5kg	379円	1g×100本，3g×25本，3g×50本，200g，500gもある．すばやくとろみがつき，ほぼ無味無臭で使い勝手がよい．時間が経っても安定したとろみを維持する．日本介護食品協議会ユニバーサルデザインフード
100mL当たり/ポタージュ状：0.8g，とんかつソース状：1.3g	2kg	390円（希望小売価格）	2.5g×50包，700gタイプもある．少量で手早くしっかりとろみがつけられるのが特徴
100mL当たり/フレンチドレッシング状：1g，とんかつソース状：2g，ケチャップ状：3g	3g（×50個入り）	オープン価格	手間，コスト，べたつきの軽減をはかった"スリム化"がコンセプト．400g×12，2kg×4タイプもあり．日本介護食品協議会ユニバーサルデザインフード
100mL中/とんかつソース状：1〜1.5g，ヨーグルト状：1.8〜2.0g	2.2kg	約295.5円	分包（2g×2包×25個），200g，770gタイプもあり．無色無臭

とろみ調整食品

商品名	メーカー	分類	原材料名	安定までの時間
ソフティア1SOL(ゾル)	ニュートリー	キサンタンガム系	デキストリン，増粘多糖類	5～10分（お茶25℃の場合）
トロミアップエース	日清オイリオグループ	—	デキストリン，でんぷん，増粘多糖類	1～5分
トロメリン顆粒	三和化学研究所	でんぷん系	デキストリン，加工デンプン	1～2分

使用量の目安	容量/1パック	価格/100g（税別）	特徴，備考
2g/100mL	3g（×50包×8袋）	1,300円（希望小売価格）	ボトル(200g)，お徳用(400g)もあり．食材を選ばず，スプーン1杯で同等の粘度，および食品の冷温にかかわらず一定の粘度が得られる．付着性が低くベタつかない
150mL当たり/フレンチドレッシング状：0.75g，とんかつソース状：3.0g，ケチャップ状：設定なし	2.5kg	360円	3g×25本，3g×50本，225g，600gタイプもある．どんなものにも溶けやすく，時間が経ってもとろみが変わりにくい．日本介護食品協議会ユニバーサルデザインフード
水100mL当たり/ポタージュ状：2.4g，ハチミツ状：4.7g，ジャム状：7.1g	1kg×2	340円	8g(スティック)×50，550g，800gの容量もあり．溶けやすい顆粒状のため扱いやすく，すぐにとろみがつく．トロメリンVなどのキサンタンガム系の製品もあり

必要水分量確保のために
水分補給ゼリー

商品名	メーカー	分類	原材料名	1パック容量	価格/1パック(税別)
OS-1ゼリー	大塚製薬工場	電解質調整、水分補給	ブドウ糖、食塩、ゲル化剤（増粘多糖類）、乳酸ナトリウム、塩化カリウム、乳酸、硫酸マグネシウム、リン酸ナトリウム、グルタミン酸ナトリウム、甘味料（スクラロース、アセスルファムカリウム）、香料（一部にオレンジ由来の成分を含む）	200g	190円（希望小売価格）
イオンサポート スイートレモン味	ヘルシーフード	電解質調整、水分補給	砂糖、ブドウ糖、食塩、ゲル化剤（増粘多糖類）、酸味料、香料、塩化カリウム、乳酸カルシウム、甘味料（スクラロース）、炭酸マグネシウム	75g（1L用）	130円（希望小売価格）
アイソトニックゼリー	ニュートリー	水分補給	ゲル化剤（増粘多糖類）、クエン酸（ナトリウム）、甘味料（ステビア）、リンゴ酸、香料、乳酸カルシウム、塩化カリウム、グルタミン酸ナトリウム、硫酸マグネシウム	150mL	105円（希望小売価格）
アクアジュレパウチ	フードケア	水分補給	還元麦芽糖水飴、食塩、甘味料（キシリトール、ステビア）、ゲル化剤（増粘多糖類）、酸味料、香料、塩化カリウム、乳酸カルシウム、炭酸マグネシウム	300g	オープン価格

とろみ調整食品は手軽で便利なものですが，濃度が高くなってくるとべたつきが強くなり，味も悪くなってしまいます．毎日の必要水分量を確保するには，やはり飲みやすさと味が重要です．とろみ調整食品の使用が1％を超える物性が必要な場合は，水分補給ゼリーの検討も必要です．単純に毎日の水分補給のみを目的とする場合と，電解質調整やエネルギー補給も視野に入れる場合とでは選択する製品が異なります．商品知識を得ることで，目的に合った選択を可能にします．

エネルギー (kcal)	水分 (g)	蛋白質 (g)	脂質 (g)	糖質 (g)	食物繊維 (g)	ナトリウム (mg)	カリウム (mg)	カルシウム (mg)	亜鉛 (mg)	特徴，備考
20	196	—	—	5	—	230	156	—	—	消費者庁許可．個別評価型病者用食品
293	0	0	0.1	73.0 (炭水化物)		504	278	50	—	2kgタイプもある．ピーチ味，りんご味，ぶどう味，ホワイトサワー味，オレンジ味，マスカット味，緑茶，ほうじ茶，紅茶ゼリーの素がある．湯で溶かし冷蔵庫で冷やす
6	149	0	0	—	—	80	25	—	—	100mLタイプもある．クラッシュタイプ，ノンカロリー．100mL，150mL共用の専用キャップあり
60	278.1	0	0.3	20.7 (炭水化物)		198	175	36	—	常温で離水せず，粘り気(付着性)のない均一でなめらかな食感．繰り返し使える詰替えボトル(別売り)もあり

水分補給ゼリー

商品名	メーカー	分類	原材料名	1パック容量	価格/1パック(税別)
トロミドリンク 麦茶味	ヘルシーフード	水分補給	果糖ブドウ糖液糖，麦茶，デキストリン，ゲル化剤（増粘多糖類），乳酸カルシウム，環状オリゴ糖	200mL	115円 （希望小売価格）
エナチャージ160 アップル風味	ヘルシーフード	水分補給，エネルギー補給	デキストリン，ぶどう糖果糖液糖，難消化性デキストリン，ゲル化剤（増粘多糖類），香料，酸味料，乳酸Ca，クエン酸Na，酸化防止剤，クエン酸鉄Na，塩化K	165g	130円 （希望小売価格）

エネルギー (kcal)	水分 (g)	蛋白質 (g)	脂質 (g)	糖質 (g)	食物繊維 (g)	ナトリウム (mg)	カリウム (mg)	カルシウム (mg)	亜鉛 (mg)	特徴,備考
25	193	0	0	5.7	1	31	61	44	—	離水が少ないため,むせにくい.天然水使用もあり.味によって成分などは若干異なる
160	123	0	0	39.3	3	32	21	15	—	水分とエネルギーを同時に補給できる,なめらかで飲みやすいゼリー.ソフトボトルタイプ.もも風味もあり

機能に合わせて選択
便利な食器

商品名	メーカー	使用目的	材質
Kスプーン 220mm / 20mm	青芳製作所	嚥下障害者の食事向け	18-8ステンレス
SA18-12オリエントソーダスプーン 187mm / 25mm	遠藤商事	もともとはクリームソーダやパフェなど高さのあるグラスに使用するもの	18-12ステンレス
18-8♯4400 ケアスプーン 170mm / 30mm	笠吉製作所	高齢者の食事向け	18-8ステンレス
バルーンスプーン	青芳製作所	握る力が弱い，手や指・腕の筋力が弱い人の食事向け	18-8ステンレス，発泡ポリプロピレン
フセ企画 スポンジ	フセ企画	柄が細いものが持ちにくい人向け	エチレンプロピレンゴム

嚥下障害にかぎらず，摂食動作に障害がある人にとっても便利な商品です．これ以外にも，多くの介護食器が市販されています．個人の機能に合わせた選択が重要です．

価格（税別）	特徴，備考
700円	Kポイントを刺激する特殊なスプーン．ヘッドの大きさを変えることにより，一口量の調整ができる
740円	長めの柄で介助しやすく，ヘッドが小さいため一口量を減らすことができる．ヘッドの大きさを変えることにより，一口量の調整ができる
336円	ヘッドの大きさを変えることにより，一口量の調整ができる．すくい部先端部が通常より浅い形状のため，食べ物がスプーン（皿）に残りにくい
1,100円	サイズはS・M・Lがある．首の部分がくねくね曲がってその人にあった角度に調整できる
500円～600円	食事や文字書きなど手指を使って行う動作を楽にするオプション器具

便利な食器

商品名	メーカー	使用目的	材質
箸の助	ウインド	箸が使いづらい人向け	天然木(紫檀)，耐熱ABS，ステンレス，ウレタン塗装
Uコップ	ファイン	頸部を後屈することにより，むせが生じやすい人向け	本体：ポリプロピレン　取っ手：ABS樹脂
ほのぼの湯のみ	青芳製作所	頸部を後屈することにより，むせが生じやすい人向け	磁器
夢食器虹彩	アメックス熊本	幼児やお年寄りの食事自立・支援	有田焼
すくいやすい皿	アビリティーズ・ケアネット	片麻痺の人向け	メラミン樹脂

価格(税別)	特徴, 備考
2,800円	介護用らしくないデザインと質感が特長. グリップ部分を手のなかへ包み込むように持ち, ピンセットを使うように指を動かす. 左右どちらの手でも使える
880円	むせやすい人向き. 鼻側を低くすることで頸部を後屈することなく飲みやすい. 半透明なので中身が見え, 介助者も傾け加減がわかる
1,200円	内側に角度がついているため, 頸部を後屈することなく飲みやすい
19,000円(6枚セット)	作業療法士, リハビリテーション病院スタッフが考案した食べやすい, すくいやすい, こぼれにくい食器. 単品購入も可能
2,000円	傾斜した底で片側が深く, お皿を斜めにしなくても片手で楽にすくえる. 裏面に滑り止めがついており, お皿の滑りを防ぐことができる

便利な食器

商品名	メーカー	使用目的	材質
滑り止めシートロール	アビリティーズ・ケアネット	片麻痺の人向けに食器の下敷きとして使用	ポリ塩化ビニール
アクアジュレパウチ詰め替えボトル	フードケア	水分補給ゼリーアクアジュレパウチの詰め替え専用ボトル	ボトル本体：ポリエチレン キャップ：ポリプロピレン 飲み口：シリコンゴム

価格(税別)	特徴,備考
各種3,950円〜	切って使えて便利．携帯できるため，外出先でも使用可能
オープン価格	繰り返し使用できる．キャップはシリコンストロー付き．ボトル部分を握る力で一口量を調整できる

歯垢除去, 口腔清掃のために
特殊な歯ブラシ

商品名	メーカー	材質(ヘッド)	材質(柄)	ヘッドの大きさ(cm)	柄の長さ(cm)
バームグー	オーラルケア	ポリブチレンテレフタレート	ポリプロピレン	約1.1(幅) 約2.3(長さ)	約16.1
to do 7	オーラルケア	ポリブチレンテレフタレート	ポリプロピレン	約0.87(幅) 約1.2(長さ)	約18.5
プラウト	オーラルケア	ポリブチレンテレフタレート	アクリルスチレン	約0.8 (毛の長さ)	約16.6
EXワンタフトM	ライオン歯科材	ナイロン(毛)	ポリプロピレン	0.58(外径) 0.8(毛の長さ)	約16.5

歯垢1mgには億を超える細菌が存在するといわれています．歯垢はバイオフィルムの一種であり粘性が高いため，歯垢の除去にはブラッシングなどの機械的な清掃が必要となります．歯並びが悪い，歯牙と歯肉にすき間がある，こまかい手の動きが難しいなどの理由で普通の歯ブラシでは十分に清掃しにくい場合の特殊な歯ブラシを紹介します．

硬さ指標	使用部位	使用期間目安	1本の価格（税別）	特徴，備考
普通	歯	30日	280円	握力の落ちた高齢者や麻痺のある人でもしっかり握れる凸凹グリップ付き
軟らかめ	歯	30日	200円（歯科専売品）	嘔吐反射のある人や孤立した歯のケア向き
普通	歯	30日	270円（歯科専売品）	まばらに残った孤立した歯や露出した歯根など，細かい部分を磨くためのブラシ
普通	歯間部，歯頸部，歯周ポケットなど	30日	300円	S（軟らかめ），システマ（スーパーテーパード毛）タイプもあり．磨き残しがちな部位の部分磨き用歯ブラシ

特殊な歯ブラシ

商品名	メーカー	材質(ヘッド)	材質(柄)	ヘッドの大きさ(cm)	柄の長さ(cm)
デンタルシグマ	ビバテック	ナイロン(毛)ナイロン(ワッシャー)	ポリエチレンテレフタレート	1.53	17
やわらか歯間ブラシ	小林製薬	熱可塑性エラストマー	ポリプロピレン	—	—
Dental Dr. やさしく入る歯間ブラシ	小林製薬	ナイロン：毛	ポリスチレン	—	—

硬さ指標	使用部位	使用期間目安	1本の価格（税別）	特徴，備考
普通・軟らか	歯，舌，歯ぐき	2～3か月	650円	超極細毛とワッシャーを交互に配置，歯垢除去率は従来歯ブラシの約1.8倍（日本障害者歯科学会発表）
―	歯間	1本につき1回	18円 360円（20本入り）	ゴムタイプなので歯ぐきにやさしい．L字型もあり
―	歯間	ワイヤーが曲がってきたら使用期限	42円 420円（10本入り）	ブラシの先端と後端に極細ブラシを使用．歯垢や食べかすをしっかりかき取れる

粘膜ケアで唾液分泌促進を
粘膜ケアグッズ

商品名	メーカー	材質（ヘッド）	材質（柄）	ヘッドの大きさ（cm）	柄の長さ（cm）
ビバくるりん	東京技研	軟質ウレタンフォーム	ポリスチレン	2	13
オプトレオーズ口腔用スポンジブラシ	スリーエムヘルスケア	軟質ウレタンフォーム	ポリスチレン	2	13
マウスピュア口腔ケアスポンジ Sサイズ	川本産業	ウレタン	ABS樹脂（プラ軸），紙（紙軸）	約1.5（直径）2（長さ）	約15
バトラースポンジブラシ	サンスター	ウレタン（スポンジ）	ABS樹脂	1.8（長さ）1.8（幅）	約14

食べ物を咀嚼するとき，頬は歯列上に食塊をキープする壁の役割を果たします．ところが，口腔内の知覚低下や顔面神経麻痺があると，頬や口腔前庭への食物残留が起こります．そこで粘膜ケアを行う必要があるわけです．歯根膜や口腔粘膜への感覚刺激により，唾液の分泌が促進されます．唾液は口腔内の保湿による咀嚼・嚥下・会話に関する運動の円滑作用のほか，消化作用，洗浄作用，抗菌作用など，口腔内環境を整えるうえで重要な役割を果たします．このため，絶食中の患者であっても口腔ケアは必要です．ここでは，粘膜ケアのための便利グッズを紹介します．

硬さ指標	使用部位	使用期間目安	価格（税別）	特徴，備考
軟らかめ	口腔粘膜	使いきり	1,500円（30本入り）3,500円（300本入り）	残留物を除去しやすいスポンジの形状と，水に折れにくいプラスチックの柄が特徴．リハビリを兼ねたケアができる
軟らかめ	口腔粘膜	使いきり	1,575円（30本入り）	残留物を除去しやすいスポンジの形状と，水に折れにくいプラスチックの柄が特徴．リハビリを兼ねたケアができる
軟らかめ	歯の表面，歯茎部，舌，口蓋	使いきり	1,800円（50本入，紙軸）2,000円（50本入，プラスチック軸）	10本入り，50本入り，500本入りがあり．スポンジサイズSは開口域の狭い人，新生児～小児におすすめ
—	口腔内	使いきり	450円（10本入り）	ほかに50本入りがある．きめの細かいやわらかいスポンジを使用

粘膜ケアグッズ

商品名	メーカー	材質(ヘッド)	材質(柄)	ヘッドの大きさ(cm)	柄の長さ(cm)
柄付くるリーナブラシ	オーラルケア	ナイロン	ポリプロピレン	約3(直径)	約15.6
モアブラシ	オーラルケア	ポリプロピレン	ポリプロピレン	約2.5(直径)	約16.7
吸引くるリーナブラシ	オーラルケア	ナイロン	ポリプロピレン	約3(直径)	約15.6
ハクゾウ マウスクリーンA No12 ブルーベリー風味	ハクゾウメディカル	綿	ポリプロピレン	約2.15	約15

硬さ指標	使用部位	使用期間目安	価格（税別）	特徴，備考
軟らかめ	口腔粘膜	30日	470円（1本）	頬や唇の内側，上顎や舌などの口腔内粘膜，食物残渣，痰を清掃するための専用ブラシ
軟らかめ	口腔粘膜	30日	500円（1本）	過敏で出血しやすい口腔粘膜の清掃に向く．口腔ケアを拒否する患者に対し，快刺激として認識してもらう際にも有効
軟らかめ	口腔粘膜	30日	570円（1本）	チューブと吸引機をつなぐことで，口内にたまった唾液や痰などの水分を吸引しながらの口腔ケアが可能
―	口腔内	使いきり	3,000円（25本入り）旧参考上代(定価)	液剤を含浸させた口腔ケア用綿棒．アイスマッサージに利用可能

舌ブラシ

味蕾を傷つけず愛護的に使用

商品名	メーカー	材質（ヘッド）	材質（柄）	ヘッドの大きさ (cm)	柄の長さ (cm)
NEW W1 Next舌ブラシ	SHIKIEN	抗菌特殊ナイロン	MBS樹脂	3	18
舌ブラシW1	SHIKIEN	特殊ナイロン	MBS樹脂	3	18
瞬間舌ケア	デンタルプロ	ポリプロピレン	紙	清掃面：横幅2.6, 高さ3	全長8.2
ピジョン舌ブラシ	ピジョン	ナイロン	ポリプロピレン（抗菌剤含有）	3.1（横）	18

舌苔が過度に蓄積すると，食べ物の味と物性を判断する重要なセンサーである舌の役割が十分に果たせなくなります．そこで，舌のケアを行うわけですが，舌をきれいにすることに一生懸命になるあまり，強引にすべての舌苔を一度に除去しようとしないことが大切です．日にちをかけてすこしずつ除去するようにしましょう．ポイントは味蕾を傷つけないように愛護的に行うことです．ここでは，舌苔除去に使用する舌ブラシを比較します．

硬さ指標	使用部位	使用期間目安	1本の価格（税別）	特徴，備考
180°に曲げても折れない	舌	〜60日	734円	新潟大学大学院医歯学総合研究科との共同開発．ヘッド部分に抗菌処理をして衛生管理をしやすくしている
180°に曲げても折れない	舌	〜30日	540円	新潟大学大学院医歯学総合研究科との共同開発．舌を傷つけないよう軟らかく凹凸のある両面で清掃できる
やわらかめ 繊維の太さ 24μm	舌	1回につき1枚	37.5円（8枚入り300円）	不織布を用い，衛生面に配慮された初めてのディスポーザブルタイプ．簡単に舌ケアができる．約1,500本のループ状極細繊維で，舌の汚れをやさしく絡め取る
—	舌	—	250円	独自のR植毛で舌にピッタリフィット．舌を傷つけないソフトな極細毛が臭気物質を取り除く

舌ブラシ

商品名	メーカー	材質（ヘッド）	材質（柄）	ヘッドの大きさ (cm)	柄の長さ (cm)
マウスピュア フレッシュメイトK	川本産業	ナイロン、ステンレス（ねじりブラシ）	ポリプロピレン	約2.8（幅） 2.5（高さ） 2（奥行き）	18
舌苔トル	オーラルケア	ポリプロピレン	ポリプロピレン	約2.5（幅）	約19（全長）
タングッド	モルテン	オレフィン系エラストマー	オレフィン系エラストマー	3.5	11.5

硬さ指標	使用部位	使用期間目安	1本の価格(税別)	特徴，備考
軟らかめ	舌	約6か月（1日1回程度の使用）	780円	極細毛の「ねじりブラシ」で舌苔を効率的に除去．舌を傷つけにくい安全設計
—	舌	—	390円	柄の部分に適度な弾力があるため，デリケートな舌にも向く
—	舌	毎食後の使用で30日	200円	10本入りでの販売．全体が軟らかい素材のため，舌を傷つけずに，約50gf以下の少ない圧力で清掃できる

殺菌，爽快感，保湿などの目的で選ぶ

洗口液（含嗽剤）

	商品名	メーカー	使用目的	使用感	原材料
洗口液	バイオティーン マウスウォッシュ	ティーアンドケー	保湿洗口剤（うがい，口内清掃，マウスケア）	しっとり	水，グリセリン(湿潤剤)，キシリトール(湿潤剤)，ソルビトール(湿潤剤)，プロピレングリコール(湿潤剤)，ポロキサマー407(発泡剤)，安息香酸ナトリウム(保存剤)，ヒドロキシエチルセルロース(粘結剤)，メチルパラベン(保存剤)，プロピルパラベン(保存剤)，香料，リン酸ナトリウム(緩衝剤)，リン酸ジナトリウム(緩衝剤)
	バトラー マウスコンディショナー	サンスター	乾燥した口腔内の洗浄	しっとり	水，グリコシルトレハロース，グリセリン，加水分解水添デンプン，BG，クエン酸ナトリウム，クエン酸，PEG-60水添ヒマシ油，香料，サッカリンナトリウム，キサンタンガム，メチルパラベン
	ガム デンタルリンス ノンアルコールタイプ	サンスター	口腔内の洗浄，歯周病・口臭予防	しっとり	濃グリセリン，POE硬化ヒマシ油，香料，サッカリンナトリウム，塩化セチルピリジニウム，グリチルリチン酸二カリウム，トリクロサン，クエン酸ナトリウム，無水クエン酸，パラベン，ヤシ油脂肪酸アシルアルギニンエチル・DL-PCA塩
	薬用ピュオーラ洗口液 ノンアルコール	花王	歯垢の付着防止，歯肉炎の予防，口臭防止，口内浄化	すっきり	基剤：水　湿潤剤：ソルビット液，濃グリセリン，マルチトール液，PG清浄剤：エリスリトール　可溶剤：POE水添ヒマシ油　洗浄剤：グリセリン脂肪酸エステル，ショ糖脂肪酸エステル　粘度調整剤：ヒドロキシエチルセルロース　香味剤：香料(ライムミントタイプ)，スクラロース保存剤：パラベン　薬用成分：塩化セチルピリジニウム，トリクロサン pH調整剤：クエン酸Na，クエン酸

洗口液や含嗽剤は目的に合わせて選択することが重要です．術後の創の清潔を保ちたいのか，ある程度の殺菌作用を望んでいるのか，口腔内がべたべたして不快なため爽快感を望んでいるのか，口腔内が乾燥するため潤いを求めているのか，それぞれの目的によって選択する製品が変わってきます．代表的な洗口液（含嗽剤）の商品知識を得ることにより，目的に合った選択が可能となります．

アルコール含有	使用量の目安	1パック容量	価格（税別）	特徴，備考
なし	含嗽時は15mL，口腔ケア時は3～5mL	240mL	1,100円	59mL，474mLタイプもある．口内がヒリヒリ・ピリピリする人に向く，低刺激
なし	1回当たり，5mLに水を加えて20mLにうすめて使用	250mL	1,500円	ほのかなミントの香り
なし	10mL	500mL	800円	抗炎症成分を配合．歯周病菌を殺菌し，LPS（リポ多糖）も吸着除去する
なし	10mL	420mL	オープン価格	ワイルドミント，クリーンミントもあり（アルコール含有なしは本商品のみ）

洗口液（含嗽剤）

	商品名	メーカー	使用目的	使用感	原材料
洗口液	リステリン クールミント	ジョンソン・エンド・ジョンソン	歯垢の沈着予防，歯肉炎予防，口臭予防	すっきり 気分爽快	【有効成分】1,8-シネオール，チモール，サリチル酸メチル，l-メントール 【添加物】(溶剤)エタノール(湿潤剤)ソルビット液(溶解補助剤)プロパノール，ポリオキシエチレンポリオキシプロピレングリコール(保存剤)安息香酸(矯味剤)サッカリンナトリウム(着香剤)香料〈ミントタイプ〉(pH調整剤)安息香酸ナトリウム(着色剤)緑3
洗口液	コンクールF	ウエルテック	むし歯・歯肉炎・歯槽膿漏の予防，口臭の防止に	すっきり	グルコン酸クロルヘキシジン，グリチルリチン酸アンモニウム，緑茶抽出液，メントール，エタノール
含嗽剤（医療用医薬品）	ネオステリングリーンうがい液0.2%	日本歯科薬品	【効能・効果】口腔内の消毒，抜歯創の感染予防	すっきり	【有効成分】ベンゼトニウム塩化物（100g中の分量：0.2g） 【添加物】ポリソルベート80，エタノール，ハッカ油，スペアミント油，サッカリンナトリウム，チモール，銅クロロフィリンナトリウム，青色1号，黄色4号(タートラジン)
含嗽剤（医療用医薬品）	イソジンガーグル液7%	Meiji Seika ファルマ	【効能・効果】咽頭炎，扁桃炎，口内炎，抜歯創傷を含む口腔創傷の感染予防，口腔内の消毒	―	【組成】イソジンガーグル液7%は，1mL中に下記の成分を含有する．【有効成分】ポビドンヨード70mg（有効ヨウ素として7mg）【添加物】エタノール，l-メントール，サリチル酸メチル，濃グリセリン，サッカリンナトリウム水和物，リン酸水素ナトリウム水和物，クエン酸水和物，ユーカリ油，チモール

アルコール含有	使用量の目安	1パック容量	価格(税別)	特徴，備考
あり	【用量・用法】約20mL 日常の歯磨きに加え，適量を口に含み，30秒ほどすすいでから出す	100mL (約5回分)	オープン価格	1000mL(約50回分)，500mL(約25回分)，250mL(約12回分)あり．4つの薬用成分で原因菌を殺菌し，歯垢の沈着，歯肉炎，口臭を予防．心地よいクールミントフレーバー．医薬部外品．低刺激のノンアルコールタイプ・リステリンRナチュラルケアもあり
あり	約25～50mL(コップ約1/8～1/4くらい)の水に5～10滴を滴下(希釈タイプ)	100mL	1,000円	緑茶抽出成分とメントール配合で後口サッパリ・スッキリ
あり	【用量・用法】口腔内の消毒にはベンゼトニウム塩化物として0.004%(50倍希釈)溶液として洗口する．抜歯創の感染予防にはベンゼトニウム塩化物として0.01～0.02%(10～20倍希釈)溶液として洗浄する	40mL(×20本)	216円(薬価)	56mL×20本，340mLタイプもある．ヨードアレルギーの患者にも使用可能
あり	【用法・用量】用時15～30倍(2～4mLを約60mLの水)に希釈し，1日数回含嗽する．	30mL	99円(薬価) 2014年8月時点	250mLタイプもあり．黒褐色，澄明の液で特異な芳香がある

口腔内の乾燥防ぐ
保湿剤

商品名	メーカー	原材料	持続時間
ビバ・ジェルエット	東京技研	水，グリセリン，アルギン酸ナトリウム，ヒドロキシエチルセルロース，セチルピリジニウムクロリド，安息香酸ナトリウム，クエン酸，クエン酸ナトリウム	4～6時間（口腔内状況により異なる）
ウェットキーピングアップル	オーラルケア	水，グリセリン，ベタイン，キシリトール，ヒドロキシエチルセルロース，ラクトフェリン，メリアアザジラクタ葉エキス，エタノール，BG，リン酸二ナトリウム，リン酸ナトリウム，メチルパラベン，香料	―
オプトレオーズ口腔用ジェル	スリーエム ヘルスケア	水，グリセリン，アルギン酸ナトリウム，ヒドロキシエチルセルロース，セチルピリジニウムクロリド，安息香酸ナトリウム，クエン酸，クエン酸ナトリウム	4～6時間（口腔内状況により異なる）
オーラルプラス口腔ジェルうるおいキープ	和光堂	水，グリセリン，キシリトール，マルチトール，カンテン，トレハロース，セルロースガム，ヒアルロン酸Na，チャ葉エキス，クエン酸，クエン酸Na，カプリル酸グリセリル，ミリスチン酸ポリグリセリル-2，ミリスチン酸ポリグリセリル-10，安息香酸Na，ソルビン酸K	患者の状態による

加齢や絶食，疾病，薬物の影響など，さまざまな要因によって唾液分泌が低下すると，口腔内が乾燥し，咀嚼，嚥下，会話に関する運動が円滑に行えなくなります．また，口腔内環境が悪化し，う歯や口腔カンジダなどのリスクが高くなります．最近では，さまざまな成分を配合したジェル状の保湿剤が市販されています．ここでは，保湿剤の商品比較を行います．

	味	使用量の目安	1パック容量	価格（税別）	特徴，備考
	無味	1〜2g	120g	1,800円	無味無臭の水溶性ジェル．口腔内に塗布しやすい．80%以上が水分の低粘度なため，口腔内にのばしやすく汚れをからめとりやすい適度なやわらかさ．40g（890円）もあり
	アップル，パイナップル	約1g	50g	1,470円	天然アミノ酸系保湿成分ベタインが口腔内に潤いを与える
	無味	1〜2g	60g	2,400円（参考価格）	無味無臭の水溶性ジェル．口腔内に塗布しやすい．80%以上が水分の低粘度なため，口腔内にのばしやすく汚れをからめとりやすい適度なやわらかさ．使い切りパウチタイプ5gもあり
	―	約1g	60g	950円	潤いを与えることで口中を浄化し，口臭を予防する．うるおい成分配合（ヒアルロン酸，トレハロース）．食品用原料のみ使用．水分含量75%以上．ベタつきを抑えた伸びのよいジェル

保湿剤

商品名	メーカー	原材料	持続時間
マウスピュア	川本産業	水(溶剤)，グリセリン，ベタイン，ヒアルロン酸Na(保湿剤)，ポリアクリル酸Na，キサンタンガム(とろみ調整食品)，クエン酸，クエン酸Na(pH調整剤)，塩化セチルピリジニウム，メチルパラベン，エチルパラベン(防腐剤)，グリチルリチン酸2K，香料(矯味剤)	患者の状態による
リフレケアH フレッシュ	イーエヌ大塚製薬	ヒノキチオール，グリチルリチン酸二カリウム，ヒアルロン酸ナトリウム(2)，濃グリセリン，プロピレングリコール，キシリトール，精製水，エタノール，ポリオキシエチレン硬化ヒマシ油，ポリアクリル酸ナトリウム，カラギーナン，安息香酸ナトリウム，エデト酸二ナトリウム，リン酸水素二ナトリウム，クエン酸，香料(ライムフレーバータイプ)，l-メントール	患者の状態による
バトラー ジェルスプレー	サンスター	水，グリセリン，グリコシルトレハロース，加水分解水添デンプン，BG，クエン酸ナトリウム，クエン酸，香料，ジェランガム，乳酸カルシウム，メチルパラベン	―

味	使用量の目安	1パック容量	価格(税別)	特徴，備考
ウメ風味	0.5g	40g	480円	ジェルの伸びがよく，口腔内のマッサージにも利用可能
ライム風味	0.7g（歯ブラシやスポンジブラシの端から端まで）	70g	2,000円	20gタイプもある．口腔内のマッサージにも利用可能
ほのかなミントの香り	1回につき3〜4回スプレーする	50mL	1,700円	とろみのあるジェルを採用

さくいん

数字&欧文

- 3-3-9度方式 …………………………29
- AHN …………………………………64
- ALS………………………………28, 68
- ASPEN …………………………… 100
- CO_2検出法 ……………………………27
- CRP ………………………… 104, 152
- CT所見 ………………………………152
- FT ……………………………46, 69, 117
- GCS ……………………………………29
- hard blowing ………………………82
- His角 ………………………………168
- JCS………………………………29, 99
- Kポイント ……………………… 172, 233
- MWST ………… 46, 66, 117, 125, 202
- NGチューブ ……………………… 19, 79
- PEG ………………… 22, 29, 171, 204
- pH測定 …………………………26, 95
- REM睡眠時 ……………………… 164
- RSST …………… 45, 66, 117, 125, 202
- SaO_2 …………………………………42
- soft blowing …………………………82
- SpO_2 ………………40, 99, 115, 152, 181, 202
- think swallow ……………………… 143
- TLESR ……………………………… 164
- TPN ………………………………… 209
- VAP ………………………………… 180
- VE …………………52, 66, 117, 159, 202
- VF …………………48, 66, 117, 159, 202
- X線透過性チューブ……………………27

あ行

- アイスマッサージ……………77, 140, 245
- 悪性腫瘍………………………21, 132, 208

- 胃十二指腸排出能………………………… 168
- 胃食道逆流………………43, 94, 162, 163, 166, 168, 171, 181
- 一側性支配……………………………33
- 胃底部 ……………………………… 168
- 胃内圧上昇 ………………………… 168
- 胃内容排泄速度 …………………… 168
- 咽頭圧…………………………………14
- 咽頭期……………… 9, 16, 46, 65, 86, 88, 94, 117, 125, 135, 143
- 咽頭ケア…………………… 25, 99, 148
- 咽頭惹起遅延……………………………88
- 咽頭収縮筋……………………………15
- 咽頭知覚 ……………………………21, 35
- 咽頭反射 ……………………… 35, 83, 211
- 右肺下葉……………………………………39
- 液体栄養剤 ………………………… 168
- 嚥下機能検査…… 48, 66, 117, 162, 202
- 嚥下機能評価………… 15, 20, 125, 200
- 嚥下訓練食品 …………………………117
- 嚥下時無呼吸……………… 17, 41, 107
- 嚥下性肺炎………………………………30
- 嚥下造影検査………… 45, 69, 117, 125, 202
- 嚥下調整食……………… 74, 120, 124, 215
- 嚥下内視鏡検査………………45, 52, 69, 117, 125, 214
- 遠心路…………………………………32
- 延髄……………………………… 34, 160
- おむつカウント …………………… 101

か行

- カーテン徴候………………………………36
- 開口障害……………………………… 172
- 外耳孔………………………………25, 97
- 介助排痰 …………………………… 146

咳嗽訓練	147, 157, 183	気道閉塞	114
改訂水飲みテスト	45, 69, 117, 125	気道防御機能	38
外転神経	32	気泡音	23, 27, 96
外鼻孔	22, 25, 39, 97, 149	嗅神経	30
顎下腺	34	求心路	31
核上性障害	36	頬筋	80, 185
核性・核下性障害	37	胸腔内圧	17, 116
角膜反射	32	胸鎖乳突筋	37, 185
隠れ脳梗塞	38	強酸性	27, 96
過食症	10	空間失認	89
ガス交換	39	くしゃみ反射	40
仮性球麻痺	37, 210	口すぼめ呼吸	17, 138, 143, 147
下側肺障害	167	苦痛様顔貌	40
滑車神経	32	グラスゴー・コーマ・スケール	29
喀出力	21, 41, 162	経口摂取回復促進加算	64
学会分類2013	120, 124, 215	茎突咽頭筋	35
可動域	80, 137, 161, 185	経鼻胃管	19
下肺野背側部	167	頸部回旋	25, 149, 160
下部食道括約筋圧	168	頸部前屈位	25, 88, 154, 158, 166, 185, 211
加齢性の変化	19, 106	頸部聴診法	45, 117
簡易懸垂法	129	傾眠傾向	105, 156, 159
眼球運動	32	肩甲帯	138
環境調整	11, 76, 77, 110, 179, 188, 202	見当識障害	142
		構音訓練	183
眼振	32	口蓋弓	36, 79
間接訓練	137, 161, 186	咬筋	94, 185
関節拘縮	14	口腔期	8, 65, 88, 94, 117, 135
含嗽	34, 78, 134, 176, 212, 250	口腔ケア	14, 25, 47, 68, 76, 77, 99, 144, 149, 157, 163, 172, 175, 178, 180, 185, 202, 243
陥没呼吸	40		
顔面神経	33		
──麻痺	34, 243	口腔前庭	14, 33, 78, 212, 243
疑核	36	口腔内乾燥	37, 132, 179, 181
気管支平滑筋	36	口腔内残渣	78
気管内誤挿入	27	口腔内保湿剤	78
起坐呼吸	40	口腔マッサージ	147
キサンタンガム系	224		

高血糖	101, 211
硬口蓋	79
交互嚥下	87, 129, 143, 148, 210
高次脳機能障害	30, 178
口唇周囲筋群	80
口唇閉鎖機能	17, 138, 162
高性能電子聴診器	53
喉頭前庭	111, 143, 154
喉頭閉鎖	15, 20, 40, 111
喉頭隆起	25, 45, 97
口輪筋	185
呼気相	17, 107
呼吸機能訓練ツール	17
呼吸筋	17, 43, 107, 158, 185
呼吸訓練	17, 76, 138, 143, 144
呼吸切迫	46
黒質線状体	163
孤束核	34

さ行

細菌性心内膜炎	176
細菌叢	147
坐位保持	88, 119, 134
サイレントアスピレーション	176
サブスタンスP	163
三叉神経	30
歯牙ケア	79
自己去痰	99
指示動作	140, 147
自助具	13, 89, 105, 141
視神経	31
指数弁	31
姿勢調整	9, 12, 51, 65, 77, 188, 202
舌引き鉗子	80
失行	94, 140

失語症	140
湿性嗄声	46, 118, 153, 211
自動運動	30, 65, 81, 137, 186
歯肉内縁上皮	176
潤滑剤	24, 56
準備期	8, 65, 117, 134, 143
上喉頭神経	36
常食	49, 84, 122, 211
上部食道括約筋	163
食道期	9, 65, 117, 135
食物移送	14, 19, 28
食物残渣	33, 78, 154, 212, 245
食物テスト	117
食塊形成	10, 14, 46, 65, 80, 119, 134, 143, 215
心窩部	25, 97
神経性食思不振症	10
人工呼吸器関連肺炎	180
人工的水分・栄養補給	64
錐体外路症状	132
随伴症状	40
水様性痰	154
スクイージング	146, 157
スクリーニングテスト	41, 45, 117, 162, 202
声帯	15, 21, 36, 99, 107, 111, 164
喘鳴	40, 113, 115, 148, 153
声門閉鎖	15, 36, 52, 107, 117, 138
喘鳴様呼吸音	153
脊柱後彎	170
咳テスト	45
舌咽神経	34
舌運動	107, 186, 210
舌下腺	34
舌口蓋閉鎖	15
舌根部の運動障害	88

| 摂食スピード……………………… 11，86
| 摂食動作……………… 31，64，134，233
| 舌尖…………………………… 15，81，145
| ゼリー粥……………………………… 190
| 前傾側臥位…………………………… 166
| 先行期……………… 8，12，30，65，117，134
| 蠕動運動…………… 9，65，135，168，181
| 浅表性呼吸……………………………… 40
| 線毛運動………………………………… 36
| 側方運動………………………………… 81
| 咀嚼機能………………… 9，14，65，119

た行

| ダイアフラムモード………………………… 53
| 体位ドレナージ…………… 146，157，167
| 対光反射………………………………… 31
| 対座試験………………………………… 31
| 代償法………………………………… 142
| 大脳基底核…………………………… 163
| 唾液誤嚥………… 14，30，154，163，166
| 他動運動…………… 80，137，140，145
| 段階食………………………… 9，122，134
| チアノーゼ………………… 41，115，153
| 注意障害…………………………… 31，84
| 中咽頭………………… 15，21，26，28
| 昼夜逆転………………… 99，105，156
| チョークサイン………………………… 114
| 直接訓練……………………… 105，137
| つぶ粥ゼリー………………………… 191
| 低栄養………………… 17，43，99，100，
| 187，193，217
| 抵抗運動…………………………… 81，145
| 動眼神経………………………………… 32
| ドーパミン…………………………… 163
| 特殊体性知覚…………………………… 31
| 努力呼吸………………………………… 40

| とろみ調整食品………… 49，84，109，112，
| 127，189，215
| ――の濃度の目安………………… 123

な行

| 二次的損傷…………………………… 116
| 尿量測定……………………………… 101
| 粘膜上皮細胞…………………………… 40
| 脳幹網様体……………………………… 29
| 脳血管疾患……………… 28，64，98，202
| 濃厚流動食…………………………… 189
| 膿盆………………………………………… 24

は行

| パーキンソン病……………………… 163
| 排液用チューブ………………………… 19
| 肺機能強化……………………………… 17
| 排泄機能………… 9，8，19，28，44，65
| 排痰訓練……………………………… 144
| 排痰体位……………………………… 146
| バイトブロック………… 24，78，173，180
| 背部叩打……………………………… 114
| 排便コントロール……………… 18，44，65
| 肺胞性陰影…………………… 104，152
| ハイムリッヒ法……………………… 114
| 廃用症候群………………… 40，160，208
| 発達遅滞………………………………… 64
| ハフィング…………………………… 146
| 反回神経………………………………… 36
| 半消化態栄養剤………………………… 44
| 半側空間無視…………………………… 31
| 反復訓練……………………………… 140
| 反復唾液嚥下テスト…… 45，69，117，125
| 半盲……………………………………… 31
| 鼻唇溝…………………………………… 33

鼻中隔彎曲症･････････････････････････22
フードテスト･････････････････ 45, 69
副雑音･････････････････････････153
複数回嚥下･････････････ 87, 148, 210
プッシング･･･････････････････････138
ブローイング･･････････ 17, 77, 138, 186
ペーシング･･･････････････････････86
ペースコントロール･･････････ 77, 143
ベルモード･････････････････････････53
放射性同位元素･･････････････････164
放射線不透過ライン･･･････････････22
保清････････････････････････････14
捕食･････････････ 10, 13, 34, 65, 134
保湿･････････････ 14, 77, 99, 178,
　　　　　　　　　　181, 185, 215
保続･････････････････････････････140

ま行

マイクロアスピレーション･･････････176
味覚刺激･･････････････････ 77, 205
味蕾････････････････････ 108, 246
無気肺･････････････････････････42
迷走神経･････････････････････････35

や・ら行

山型食塊････････････････････････85
リクライニング位･･････････ 45, 158, 170
梨状陥凹･･････････････ 16, 22, 85, 143,
　　　　　　　　　　148, 158, 166
流涎･････････････････････････ 33, 99
両側性支配･･････････････････････32
輪状咽頭筋･･･････････････ 21, 111, 164
輪状軟骨直下気管外側上皮膚面･･････41
冷感刺激････････････････････････86
レンジ拡張モード････････････････53

"経口摂取の可能性"を探る 摂食・嚥下ケア実践ガイド

2014年9月1日　初版　第1刷発行

編　集	寺見　雅子（テラミ マサコ）
発行人	影山　博之
編集人	向井　直人
発行所	株式会社 学研メディカル秀潤社 〒141-8414　東京都品川区西五反田2-11-8
発売元	学研マーケティング 〒141-8415　東京都品川区西五反田2-11-8
DTP	有限会社vincent
印刷製本	凸版印刷株式会社

この本に関する各種お問い合わせ先
【電話の場合】
● 編集内容についてはTel 03-6431-1237（編集部直通）
● 在庫、不良品（落丁、乱丁）についてはTel 03-6431-1234（営業部直通）
【文書の場合】
● 〒141-8418　東京都品川区西五反田2-11-8
　　学研お客様センター
　　『摂食・嚥下ケア実践ガイド』係

©M. Terami 2014.　Printed in Japan
● ショメイ：ケイコウセッシュノカノウセイヲサグル セッショクエンゲケアジッセンガイド
本書の無断転載、複製、複写（コピー）、翻訳を禁じます。
本書を代行業者等の第三者に依頼してスキャンやデジタル化することは、たとえ個人や家庭内の利用であっても、著作権法上、認められておりません。
本書に掲載する著作物の複製権・翻訳権・上映権・譲渡権・公衆送信権（送信可能化権を含む）は株式会社学研メディカル秀潤社が保有します。

JCOPY 〈（社）出版者著作権管理機構委託出版物〉
本書の無断複写は著作権法上での例外を除き禁じられています。複写される場合は、そのつど事前に、（社）出版者著作権管理機構（電話 03-3513-6969，FAX 03-3513-6979，e-mail：info@jcopy.or.jp）の許可を得てください。

本書に記載されている内容は、出版時の最新情報に基づくとともに、臨床例をもとに正確かつ普遍化すべく、著者、編者、監修者、編集委員ならびに出版社それぞれが最善の努力をしております。しかし、本書の記載内容によりトラブルや損害、不測の事故等が生じた場合、著者、編者、監修者、編集委員ならびに出版社は、その責を負いかねます。
　また、本書に記載されている医薬品や機器等の使用にあたっては、常に最新の各々の添付文書や取り扱い説明書を参照のうえ、適応や使用方法をご確認ください。

株式会社 学研メディカル秀潤社